燕/京/医/学/研/究/丛/书

京城名医馆

名医经验集 ④

薪火代代家传篇

主编 耿嘉玮

全国百佳图书出版单位
中国中医药出版社
·北 京·

图书在版编目（CIP）数据

京城名医馆名医经验集 . ④，薪火代代家传篇 / 耿嘉玮
主编 . —北京：中国中医药出版社，2021.11
（燕京医学研究丛书）
ISBN 978-7-5132-7218-6

Ⅰ . ①京… Ⅱ . ①耿… Ⅲ . ①中医临床—经验—中国—
现代 Ⅳ . ① R249.7

中国版本图书馆 CIP 数据核字（2021）第 204033 号

融合出版数字化资源服务说明

燕京医学研究丛书之《京城名医馆名医经验集》为融合出版物，其增值数字化资源在全国中医
药行业教育云平台"医开讲"发布。

资源访问说明

扫描右方二维码下载"医开讲 APP"或到"医开讲网站"（网址：www.e-lesson.cn）
注册登录，输入封底"序列号"进行账号绑定后即可访问相关数字化资源（注意：
序列号只可绑定一个账号，为避免不必要的损失，请您刮开序列号立即进行账号绑
定激活）。

中国中医药出版社出版

北京经济技术开发区科创十三街 31 号院二区 8 号楼
邮政编码　100176
传真　010-64405721
河北新华第二印刷有限责任公司印刷
各地新华书店经销

开本 787×1092　1/16　印张 20.75　字数 358 千字
2021 年 11 月第 1 版　2021 年 11 月第 1 次印刷
书号　ISBN 978 – 7 – 5132 – 7218 – 6

定价　118.00 元
网址　www.cptcm.com

服 务 热 线　010-64405510　　微信服务号　zgzyycbs
购 书 热 线　010-89535836　　微商城网址　https://kdt.im/LIdUGr
维 权 打 假　010-64405753　　天猫旗舰店网址　https://zgzyycbs.tmall.com

《京城名医馆名医经验集④：薪火代代家传篇》

编委会

序

　　岁月流金，华年溢彩。时值北京市鼓楼中医医院建院 70 周年，京城名医馆建馆即将 30 周年，燕京医学研究丛书之《京城名医馆名医经验集》付梓，可以说是为院庆及馆庆献上的一份厚礼。

　　燕京医学海纳百川，源远流长，名家辈出，成果丰硕，引领着中医学术的发展。北京市鼓楼中医医院就是燕京医学这条长河中的璀璨星辰。70 年来，几代鼓楼中医人励精图治，殚精竭虑，奋力前行。围绕燕京医学体系，吸纳叱咤杏坛的巨擘大腕和活跃在基层的名家里手在京城名医馆出诊带教，探源溯流，揽芳捃遗，审谛覃思，不遗余力，树立起京城名医馆品牌。

　　名老中医或禀家学，或承师传，无论是理论研究抑或是临床实践，各有独到之处，尤可宝贵的是这些理论与经验已经过数十年乃至数百年之实践验证，不断补充发展，日臻完善，弥觉可珍。中医疗效是中医学术赖以生存和发展的关键，总结名老中医学术经验，是提高临床疗效，促进中医学术发展最基础之工作。

　　以近 30 年来京城名医馆出诊专家的成长轨迹、学术思想精华、宝贵临证经验、典型诊疗案例等为要素的《京城名医馆名医经验集》的问世，是北京市鼓楼中医医院京城名医馆发展的一个里程碑。全书或以演论形式论述燕京名家自成规律之独到经验，或以医话形式叙述医家对某方、某法及某药之运用体会，娓娓而谈，详尽透彻。从中我们可以领略燕京名医临证兢兢，屡建奇功；绝学秘招，丹心济世；妙术活人，遣药清灵；汇通中西，游刃有余。

全书科别齐全，流派分明，各有师承，皆有发挥，可使读者得其要领，易于师法。览一篇可尽得当代名医对于多种疾病的独到诊疗经验，其实用价值，不言而喻。希望中医工作者能以此书引而申之，触类而旁通之，则能探其骊珠，得其涯略，厥功伟哉！

传承精华，守正创新，我们才能共同擦亮中医文化瑰宝，中医药学这座伟大的宝库才能永远取之不尽、用之不竭，更好地服务于人类，服务于未来。

屠志涛
辛丑春

自 序

"京城名医馆，实至名归，京城名医良医荟萃之处也，悬壶济世，治病救人，起沉疴，解疑难，广布中国医学之珍宝，愿求天下人类之共享，实现先贤大同世界之理想，中医当有伟大之贡献，肩此重任，医道遂是时代之大道。大道之行，天下为公！"三十年前，苏叔阳先生创作的《京城名医馆赋》道出了鼓楼中医人励志中医药事业的决心。

北京市鼓楼中医医院七十载风雨兼程，京城名医馆三十年励精图治，作为首家获得北京市中医管理局批准的医馆，北京市鼓楼中医医院京城名医馆以"燕京医学"体系为基础，以其谱系传承人为主体，汇聚了一大批在全国具有很高影响力的知名中医在此传道授业，治病救人，不断推动中医药学术的传承与发展。

燕京医学研究丛书之《京城名医馆名医经验集》旨在总结为中医药事业做出巨大贡献、受到广大群众爱戴的京城名医馆近百位出诊专家的丰富经验，把他们的事业发扬光大，让他们优秀的医疗经验代代相传。在成才之路上，他们有着不尽相同的经历；在学术造诣上，他们各自具有独到的特色。然而他们以精湛之术普济众生，以仁义之心宽人律己，以倾囊之德传授于徒，以匹夫之责振兴中医的大医精诚之内涵是相同的。

《京城名医馆名医经验集》包含四个分册，入选医家有国医大师、全国老中医药专家学术经验继承工作指导老师、首都国医名师、省级名中医、北京市老中医药专家学术经验继承工作指导老师及北京市东城区知名中医，涉及中医内科、外科、妇科、男科、儿科、肿瘤科、皮肤科、骨伤科、针灸科、推拿科等多学科。其中，有24位医家已经驾鹤西去，追念先人，在乎于心，报答先辈，有待于行。本书是对他们最好的缅怀和纪念。

全书由专家本人或其高徒撰稿，均为真实之资料心得，且很多内容为首次整理发表。我们有幸从中见证那些疑难险症药到病除豁然而愈的传奇，更可得见岐黄薪火传承之可贵，名院、名科、名医、名术创建之功德，惠泽苍生，不负济世之名。

全书编撰过程中，承各位名家及弟子的大力支持，谨此致谢！

书中谬误多所不免，还望同道指正。

北京市鼓楼中医医院院长耿嘉玮
庚子仲秋

编写说明

　　燕京医学研究是 2019 年由北京市东城区卫生健康委员会批准并拨款，北京市鼓楼中医医院负责实施的项目。燕京医学研究丛书之《京城名医馆名医经验集》是该项目的质量指标之一，包括四个分册，分别是《鞠躬尽瘁不悔篇》《毕尽余生奋斗篇》《燕京传承谱新篇》《薪火代代家传篇》。

　　全书总结了京城名医馆近 30 年出诊的近百位专家的治学、临床、教学心得体会及经验，旨在加强燕京医学学术传承，突出燕京医学文化内涵，提升燕京医学的传播穿透力和影响力。

　　全书以医家为纲，按照医家出生日期排序，排名不分先后。每位医家下设医家简介、学术思想、临床经验三项内容。医家简介包括出生年月、生平简介、师承关系、主要著作等；学术思想主要介绍能够体现该医家特有的比较系统的医学思想；临床经验以医家在临床上擅长的医案、医话、医论为主，包括其在临床实践中比较经典的医案。

　　全书由耿嘉玮院长担任主编，由名老中医本人或其继承人负责整理，书中许多内容为首次发表，以期能全面地体现医家的特点。

《京城名医馆名医经验集》编委会

2021 年 7 月

内容提要

燕京医学研究丛书之《京城名医馆名医经验集》是京城名医馆 30 年来出诊专家的治学、临床、教学心得体会及经验荟萃，旨在加强燕京医学学术传承，总结燕京医学文化内涵，提升燕京医学的传播穿透力和影响力。

全书包含四个分册：《鞠躬尽瘁不悔篇》《毕尽余生奋斗篇》《燕京传承谱新篇》和《薪火代代家传篇》。

本书为第四分册《薪火代代家传篇》，以第一代医家的生辰年月为序，收录了在北京市鼓楼中医医院京城名医馆出诊的 10 对两代或三代专家。他们以血脉繁衍承载医学传承，以耳濡目染将燕京医学发扬光大。

其文由晚辈撰写，读者可以从中体会杏林世家，一脉相承的真情；仁心仁术，尚德尚医的初心；守护生命，救死扶伤的使命。全书感情真挚，理验俱丰。

目　录

方和谦　刘新桥

宋祚民　宋文芳

巫君玉　巫浣宜

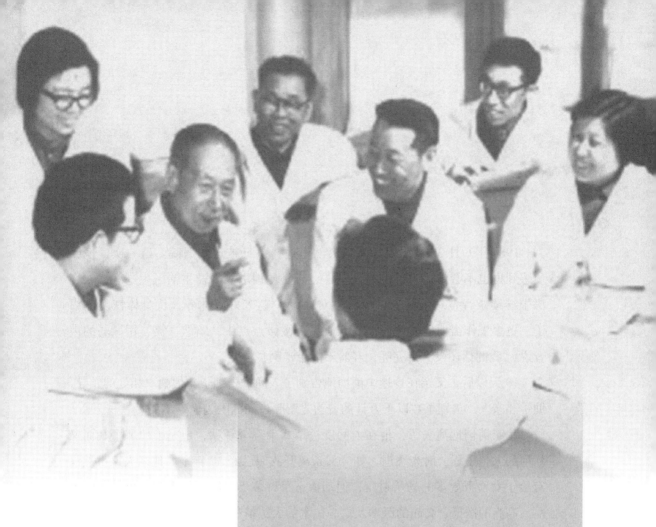

赵炳南

（1899 年 5 月—1984 年 7 月）

德高艺精的皮科开拓者

赵恩道

（1938 年 6 月生）

承前启后的皮科传承人

　　1984 年 6 月 26 日深夜，父亲突然不适，次日被送到医院。这一次，他已预感到再也不会走进自己的办公室了，于是便请求领导及主治医生同意，在病房中继续录音整理经验。主治医生对他说："赵老好好休养，待身体恢复健康了，更多工作需要您做呢！"父亲听后，微微点点头，黯然一笑，用微弱的声音说："我的话还没有讲完呢，经验不能带走啊！"

　　10 天以后，父亲在昏迷中悄悄地告别了人间，告别了与他朝夕相处的领导、助手和亲人，告别了数以千万计的曾为之解除过病痛的人们。

　　父亲悄悄地离去了，他在人间度过了八十五个春秋，走完了他那平凡而又坎坷的人生里程。时光飞逝，如今父亲离开我们已经 37 年了。他老人家虽然没有给子女留下更多的物质财富，但却留下了许多珍贵的精神瑰宝。他高贵的人品、高尚的医德、高超的医术及仁心仁术的大医精神，永远启迪、激励着我们。

行医一甲子

　　我的父亲赵炳南，原名赵德明，回族，经名伊德雷斯，祖籍山东德州，1899 年 5 月出生于河北省宛平县（今属北京市）。我的祖父以打短工维持一家人的生计。父亲自幼身体羸弱多病，从 5 岁到 7 岁仅 3 年间就出过天花，患过痢疾，得过麻疹，发过疟疾。后来父亲经常回忆说："我的童年生活饱尝了人间的痛苦与疾病的折磨，是今天的少年儿童难以想象的。"特殊的人生经历使他深深懂得生命的珍贵，在幼小的心灵里已播下了立志做一名为他人解除病痛的医生的种子。

　　6 岁时，父亲进入私塾开始了他的读书生涯，但因家境清贫，他的学习仅勉强维持了 6 年便中断了，被迫过早地走上社会。少年时期的父亲目睹劳苦大众饥寒交迫，在死亡线上挣扎，心灵受到极大震动，更加坚定了他立志做一名医生、为民众解除病痛的信念。1912年，13岁的父亲开始在北京德善医室从师于名医丁德恩，学习中医皮肤疮疡外科。在短短的3年里，他研读了《外科准绳》《疡医大全》《外科启玄》《医宗金鉴》《本草纲目》等数十部医著。他刻苦努力、孜孜不倦的精神深深打动了丁老先生，故尽得其传。1920年，父亲自设医馆开始行医，悬壶于北京西交民巷，因德艺双馨，享有"年方弱冠，誉满京城"之赞誉。父亲还曾任当时北京市中医公会外科委员、华北国医学院外科教授等职。他在新中国成立前行医30余年，救死扶伤，以人道主义和高超的医疗技术，救治过无数的病人和生命垂危者。

1949年，新中国成立，父亲获得了新生。他十分珍惜来之不易的和平与安宁，更加勤奋，不断从中医学宝库里汲取营养，以发展中医事业为己任。1951年抗美援朝时，他主动提出免费为军烈属诊疗疾病，受到北京市人民政府登报表彰。1953年，他受聘于当时的北京医院、中国医学科学院、北京和平医院等单位任中医顾问。1956年，北京市第一所中医医院——北京中医医院建立，在党的中医政策感召下，父亲毅然离开了苦心经营多年的医馆，参加了医院工作。他把自己的药品、医疗器械、制药用具、办公家具及医馆部分设备无偿地捐献给国家，受到人民政府的热情赞扬和鼓励。他更是将后半生的心血全部倾注在医院中医皮外科的建设和发展中。

父亲先后担任北京中医医院皮外科主任、副院长、名誉院长，兼任北京市中医研究所所长等职务，并被推选为当时中华医学会及其外科学会、皮科学会委员，全国中医学会副理事长，北京中医学会理事长；曾担任首都医学院中医系（现首都医科大学中医药学院）教授，北京市人民政府委员，还曾被选为北京市第二、三、四、五、七届人大代表，北京市人大常委会委员，第四、五届全国人大代表。

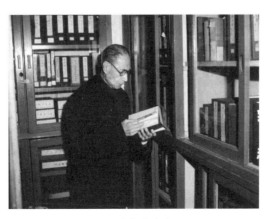

◎ 赵炳南先生

从医德为先

父亲赵炳南在行医的 60 余年中，向人们充分展示了高贵的人品、高尚的医德和高超的医术。人们之所以热爱、尊敬父亲，是源于他选择了从事救死扶伤、治病救人的神圣事业，也是源于他关心、体贴、尊重病人，视病人如亲人的朴素、深厚的感情。在治病过程中，他始终把自己当作与病人患难与共的朋友。病人痛苦他痛心，病人烦恼他理解，病人康复他快乐。他曾经多次讲过，把病人的病治好是一生中最快乐的事。

众所周知，父亲行医几十年，在与病人的接触交流中，无论男女老少，称呼对方总是用"您"，而不用"你"。有人曾问他，对二十几岁的年轻人何必以"您"相称呢？他笑着说："一个陌生人坐在我们这些穿着白大衣的医生面前时，他就成了一名有求于你，渴望我们为他解除病痛的病人了。我们之间的关系也就不再是陌生人的关系，而是变成了医患之间的关系。'您'字与'你'字的区别，就在于多了一个'心'字，就是这个'心'字缩短了医患之间的距离，融洽了医患之间的关系，密切了医患之间的感情。"这一个"您"有着多么深刻的含义啊！

新中国成立前的北平，在广大皮外科患者及其家属之中，"赵炳南"这个名字已不陌生了。"北平有个赵炳南，看病不花钱"的顺口溜早已广为流传。在父亲的医馆里，有一个从未改变的规定：凡是穷苦的重症患者来医馆初诊时，就会得到一张"免费证"。这个小小的牌子，不仅免去了初诊时的挂号费、诊疗费和药费，而且还是"一免到底"。无论病情多么严重，病程多么漫长，直到痊愈为止，费用一律全免。这种特优病人的举措，在北京乃至全国，也是绝无仅有的。30 多年的时间，到底有多少位患者享受了特优待遇，没有统计，无人知晓。对于还没有吃过早点的穷苦病人，父亲总是给他们一些零钱，让他们先去对门的庆丰包子铺吃点东西，然后再候诊。对于那些下肢病重，特别是刚开过刀、行走不便的穷苦病人，父亲总是给一些车资，让他们乘人力车回家。那时的病人都说："赵大夫真是关心病人到家了。"一语双关，可见病人对父亲的感激之情！

医馆里有一位老药工，叫李长泰，我们都唤他李大爷。他经常向人们讲起这样一个故事：一个小腿刚刚开过刀的病人，术后父亲让他到休息室歇一歇再走，并在床头给他留下一个小红包，让他一会儿雇辆人力车回家。可是，这个病人在屋里躺了一会儿之后，拿起红包，慢慢走出了大门。出门后，他并没有雇车回家，而是一瘸一拐地向西交民巷西口走去。说来也巧，这时父亲正好送一位朋友出门，无意中看见了这一幕。他马上从衣袋中掏出一些钱，顺手交给了一个在门口等活的人力车夫，并叮嘱他赶快追上那个病人，送他回家。送走了朋友，父亲久久站在原地，望着坐上车的病人渐渐离去，消失在远方。李大爷在一旁目睹了这一切，看在眼里，记在心间。

还有一次，一个患小腿溃疡化脓感染的重症病人来医馆就诊。他一进诊室就对父亲说："我这病时间太久了，已经烂得很厉害了，而且气味特别大，先生不用打开了，只求先生听我说一下病情，给我开些药，回家我自己上就很好了。"父亲听后亲切地对他说："没有关系，不怕。看病，看病，就得看了以后才能把您的病治好啊。"说着就亲手打开了脏臭的绷带、纱布，清洗伤口，为他治病。病人感动得泪流满面，连声道谢，称赞"赵先生真是活菩萨啊"！几件小事，几个故事，父亲人品之高贵、医德之高尚可见一斑。

当代医疗纠纷中，医患关系一直是谈论的焦点，如何处理医患关系、如何与患者沟通交流，在当今社会更是一项需要高度重视且深入探索的重要课题。父亲为我们树立了和谐医患关系的典范。他用六十余年的医疗生涯教导我们，医生并不是凌驾于患者之上，双方不是对立关系，医者应设身处地、感同身受，视患者如亲人。多一点耐心、多一点尊重、多一点理解，带着热忱，真诚地对待每一位患者，患者如沐春风的同时，我们也会收获予人玫瑰手有余香的责任感、信任感和自豪感。长此以往，医生热爱关心患者，患者信任尊重医生，医患感情将会越来越深厚。医患之间彼此尊重、彼此信任所建立的其乐融融、和谐温暖的医疗环境，是患者恢复身心健康的基础，也正是父亲留给我们的宝贵的精神财富。

1975年夏季的一个上午，父亲例行在鼓楼中医医院出诊，开诊后不久，一个满面怒气的中年男子闯了进来，坐在凳子上对父亲说："我吃了你上礼拜开的7剂中药，怎么病情越吃越厉害呀？疹子越吃越红、越吃越痒，你算是什么名医？"在座的弟子、学生听了这些话，既惊讶又愤慨，怎么能用这种口吻对一位老人讲话，况且又是一位德高望重的老中医呢？顿时，小小诊室里的空气似乎凝固了，人们不约而同地看着父亲。只见父亲心平气和、和颜悦色地对他讲："您不要着急，任何疾病的发生、发展、变化、治愈总是要有一个过程。这个过程有时短一些，有时长一点，是受多种因素影响的。上方您吃得效果不好，今天咱们再看看，调调方再试试，千万别着急，急躁情绪只会加重病情，对疾病是非常不利的。"说到这儿，父亲话锋一转，接着说："不过，话又说回来了，像您这么重的病，得在谁身上都会十分痛苦，也会着急。若是我本人得了您这种病，可能比您还急躁呢。"父亲这一番语重心长的话深深感动了在场所有人，更深深打动了病人的心，只见他突然站起来向父亲深深地鞠了一躬，并向父亲抱歉地说："刚才我说错了话，请您原谅我！我不是故意的，实在是因为太痛苦了。"看完这个病人后，父亲还特意起身送他到诊室门口，并嘱咐他按时吃药。父亲回到座位后，大家都用敬佩的目光望着这位老人。父亲只说了一句话："他是病人，他的急躁正说明他是多么需要咱们的理解与关怀啊！"后来，这位病人痊愈后还特意来医院看望父亲。因为当时父亲不在，我接待了他。当他得知父亲没在医院时显得十分失望，张着嘴半天也没讲出话来，就像有千言万语要对父亲诉说，可到最后也只剩下两句话："赵炳南他老人家不仅治好了我的病，而且还教会了我如何待人、如何做人啊！"

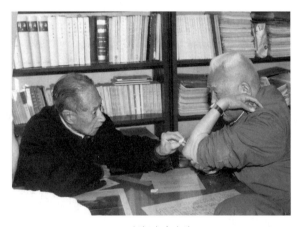

◎ 赵炳南在会诊

知识不停留

父亲的文化水平较低，仅读过六年的私塾，但他一生都在不遗余力地学习。

父亲在学徒期间砥砺勤勉，潜心钻研学术。学徒一天下来，对于十余岁的孩子来说已经十分疲劳了，但是他还挑灯夜读《外科准绳》《疡医大全》《外科启玄》《医宗金鉴》《本草纲目》等医学典籍，直至深夜，从未放松懈怠，其师丁德恩先生对此深感欣慰。一次，父亲因为通宵读书，第二天白天在熬药膏时，头一晕，竟把自己的右手伸进了滚烫的药锅里，顿时脱了一层皮，疼痛难忍，但他却没有声张，涂上一些冰片，简单包扎了一下，便又用左手干活去了。丁德恩先生知道后，亲自为他治疗，并让他休息，但他依然用未伤的左手继续干活，并且坚持刻苦学习，钻研学术。

医者就是要有挑灯夜读、萤囊映雪、不畏艰苦的精神，医术并非一朝一夕就可以参悟的，而是需要夜以继日、点点滴滴的积累，积少成多，从量变到质变的逐步的成长过程。父亲就是这样一位医者。几十年来，无论是严寒的冬天还是酷暑的夏天，他总是早上四点钟起床，早锻炼后必读书报，每晚睡前必学习医著半小时，数十年如一日，即使在"文革"期间及唐山大地震那些人心惶恐的日子里，他老人家也从未间断。

1976年7月28日凌晨，唐山大地震波及北京，人们惊恐万状，然而父亲却仍然按时早锻炼，照旧练气功。在一片混乱中，他却搬了把藤椅，披上件夹衣，在门道微弱的灯光下，认真地读起书来，似乎刚刚地动山摇的情景没有发生过。

记得有一年深秋，父亲的一位挚友来访，谈话中涉及某个学术问题，父亲便到书架去找资料，边找边看，哪知半个多小时过去了，竟将朋友忘了，直到这位老朋友轻轻地站起身要离开，父亲才发觉，表示了极大的歉意。而这位友人却感动地说：赵先生真是治学专心啊！

经验不带走

父亲从未退休，也不服老，直到80岁高龄染患重疾，仍孜孜不倦地学习，还从事红斑狼疮、白塞综合征等皮肤疑难重症的研究。

1981年冬天，82岁高龄的父亲，有生以来第一次重病住进了工作几十年的医院，一住就是半年。病情缓解后，他又走上了工作岗位。然而，有所不同的是，他已意识到时间对自己来说已经不会太长了，因而更加勤奋地工作。为了将自己几十年的临床经验无私地奉献给人民，他将经验总结由笔记改为录音，为的是节省出大量宝贵的时间，录下来的材料可供后人整理。父亲经常说："我的这些临床经验都是索取于人民，经验不能带走，还要全部奉献给人民。"

父亲对医术毫无保留，将自己几十年的中医皮外科学术思想及临床经验撰写成《赵炳南临床经验集》和《简明中医皮肤病学》，对后学倾囊相授。《赵炳南临床经验集》共记录病种51个，验案137例，着重记录了父亲对皮肤科常见病、多发病的辨证论治及临床诊疗思维方式，对于某些疑难病症、顽固性病症也提出独到的见解。最令人感动的是，父亲在此书中，将自己几十年不断探索总结的、凝聚着毕生心血的皮外科经验方全部公开出版，包括32首内服方（汤剂24首，丸丹剂8首），75首外用方（散剂18首，软膏30首，酒浸、水浸、醋浸剂6首，药油6首，洗剂8首，药捻7首），体现了一代精诚大医济世活人的人生大愿力与大作为，以及其宽广的胸怀和宏伟的气魄。《赵炳南临床经验集》于1978年获全国科学大会奖，这是学术界对父亲中医皮外科学术成就的高度认可。《赵炳南临床经验集》和《简明中医皮肤病学》奠定了现代中医皮外科的基础。

父亲不仅教授医术，更注重对学生医德与品行的培养。无论是做医生，或者做老师，父亲都无愧于内心。父亲常教导徒弟"人生不要忘本，技术不能带走，工作要做到无愧于心"。从父亲创办医馆开始，由于疗效卓著，年方弱冠，即誉满京城。此后，父亲开始开门授徒。他将"提倡虚心学习，开动脑筋，科学探索，提高悟性，勇于创新，反对死记硬背、机械照搬、安于现状、不思进取"作为治馆信条。父亲对徒弟的要求十分严格，每周仅有一天休息时间，徒弟平时住在医馆里，每晚例行检查学习进度，并且耐心指导中医基本功课，引导高质量地阅读医学著作，吸收各派医家之长。几乎每个月底的最后一个周末下午，父亲都要召开全体徒弟讲评会，每个徒弟都要做总结、评议，最后父亲做点评，优劣分明。在医馆里，父亲对待徒弟从未厚此薄彼，即使我的表兄在馆学徒，父亲也一视同仁。安于现状、不思进取、无成绩是离开医馆的主要因素之一。父亲并不要求每一个徒弟做到"一日为师，终身为父"，但作为徒弟，应当尊重师长，虚心学习，刻苦钻研，不求功名。这是父亲对徒弟素质的基本要求。

我在跟随父亲学习的过程中，父亲每处一方，方中必须写明辨证、立法、方药。他说："这些治法、治则的确立，要多动脑筋，多分析，久而久之才能在医疗实践中运用得当。中医这门科学，只有一条路可走，那就是到实践中去，要多看病，多接触病人，要勇于创新，不断总结成功的经验，汲取失败的教训，才能有所提高，有所进步，无捷径可循。"师傅领进门，修行在个人，就是这个道理。父亲常说："师傅再好，书读得再多，脱离了实践必将一事无成。没有长期的积累，没有个人的体会，任何人也不能帮你悟出道理来。"

皮科开拓者

父亲从医 60 多年来，治疗了数以万计的皮外科患者。他们中间，虽然病种各异，治法相迥，病情轻重有别，临床表现不一，但是父亲总是强调"万变不离其宗，不能忘其根本"，"做人不能忘本，做学问也不能忘本"。所以，父亲在其一生的医疗实践中，始终遵循着"正气存内，邪不可干"这条永恒的古训。父亲一贯认为"生命的存在，都是正气充盈，气血调和，阴平阳秘使然；任何疾病的发生，都是正不压邪，正消邪长，阴阳失衡的结果"。父亲在医疗活动中始终不忘突出中医特色——整体观念及辨证论治，强调脏腑功能失调是疾病发生的主因。他说："没有内乱，不得外患。"身体的健康与阴阳之平衡、气血之调和、脏腑经络之贯通，有着密切的关系。他还强调"皮肤病虽形于外，而发于内"，"治疗皮肤病，忽视外治法是错误的，因为外用药可以直达病所，其作用不可低估。治疗皮肤病，区别于内科病就在于它看得见、摸得着，很直观。使用外用药是一极大优势，要充分发挥。但是，强调外治法而忽视脏腑功能之调节，不重视发挥整体观念这一中医特色，甚至于放弃内治也是十分错误的"。作为一名中医师，无论从事哪个专业，都要牢记中医学的特点，并切实应用到医疗实践中去。因此，"一条宗旨、两个特点"是父亲在一生的医疗实践中，始终不渝的宗旨及原则。

父亲在治则治法上，特别重视"扶正祛邪""标本兼治""急则治其标，缓则治其本"及"同病异治，异病同治"等。父亲认为，扶正祛邪可理解为两层意思：一方面是将扶正作为一种手段，在正邪消长中，正气不足，已处于劣势，增补正气可达驱邪气外出之目的。另一方面有扶正与祛邪并举之含义，使邪消而正长。这种看法带有"标本兼治"的意思。并举也好，兼治也好，绝非机械地等分。"急则治其标，缓则治其本"这一原则很好理解，但在实际应用中，值得注意的是在治标时，不要攻伐太过，邪祛则止，否则伤其正气，反而助邪增长。总之，这些原则及治法，都是结合患者病情而定的，要从实际出发，辨对证才能立好法，立好法才能选择正确的方药。辨证、立法、方药三者一环扣一环，三者不可颠倒、不可忽略。

　　熟悉父亲临床用方用药的人都知道，他在治疗急性炎症或者慢性皮肤病急性发作时，最重视肝胆与心的辨证，最喜爱的方剂是龙胆泻肝汤，甚至有人称他是应用龙胆泻肝汤起家的。此话不无道理，父亲闻之一笑。父亲认为，心肝火盛是导致急性炎症皮肤病发生的主要原因，而龙胆泻肝汤正是清泻肝胆实火、清利肝胆湿热的极佳的代表方剂。据父亲查阅古医籍记载，龙胆泻肝汤应有6个之多，方中药味差异较大。他说，李东垣所述龙胆泻肝汤，没有黄连、大黄而有柴胡，除了清泻肝胆湿热、通利小便外，多有升散作用。《证治准绳》所载的龙胆泻肝汤，方中没有连翘、生地、车前子，却有知母、麦冬、五味子，除清泻心肝二经之火外，又偏重于滋阴、养血、清热。《沈氏尊生书》记载的龙胆泻肝汤中，没有生地、车前子，而又加入了青皮、白芍、柴胡等疏肝敛阴之品，都与常见的皮肤病临床表现不完全对证。因此，父亲根据自己的临床经验认为，湿疡之为病（泛指湿疹类病，统称为湿疡），虽然起于湿，但急性发作时，具有热重于湿的特点。他紧紧抓住这个特点，采用《医宗金鉴·外科心法要诀》记载的龙胆泻肝汤加减方。方中龙胆草清理肝胆之湿热，用父亲的验方"三心汤"方（莲子心、连翘心、生栀子）中的莲子心或生栀子（用连翘心更佳，但无货供应）清心火，泻三焦之热邪；用生地、牡丹皮、生甘草凉血解毒；用木通、车前子、泽泻清热利湿。热重者，加大黄以釜底抽薪（大黄并非专为通便之品，还具有凉血、祛瘀、清热解毒之功）。父亲既不用柴胡升散，又不用麦冬、五味子敛阴，是因为升散过而伤正，且在热盛时期用养阴药可敛邪，使邪不出而热不解，或反而加重。这样，父亲运用的龙胆泻肝汤方，实际上变为以下十味药：龙胆草、黄芩、生栀子、泽泻、木通、车前子、生地、牡丹皮、大黄、生甘草。父亲晚年时更强调"肝火盛心火也盛"的观点，经常将龙胆泻肝汤方与"三心汤"方并方使用，每每收到更佳效果。父亲常用这个方子，实际上可以理解为减去了当归、柴胡，增加了牡丹皮、大黄。原方中的木通已具有清心火、利湿、通血脉之功。父亲对"三心汤"中无连翘心入药感到非常遗憾，连翘心不仅清心火力专，而且还有解毒、凉血、散结之功，作用之广，功效之大，不可低估。此外，除上述龙胆泻肝汤、三心汤是父亲最喜爱、最常用的方剂外，还有凉血五花汤、凉血五根汤也是父亲的验方。在凉血五花汤中（凌霄花、鸡冠花、玫瑰花、野菊花、红花），父亲对凌霄花情有独钟，在治疗头面部因肺胃湿热，热重于湿，火热上炎导致的皮肤病，如痤疮、玫瑰痤疮、头面部脂溢性皮炎、急性过敏性皮炎等经常使用。凌霄花并不入肺、胃二经，而是入心包、肝经，味辛散，泄血热、破瘀血，对血热生风之皮肤瘙痒亦有良好疗效，但体虚弱者当慎用。其他四味除均具有凉血作用外，鸡冠花、红花均取其活血消斑之功，在治疗面部红斑性皮肤病中发挥良好作用，选择玫瑰花意在发挥其理气疏散作用，而野菊花则取其凉血解毒功能。人们常用的金银花、菊花、槐花等仍可临证加减，不可拘泥一方。除此之外，黄连解毒汤、犀角地黄汤等清热、凉血、祛湿之方也是父亲经常选用的方剂。

父亲在皮肤病的诊疗过程中，对于湿疹的治疗尤为重视。父亲有句名言："在诸多皮肤病中，善治湿疹者，当治皮肤病之半。"短短一语，父亲抓住湿邪为病的这一核心，人们可以从中悟出深刻的道理，亦可以从中看到父亲对湿邪的重视程度和认识深度，以及湿邪为病的本质性、广泛性、代表性，抓住了众多皮肤病的医治核心。这是父亲学术经验的一个重要组成部分。

父亲将湿疹统称为"湿疡"，从性质上又细分为风湿疡（急性湿疹），湿毒疡（亚急性，伴有感染的湿疹）和顽湿疡（慢性湿疹）。

在病邪方面，父亲在高度重视六淫邪气致病的前提下，认为皮肤病的致病因素，以湿、热、风、燥、虚五个方面为主，特别是"湿邪"尤为突出。

在治疗中，治湿有如下一些代表方剂及习惯用药。方剂有除湿胃苓汤、健脾除湿汤、除湿健脾汤及清热除湿汤（湿疹一号）、除湿止痒汤（湿疹二号）、健脾润肤汤（湿疹三号）、除湿丸等。前三方带有广泛性、普遍性之特点，后四方更具有针对性（湿疹）。下面对于前三方做简单介绍。

除湿胃苓汤：为平胃散与五苓散合方加减使用，其方组成为炒苍术、炒白术、赤茯苓、猪苓、泽泻、炒黄柏、炒枳壳、陈皮、厚朴、滑石块、炙甘草。方中用赤茯苓、猪苓、泽泻、滑石块利水渗湿；炒白术、炒苍术健脾燥湿。临证还可以选用车前子、川草薢、防己、木通、生薏苡仁、茵陈、赤小豆、金钱草、灯心草及"三仁汤"（薏苡仁、杏仁、蔻仁）等加强利水渗湿之功。水湿停滞或寒湿者用白茯苓，有湿热者用赤茯苓。五苓散（茯苓、猪苓、泽泻、白术、桂枝）中，前四味已选用，桂枝是通阳之品，一般在此较少选用。猪苓以淡渗利水为主，其利水渗湿之功大于茯苓，但健脾功能又远不如白茯苓，而泽泻除利湿外又偏于祛湿热，故茯苓、白术、猪苓、泽泻四味在处方时，应注意准确选择，以利疗效。而车前子性寒，有较强的利湿清热功效，清热而不伤阴，若与白术、茯苓等配伍，尚有实脾作用，故车前子是父亲用于清热利湿时最喜爱用的药品之一。在临证处方时，父亲常将车前子与车前草同时使用，以利于车前草发挥清热解毒之功效，在急性湿疹的治疗中极为多见。滑石块的使用亦是同样道理，也是治疗皮肤病时的常用药。此外，八正散中的木通、车前子、栀子、大黄、滑石、甘草六味经常选用，意在通利膀胱湿热。父亲经常嘱咐后人，除湿胃苓汤的用药十分广泛，选药时一定要知道每一味药之所长，用药准确，方可取得较满意的疗效。

健脾除湿汤：本方为父亲经验方，其主要组成为白术、白茯苓、怀山药、薏苡仁、炒扁豆、黄精、芡实、炒枳壳、大豆黄卷、萆薢、黄柏。方中集中了大量的健脾益气药，采取扶正气祛湿邪（顽湿）的手段，以达到健脾祛湿之目的。本方是父亲一贯遵循"正气存内，邪不可干"古训的很好体现，也是抓住主要矛盾，集中药力，重点突破的典型范例，可用于一切慢性、肥厚性、角化性皮肤病的治疗，如慢性湿疹、慢性皮炎、鱼鳞病、毛周角化症、结节性痒疹、银屑病、手足皲裂症，以及硬皮病、大疱病的辅助治疗。其病变表现为干、糙、厚、硬、裂五种，均为脾虚湿盛，湿久化燥所致。父亲认为，湿邪可因脾失健运而致，湿积日久又致脾被湿所困，脾气不足而致脾气虚弱，实际是一种逆向循环。湿久可从一个极端表现（即渗出、流水）转化成另一个极端表现（即干燥、角化），故集中投以健脾益气之药以从根本上解决脾虚湿盛问题。这一点可以认为是父亲辨证论治学术思想的重要体现。

关于黄柏的使用问题，绝大多数医生都熟知"三黄"——黄芩、黄连、黄柏为清热燥湿之药，代表方剂为黄连解毒汤。三药虽同具清热燥湿功能，但各药入经不同，黄芩主入心、肺、胆、大肠、小肠经，黄连主入心、肝、胆、胃、大肠经，黄柏主入肾、膀胱、大肠经，故人们往往将其功能发挥的部位分别归属于上、中、下三焦。皮肤科进而将三药划分为黄芩主头面部，黄连主躯干部或全身，黄柏主下肢。但是父亲对黄柏更情有独钟。他认为黄柏的作用不应局限于下肢而更具有布达周身之功效。皮肤科常用的二妙丸是老牌中成药，其中苍术健脾燥湿，黄柏则清热燥湿，虽药仅两味，但药少力专，专用于燥湿兼顾健脾，健脾而不敛邪，清热而不伤正，正气不伤而邪气已去，实为妙方。二妙丸可用于任何需燥湿之证，无论是哪个部分，均可收到良好疗效。父亲曾在临床中分别用黄芩、黄连与苍术搭配组方，则效果不如二妙丸。古人之所以选定黄柏与苍术组方是长期实践的结果。在治疗慢性、肥厚性、角化性（包括一些遗传性）皮肤病时，坚持扶正（健脾）祛邪（祛湿）的原则是十分重要的。

除湿健脾汤：此方是父亲专为北京市鼓楼中医医院皮肤科的拟定方，功效仍为健脾除湿，与经验方健脾除湿汤相比，健脾药不变，又增加了养血润肤、滋阴润燥及少量疏风止痒药。这样在解决慢性肥厚性、角化性皮肤病的问题上，由"一条腿走路，变成三条腿走路"，药虽多一些，但各司其职，各有所长。组方：黄芪、白术、苍术、怀山药、焦槟榔、厚朴、炒枳壳、猪苓、熟地、玄参、白芍、花粉、黄柏、当归、丹参、鸡血藤、秦艽、防风、苦参、刺蒺藜。这个方效果较好，但应用时要注意临症加减。

在健脾益气的选药方面，父亲喜爱使用的有黄芪、白术、茯苓、怀山药、炒扁豆、黄精、党参、西洋参、太子参、甘草、大枣等，其中前四味药使用率极高，尤其偏爱黄芪，有时黄芪与黄精同用。其次是怀山药，非河南怀庆产莫属。父亲之所以重用怀山药，是因为怀山药主入肾、脾、肺三经，而其他诸多健脾益气药都仅入脾、肺二经。父亲认为，脾虚者，肾气也不固，故山药是物美价廉的健脾补肾之佳品。《医学衷中参西录》说："山药色白入肺，味甘归脾，液浓益肾，宁嗽定喘，强志育神，性平可以常服多服。"对于参类，父亲常用党参、西洋参、太子参，而人参、红参、野山参用之较少。这可能与个人用药习惯有关，也可能在多数常见多发皮肤病治疗时，患者体质极虚弱者甚少，远未到非用红参、野山参救治之地步。

关于润燥，前面所说除湿润燥是一个重要方面，除此之外，燥邪之为病，还有因血虚生燥及阴虚生燥，也是慢性、肥厚性、角化性皮肤病生成的原因。《外科证治》中有养血润肤饮一方，是父亲喜用的方剂之一。组成：黄芪、当归、生地、熟地、天冬、麦冬、桃仁、红花、升麻、黄芩、花粉。父亲在应用养血润肤、滋阴润燥法则时，经常使用的"二冬""二地""桃仁、红花"及当归等药，皆出于此方。在实际处方时，父亲还经常加入祛风湿、息风之品，如秦艽、防风、钩藤、刺蒺藜等。父亲验方"润肤丸"即是代表方剂。

综上所述，在解决慢性、肥厚性、角化性皮肤病时，可从健脾祛湿润燥、养血润燥及滋阴润燥三方面入手。当然，在临证时，要根据具体情况有所侧重，才能取得满意疗效。

阴阳是我国古代朴素的辩证法思想，代表对立统一的两个方面。它们之间有相互依存、相互消长、相互转化的规律，构成阴阳学。人体的阴阳，两者既是对立、矛盾的，但又是统一、调和的。所以，《素问·生气通天论》说"阴者藏精而起亟也，阳者卫外而为固也"；"阴平阳秘，精神乃治"。

在皮肤科中，有许多皮肤病的伴随症是与阴阳失调有关系的，如不定时头痛、头晕，四肢逆冷，手足发凉而手心发热，畏寒肢冷又五心烦热，腰痛，也有时出现心肾不交，水火不济的证候，如心悸心烦、健忘失眠、头晕耳鸣、腰膝酸软、潮热盗汗；也出现上火下寒，上实下虚的证候，如既口舌生疮、口干唇裂，又常见腹胀泄泻、腹痛等症；也有妇女经血不调，带下淋沥，甚至少女无经而白带时见；男人有肾虚寒导致遗精、阳痿、早泄、阴囊湿冷等症；在脉象上，父亲认为多为寸关弦滑、双尺沉细或见芤脉、涩脉，这种脉象完全符合阴阳失调，上火下寒之现象；在皮肤症状表现上，面部红斑、黑斑、结节红斑、皮肤瘙痒，脱发，口腔溃疡等。常见病种可有狐惑病、红蝴蝶、瘾疹、油风脱发、口腔溃疡等。以上诸症应重点考虑阴阳失调所致。

父亲认为，其经过 10 年的实践所确立的"四藤"——天仙藤、鸡血藤、首乌藤、钩藤对人体失和的阴阳具有整体调和的作用。虽然并非只用"四藤"就可以包治百病，但准确的辨证用药配合"四藤"，可达到更大的调节阴阳的作用。从"藤不治病"，到"四藤"可以调和人体阴阳，是认识上的巨大飞跃。父亲生命最后的 10 年可以说"四藤"一直在陪伴着他。跟随父亲抄方的同志，都知道差不多每一个患者的处方上都有"四藤"出现，特别是一些症状复杂、体质偏弱的中老年患者，而中老年女性几乎每方必用"四藤"。父亲的初衷就是要比较一下，用"四藤"与不用"四藤"对于这些患者有哪些不同，从而验证"四藤"的特殊功效。直到 1984 年病重时，父亲在病榻上仍念念不忘"四藤"，他认为 10 年的时间只走过了"初级阶段"，时间虽然不长，"四藤"的功效药理作用是可以肯定的。"四藤"是一个不可分割的整体，其组合中的每一味药，除了发挥固有的药性外，它的整体，经过中药的煎煮，还发挥了暂时还不为人知的某些特殊作用。这些特殊反应究竟是什么呢？人体吸收后又产生了何种反应呢？这些反应又对人体病理改变起到何种作用呢？这一切都有待于后人的继续努力，探索研究。父亲临终前，有人建议将"四藤"正式定名为"四藤汤"以慰父亲。父亲听后说："作为藤药可以使用，但作为一个方剂则尚不成熟，未来的路还很长。"有关"四藤"方面的论述，到目前为止，还为数不多，对"四藤"综合作用及其机理尚不明确，所有面世的文章对"四藤"中每味药的功效，还只停留在单独描述上。父亲对"四藤"的描述基本上是这样的：如果认为"四藤"为一个方剂的话，那么天仙藤肯定是君药，占主导地位。虽然天仙藤一药在中医皮肤科及中医内、外、妇、儿科很少使用，但是父亲在德善医室学徒时，恩师丁德恩先生就喜爱天仙藤，父亲在自己的医馆也用过此药治疗顽湿所致皮肤病，取其疏泄通达、除湿疏风、活血通络之功，但在医馆停业后的 20 多年中不见多用，直至 20 世纪 70 年代初"调和阴阳"一法提到日程上后，开始选用此药，并给予重用。问之缘由，未得其解。关于天仙藤，父亲认为天仙藤味苦性温，入肝、脾、肾经。苦主疏泄，性温得以通经，故可以活血、通经络，而使水无不利，血无不活，风无不除，周身上下得以条达。一药入三经，取其疏泄，通经之所长。鸡血藤在养血、活血药中可称之为"父亲之爱"，大凡运用鸡血藤时，多有当归、丹参为伴。这也是父亲用药之习惯。"三药为伴"在父亲的许多验方中出现。鸡血藤在组方中是臣药，性温，味苦、微甘，入心、脾二经，其舒筋活血，可祛瘀生新，是行血药中之补品，加川芎、香附配伍是调和气血之要药。父亲之所以重视此药的运用，旨在发挥鸡血藤在调理人体全身气血运行方面的重要作用，从而达到调和阴阳之目的。首乌藤在组方中是佐药。首乌藤性平，味甘、微苦，入心、肝、脾、肾经，是"四藤"中入经最广的一味，具有养血安神、祛风通络、补中益气、行经络、通血脉之功，还可以引阳入阴。父亲戏称首乌藤是一味"多功能"药，涉及脏腑之多、功效之广，为其他药所不及。首乌藤能在气、血、神、风、通、引六个方面综合调理，使人体紊乱之阴阳得以调和，父亲称赞首乌藤为"用一药而益全身"。以上三味药，是父亲最早定下来的三藤，后来又感到在舒筋息风方面的不足，增补了钩藤。其性味甘、微寒，入肝、心包经，清热平肝，息风定惊，舒筋除眩，下气宽中。以上四药中，天仙藤以疏泄通经为主，鸡血藤以善运气血见长，首乌藤以布达全身为其长，钩藤以舒筋息风为所用。四药合用，可通达十二经，疏泄通经，行气和血，通调血脉，舒筋活络，承上启下，以达调和阴阳之目的。"四藤"功能广泛，但多而不乱，广而协调，各司其职，又相互补充，使人体失调的阴阳得以阴平阳秘，诸病得去，身自安康。

还要提及的一点是父亲在使用"四藤"时，需符合他确认的人体阴阳失和的标准：一为脉象寸关弦滑，双尺沉细；二为体质为上热下寒类型；三为临床症状多为表里不一，寒热并杂，虚实并举。这些症状多为邪盛正衰之表现。

再要说明的一点是，父亲在处方时，从未有一方是纯用"四藤"。他还有一个"五味方"经常与"四藤"同用，为了叙述方便，这里暂且称之为"秦艽五味方"。

"秦艽五味方"是父亲晚年确定"四藤"后，为加强"四藤"在调和阴阳方面的作用而拟定的又一方剂。该方是父亲根据《医宗金鉴·外科心法要诀》中的秦艽丸方加减化裁而来。秦艽丸方加减是父亲行医 60 多年来在治疗神经性皮炎、皮肤瘙痒症、结节性痒疹、扁平苔藓、皮肤淀粉样变、口腔溃疡、外阴湿疹、阴囊皮炎，以及晚年治疗红斑狼疮等病常用方。父亲晚年将秦艽丸原方中八味药减去四味（苦参、黄芪、大黄、防风）加入白花蛇舌草一味，故"秦艽五味方"的组成为秦艽、乌蛇、川连、漏芦、白花蛇舌草。此方散风清热，除

赵炳南 赵恩道

015

湿解毒，调和气血，以补充"四藤"中散风清热、除湿解毒之不足。父亲极为重视秦艽一药的使用，早在几十年前父亲在自己的医馆治疗诸多皮肤病时就经常使用，以发挥其除湿热、退虚热、止痒消疹功能。父亲在晚年特别强调秦艽除前述功能外，还有散结除邪、调和气血、扶正祛邪之特殊作用。

研习父亲的用药特色不难发现，他除了惯用天仙藤、鸡血藤、首乌藤、钩藤四味药组成的四藤汤，五味药组成的凉血五花汤、凉血五根汤、五味秦艽方；十味方龙胆泻肝汤，十味以上方除湿胃苓汤、健脾除湿汤、除湿健脾汤、养血润肤饮之外，对于单味药、对药、角药的使用也如良将排兵布阵一般自如，可谓药少力专，疗效显著。

单味药如薏苡仁，为清利湿热代表药，在治疗一切湿热内蕴之皮肤病时，无论热重于湿还是湿重于热，经常首选。父亲用此单味药治疗扁平疣，效果极佳。在日常生活中，父亲经常煮薏米粥代食。龙葵是清热祛湿止痒药，可内服亦可外用。外用止痒效果很好。楮桃叶为秋后取楮桃的落叶，煎水浸泡，止痒效果很好。凌霄花是上焦头面部疾患常用"花"药，发挥其轻扬之功能，凉血五花汤中凌霄花即为主药。怀山药集药品、补品于一身，是诸多健脾补脾药中重点选用药。在补气药中，山药是唯一入脾、肺经兼入肾经之品，具有双补脾气、肾气之功。黄芪是补气药中，父亲经常使用的，并多与怀山药配伍。对于大黄，父亲经常提醒我们，大黄不仅仅泻火通便，还具有凉血活血通瘀功能，凡血分有实热者，用之可获卓效；另外，火热上炎的证候，如头面部皮肤病也可以选用，效果良好。此外，不必畏惧大黄通下太过，大黄一药，少用泻下，多用反而厚肠胃，与诸药配合使用，不但止痒功效增强，而且可以促进肥厚皮损的消退，总之，血分有郁热，肠胃有积滞者，均可选用。父亲还经常强调，大黄的使用要得法，要分清生大黄、熟大黄，同煎、后下之不同。

对药如苍术与黄柏，即二妙丸，是皮肤科要药；龙胆草与莲子心，分别是父亲清利肝胆湿热时最喜欢的龙胆泻肝汤及父亲验方"三心汤"中的君药。两味君药合用，只要对症，效果极佳。龙胆草可用15g。连翘与夏枯草可清热解毒、软坚散结，是囊肿性痤疮的杀手。当归与益母草养血、活血、调经，是治疗月经不调、痛经的要药，也是治疗中青年女性痤疮、脂溢性皮炎、玫瑰痤疮并有痛经、月经不调的重要辅助药品。金银花炭与生地炭二药配伍，凉血功能大增，对于急性湿疹、急性过敏性皮炎、日光性皮炎、药疹、银屑病进行期，用之效果显著，是父亲在临证中总结出来的重要组合。当归与浮萍合用，透达表里，驱邪外出，是治疗急性荨麻疹、人工荨麻疹、过敏性鼻炎的重要组合，再配牛蒡子疗效更好。另有黄精与黄芪益气；橘核、荔枝核软坚散结。

角药有莲子心、连翘心、生栀子，即清心火之三心汤；当归、浮萍、牛蒡子宣肺透疹；黑芝麻、胡麻仁、郁李仁润肤止痒，适合于老年人皮肤干燥瘙痒伴有便秘者；丹参、牡丹皮、赤芍、白芍中和气血；元胡、川楝子、炒乳香、炒没药理气止痛；三棱、莪术、鬼箭羽活血破瘀。

根据皮肤病的发病部位特点，父亲对引经药的使用尤为重视，以使药直达病所。如皮损发于头部，用藁本或川芎；皮损发于面部，用菊花、凌霄花；皮损发于眼睑部，用谷精草；皮损发于眉棱骨，用白芷；皮损发于鼻部，用辛夷花；皮损发于耳轮，用龙胆草；皮损发于口唇，用芡实；皮损发于胸部，用厚朴；皮损发于腰部，用杜仲；皮损发于背部，用厚朴或杜仲；皮损发于腹部，用姜厚朴；皮损发于乳房，用橘皮、橘叶；皮损发于肛门，用防己；皮损发于阴囊，用车前子；皮损发于女阴，用蛇床子；皮损发于上肢或手，用片姜黄；皮损发于下肢，用木瓜；皮损发于四肢，用桑枝。

皮肤病离不开外治法，父亲将多本医著中习得的辨证思路、理法方药应用于临床，从中提取凝练皮肤外科的良方妙法并加以总结创新，独创了"熏药疗法""拔膏疗法""黑布药膏疗法"等多种疗效显著的皮外科治疗方法。20世纪50年代，父亲的学术论文"黑布药膏治疗瘢痕疙瘩"在波兰第十五届皮肤科学会上交流。"黑布药膏"具有破瘀软坚、镇痛止痒的功效，治疗瘢痕疙瘩的疗效得到了学界认可。"熏药疗法""拔膏疗法""黑布药膏疗法""引血疗法""搓药疗法"5种特色疗法是父亲在传承古人诊疗经验的基础上，根据现代疾病谱治疗的需求而创立的，不仅为医学难题瘢痕疙瘩、带状疱疹神经痛、皮肤的顽固瘙痒等病的治疗开拓了思路，同时启示我们传承是创新的基础。

除前面讲到的特色疗法外，父亲常用的外用药还有散剂、软膏剂、药油、浸剂、洗剂、药捻、熏药、硬膏等外用药剂型。

散剂系列有祛湿药粉、紫色消肿粉等。用三黄粉治疗白癜风时用茄蒂或茄皮蘸药外用；斑秃生姜蘸药外用；面部色素沉着者用牛奶或蜂蜜水调药外用；用颠倒散治疗痤疮、脂溢性皮炎、酒渣鼻等。

软膏剂系列包括黄连软膏、清凉膏等。父亲用黄柏、黄芩各30g，凡士林240g制成普连软膏，涂在皮损上，治疗脓疱疮、单纯疱疹。而用当归30g，紫草6g，大黄3.5g，香油300g，黄蜡120g，制成清凉膏。对不同的病症、药物采用不同的基质。

油剂系列有甘草油、蛋黄油等。用紫草茸300g，香油1500g制成紫草茸油，治疗耳下腺炎及颌下淋巴腺炎早期，皮肤紫红斑块。

酒浸剂系列包括百部酒、补骨脂酊等。用百部酒治疗虫咬皮炎、阴虱，补骨脂酊治疗白癜风。

水剂系列主要是楮桃叶水剂、干葛洗方等。用复方马齿苋洗方治疗多发性疖肿、脓疱疮；用透骨草洗方洗头，治疗脂溢性脱发。父亲曾治疗一位头面部白驳风（白癜风）的患者，其同时伴有头皮瘙痒、脱屑、头油多。父亲让他用透骨草煎水洗，数天后，白驳风如旧，但用来洗头却收到意想不到的去油止痒效果。他从病人的主诉中受到启发，遂拟定了透骨草洗方专门治疗发蛀脱发病（脂溢性脱发）。

药捻系列有京红粉药捻、银粉散药捻等。

在此附上父亲赵炳南治疗4例带状疱疹的完整医案，供大家体会一代名医的临证思路。

案1 李某，女，23岁。1971年12月14日初诊。

主诉：右下胸部起水疱，剧烈疼痛5天。

现病史：5天前，患者右侧下胸部开始疼痛，而后相继起红斑及水疱，一堆一堆出现，从前胸蔓延到后胸，剧烈疼痛，夜不成眠，口干思冷饮，大便秘结，三日未解，尿黄而少。检查见右侧胸部自第7、8、9后肋间散在密集成簇的大小不等的水疱，基底为紫红斑，充血，周围轻度红色浸润，未见破溃及糜烂面。脉滑数，舌苔薄黄，舌质红。

西医诊断：带状疱疹。

中医辨证：肝胆湿热，热盛于湿。

治法：清利肝胆湿热。

处方：龙胆草三钱，黄芩三钱，赤芍三钱，茜草三钱，川楝子三钱，柴胡三钱，当归三钱，木通二钱，车前子三钱，大黄三钱。

外用氯氧油。

二诊：12月20日。上方服3剂后，局部水疱逐渐消退，疼痛减轻，大便已通；又继服3剂，局部疱疹已干燥结痂、脱屑，疼痛基本消失。近3天来大便未解，食纳不香，口干，腹胀，脉沉细，舌苔薄白。拟以利湿、健脾、清热为法。

处方：黄芩三钱，茯苓三钱，泽泻三钱，白术三钱，薏苡仁五钱，当归三钱，郁李仁五钱，瓜蒌五钱，莱菔子三钱，陈皮三钱。

三诊：12月29日。上方服3剂后，大便通畅，其他症状消失，表面留有色素沉着，未再复发。

案 2 王某，女，24 岁。1964 年 2 月 6 日初诊。

主诉：头面部起水疱，疼痛 9 天。

现病史：患者头面生颗粒状水疱，刺痛兼痒 9 天。初起于左前额，出现红色小颗粒，并伴有针刺样疼痛，逐渐增多，形成水疱，且向头顶及左眼睑蔓延，左目红肿、流泪、视物不清，周围皮肤肿胀、灼热。诊为面部带状疱疹，经注射维生素及抗生素等药后，效果不显，继续扩展。胃纳不佳，头晕，口苦，大便干，二日 1 行，小便短赤。检查见左侧前额及左上眼睑大片潮红肿胀，面积约 10cm×8cm，上有高粱粒至黄豆大红色丘疱疹，集簇成群，呈带状排列。左眼结膜充血，眼睑焮肿。左颌下淋巴结肿大，压痛明显。脉弦滑数，舌苔薄白，舌质红。

西医诊断：带状疱疹。

中医辨证：湿热内蕴，肝火夹湿上犯。

治法：清热利湿解毒。

处方：金银花五钱，连翘三钱，野菊花三钱，龙胆草一钱，大青叶三钱，黄芩三钱，炒栀子二钱，紫花地丁四钱，淡竹叶二钱，赤芍三钱，鲜生地三钱，桑叶二钱。

外用化毒散软膏、芙蓉膏各等量，调匀外敷。

二诊：2 月 10 日。服药后头面部浮肿已明显消退，部分皮疹形成脓疱或显露出鲜红色糜烂面，上覆淡黄色渗出及结痂，疼痛感轻，未见新生皮损。再以前方去生地、桑叶，加茵陈五钱，车前子三钱，连服 3 剂。

外用马齿苋一两煎水 500mL，待温后连续湿敷局部，每隔 15 分钟换敷料 1 次。

三诊：2 月 15 日。头部前额及左上眼睑渗出停止，糜烂面出现新生上皮，红晕浮肿已全部消退，疼痛已除，微有痒感。胃纳转佳，二便正常。再以清热祛湿之药物煎水代茶，以清解余毒。

处方：茵陈一两，杭菊花一钱半，蒲公英二钱。

外用祛湿散一两，加入化毒散五分，调敷局部。

四诊：2 月 23 日。患部皮损已全部消退，仅遗有少量淡褐色色素沉着，无疼痒，两目视物清楚，红肿消退。临床痊愈。

案 3 崔某，男，43 岁。1971 年 11 月 16 日初诊。

主诉：右侧胸部起疱，剧烈疼痛 10 余天。

现病史：10 余天前，患者右侧胸部及背部起红色水疱，逐渐增多，排列成条状，疼痛难忍，不发热，诊为带状疱疹，用西药、针剂及外用药后，水疱渐干，但疼痛仍不减退，坐卧不安，夜不能眠，遂来我院门诊。检查见右侧前胸、后肩部及颈部集簇状暗红色疱疹，周围有暗红色浸润。脉弦滑，舌苔薄白腻。

西医诊断：带状疱疹。

中医辨证：肝胆湿热，气滞血瘀。

治法：清利湿热，凉血解毒。

处方：龙胆草四钱，连翘五钱，炒栀子三钱，蒲公英五钱，干生地一两，丹参五钱，木通三钱，延胡索三钱，乳香、没药各二钱，川大黄三钱，车前草三钱，滑石块一两。

外用黑色拔膏棍加温后外贴。

二诊：11 月 19 日。服上方及外用药后，疼痛减轻，晚上能安睡，次日可以坚持工作，3 剂药后疱疹已退，局部浅留皮肤发红，有痒感，口微干，改用除湿胃苓汤加减 3 剂。临床治愈。

案 4 吕某，男，60 岁。1971 年 9 月 23 日初诊。

主诉：左侧胸壁疼痛 4 个多月。

现病史：患者于今年 5 月份左侧胸部起红色水疱，疼痛明显，经某医院诊断为带状疱疹。经治疱疹消退，但该处疼痛仍不减轻，触之如针刺样疼痛，有时不动也痛，持续服用中、西药疼痛仍不减。检查见左侧胸部未见疱疹，仅有少数色素沉着斑，不能触摸，触摸后明显刺痛。脉沉弦，舌苔薄白。

西医诊断：带状疱疹后遗神经痛。

中医辨证：毒热未清，气血凝滞，经络阻隔。

治法：活血破瘀，通经活络，佐以清热。

处方：鬼箭羽五钱，川大黄三钱，赤芍四钱，杜仲三钱，蒲公英五钱，白芷三钱，天花粉五钱，伸筋草一两，延胡索三钱，乳香、没药各三钱，陈皮三钱。

外用黑色拔膏棍加温后外敷。

二诊：9 月 28 日。服药及外用药后，疼痛减半，已能入睡，药仍同前。

三诊：10 月 5 日。用药后疼痛已止。检查局部用药处有些发红作痒，改用止痒药粉、五倍子粉混合外扑。痒止，其他症状均消失，临床治愈。

带状疱疹是病毒感染所引起的一种常见急性疱疹性皮肤病，俗称"缠腰龙"，因其好发于胸腰部，故中医学称为"缠腰火丹""蛇丹"，其他如颜面、下肢也可以发生，称为"蛇串疮"。本病常急性发作，因剧烈疼痛，使患者痛苦异常。父亲在治疗本病时，虽然也循常法，但也有自己的体会。他认为，本病的发生，可因情志内伤以致肝胆火盛；或因脾湿郁久，湿热内蕴，外受毒邪而诱发。毒邪化火与肝火、湿热搏结，阻遏经络，气血不通，不通则痛，故症见灼热疼痛；毒热蕴于血分，则发红斑；湿热凝聚不得疏泄，则起水疱。因此，肝胆热盛，脾湿内蕴为本病的实质，皮肤发生水疱、剧烈刺痛为其症状的主要特征。

在辨证施治上，清热利湿解毒以治其因，化瘀通络理气以治其果。在分析时要权衡湿热之中，是湿重还是热重；毒热之中是热重还是毒重。在治疗过程中要抓住各个阶段的发展变化，因为有时表现为热解而湿未清，有时表现为湿化而毒热未解等。

内服处方：①热盛者：泻肝胆实火，清热利湿解毒。处方：龙胆草三钱，连翘五钱，生地五钱，泽泻二钱，车前子四钱，黄芩三钱，栀子三钱，牡丹皮三钱，木通三钱，生甘草三钱。方中龙胆草、黄芩清肝胆火；连翘、栀子、生甘草清热解毒；生地、牡丹皮凉血活血；木通、车前子、泽泻清热利湿。伴有高热者，可用生石膏一至二两，煎水煮群药，或加生玳瑁三钱；疼痛明显者，加郁金、延胡索、丹参、没药、乳香；皮损潮红，疼痛明显者，加大黄以清热破瘀，并有釜底抽薪之妙；内有食滞、湿滞者加枳壳；后期痒感明显者加白鲜皮；发于颜面者加菊花；侵犯眼、眉者加谷精草；发于下肢者加牛膝；发于腰部者加桑寄生、杜仲；发于上肢者加姜黄以引经。②湿盛者：清热燥湿，理气和中。处方：苍术二钱，厚朴二钱，陈皮三钱，炒白术四钱，猪苓四钱，黄柏四钱，枳壳三钱，泽泻三钱，赤茯苓四钱，滑石四钱，炙甘草三钱。方中苍术、白术、猪苓、赤茯苓健脾燥湿；陈皮、厚朴、枳壳理气和中，以助水湿之运化；黄柏、滑石、甘草清热利湿；水疱消退后遗留局部神经痛者，是因余毒未清，经络阻遏，气血郁滞所致，可于方中加大黄、鬼箭羽、延胡索、没药、乳香以活血化瘀、止痛。

外用药：早期湿热盛水疱破裂、糜烂渗液较多者，可用如意金黄散、柏叶散、雄黄解毒散水调外敷。皮疹发出前、皮疹消退期或水疱消退以后，遗留明显神经痛者，可外用黑色拔膏棍。

上述病案中，案1病程较短，发病时热重于湿，故重用龙胆草、黄芩清肝胆之火热；因其疱疹基底紫暗色，证属血热，配合茜草、赤芍凉血活血之品；因其大便三日未解，阳明热盛，重用大黄清热通下，以釜底抽薪；柴胡、川楝子清热疏肝，理气止痛；木通、车前子清热利湿。药后热象渐解，复以利湿健脾清热之剂以收功。

案2为颜面部带状疱疹，肝胆之火盛上炎，兼夹湿热升腾，故目赤肿痛，起水疱、肿胀渗出，在治疗上集中力量清热解毒，以龙胆草、黄芩泻肝胆实火；栀子、淡竹叶、鲜生地凉血解毒，清三焦热；桑叶、野菊花、大青叶、紫花地丁等轻扬上升，能清上焦毒热。总之先以苦寒之味直折其热，以防其窜延深入或扩散，而后用茵陈、蒲公英、杭菊花利湿清热解毒，重点突出，阶段性明确。在外治法中根据皮损的不同情况，采用不同剂型和药物，初期起粟疹累累，焮肿灼热，以清热、消肿、止痛之软膏外敷；湿热偏重而有糜烂浸淫时，则以解毒、祛湿之马齿苋煎水湿敷，以放散蓄热，解毒收干。皮损趋于干燥而近愈之际，选用祛湿解毒而无刺激的油粉剂外敷，以保护新生皮肤。

案3病程虽然较久，但湿热之象均未解，而且热灼阴血，经络阻隔，故清热与利湿并重，佐用凉血活血之剂。因其疼痛较重，而且水疱已干燥，故可外用黑色拔膏棍，止痛效果较好。

案4为病后4个月，疱疹已消退，但由于肝火内炽，湿热内蕴，日久气血凝滞，经络阻隔，不通则痛，故内服方药重用活血破瘀的鬼箭羽、川大黄、赤芍、延胡索、乳香、没药、伸筋草以疏通经络；佐以蒲公英清热之剂。外用黑色拔膏棍加压包扎，促进气血疏通，通则不痛。

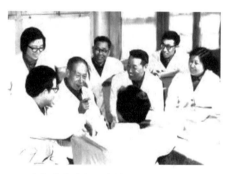

◎ 赵炳南先生与后辈畅谈（右二为赵恩道）

承前启后挑重担

我叫赵恩道，出生于1938年6月，是现代中医皮外科的奠基人和开拓者赵炳南先生的儿子，更是他的学生。父亲不仅教授医术，更注重对我的医德与品行的培养。

我曾任北京市鼓楼中医医院皮肤科主任，北京中医疑难病研究会主任医师、理事会理事、专家技术委员会副主任；现为京城名医馆特聘专家。之所以有现在的成绩，与我的父亲赵炳南先生关系很大。我继承父业，深得父亲真传，应用祖传秘方及验方，擅长治疗多种常见、多发性皮肤病及各种皮肤科疑难顽固性病症，尤其对青年痤疮、脂溢性皮炎、神经性皮炎、异位性皮炎、湿疹、银屑病（牛皮癣）、带状疱疹、玫瑰糠疹、脱发、白癜风、荨麻疹、手足癣、体癣、股癣、丹毒、过敏性鼻炎（鼻敏感）、老年性皮肤瘙痒症、口腔溃疡等颇有疗效。退休后，我一直坚持在京城名医馆出诊带教。

学生都爱叫我赵老，我告诉他们："我们亦师亦友，'赵老'那是大家对我父亲的尊称，叫我赵老师就好。"我不准跟师的学生做笔记和抄写记录方子，因为当年父亲带我的时候也是这样。方子方药千千种，首要的是认清皮疹及舌脉，然后记清方式方法也就是治法方药思路，记在本子上不如记在脑子里。我父亲这样带我，我也这样教每一个抄方的学生。学生们开始不甚理解，觉得我是个倔老头，时间长了，他们便体会到我的良苦用心。

皮科较其他科室的特殊之处就是它的专科情况——皮损，我会以身作则，认真检查每一处皮疹，观察皮疹分布及详细询问患者的自我感觉，然后运用中医特有的望闻问切，辨证施治。考虑到皮肤病患者大多为湿热体质，苦寒清热燥湿之药偏多，针对老患者，我都会详细询问患者服药是否有不适，详细讲解中草药应该如何煎煮，什么时候口服最好。皮肤科的另一大特色治疗就是外用药物疗法，外用药的使用尤为重要，我经常是详细讲解之后，还会亲自为患者涂抹药膏，查看是否有不适反应，最后还要向患者交代如何做好皮肤护理。

对待学生严格负责，对待患者细心周到，对待病情严谨认真，父亲的优秀品格和大医风范，使我终身受益。

秉承父亲的学术思想，我始终将中医整体观这一指导思想贯穿治疗的全过程，父亲生前经常讲："作为一名皮肤科医生，一定要牢记皮肤病多是形于外而发于内的。"因此，我在诊疗中重视脏腑的辨证，在诸多皮肤病的致病因素中，我对湿邪与热邪尤为重视。治湿是治疗多种皮肤病的根本，治热则是治疗皮肤病的关键。同时，阴阳之平衡，卫气营血之调和，脏腑经络之畅通，与病损变化息息相关。

父亲生前常谓："善治湿疹者，当可谓善治皮肤病之半。"这句话听起来似乎有些言过其实，但仔细体会，会悟出不少道理来。湿疹，按其性质可分为急性期、亚急性期及慢性期。前两期在临床上均有较明显的湿象，其发病机理不外乎湿热内蕴，或湿重于热，或热重于湿。在治疗中，我善用除湿胃苓汤和清热除湿汤，并根据病情的分期及轻重进行化裁。即使在皮肤病慢性期，皮肤出现干燥、粗糙、肥厚、角化等一系列燥象而无水疱、渗出、糜烂等情况下，仍用治湿之法。我清楚地记得父亲曾教导说："正是因为湿邪有重浊、黏腻的特点，所以，病理过程才会迁延日久。湿邪停滞，日久化燥，肌肤失养，是导致慢性肥厚性皮肤病的关键，故仍以治湿为本。"此时，多采用健脾祛湿之法，用薏苡仁、茯苓皮、苍术、白术、扁豆等药物。当然，此时也需要"当利则利"，可用车前子、猪苓、防己、泽泻、萆薢等利湿之品。

在治疗银屑病方面，我认为血热是机体和体质的内在因素，再由于六淫侵肤、七情内伤或因治疗失当等多种因素而产生"热"，这种在体内的热邪向外发于肌肤并郁积于"血分"，形成血热。血分热盛，则皮疹鲜红；血热生风化燥，则干燥白色鳞屑迭出。若病程日久，营血精液亏耗，则肌肤失养，皮损淡红，血热转为血燥。若血受煎熬日久，气血瘀结，则皮损暗红，浸润明显，经久不褪而成血瘀证。在治疗上常以清热凉血为主，血燥则以养血活血汤加减，血瘀则以活血散瘀为主。

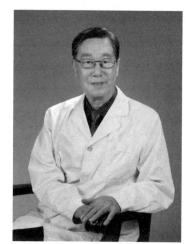

◎ 赵恩道先生

经验分享

在此以一病（老年性皮肤瘙痒症）、一方（秦艽丸）为例，与各位同道分享我的临床经验。

一、老年性皮肤瘙痒症

宋某，男，73岁，1998年10月31日初诊。患者周身刺痒已5年之久，每逢立秋节气后，刺痒明显加重，曾经多家中西医院治疗，效果不明显，遂前来求治。现症见周身皮肤干燥，可见较多细屑脱落，背部、下肢及上肢伸侧粗糙，可见抓痕及血痂。患者无糖尿病史及严重的内科疾患。有饮酒之嗜好，因痒甚经常用热水烫洗。精神尚好，语言清晰，二便正常，睡眠较差。舌质微红，干燥少苔，舌尖红，脉沉细。

诊断：老年性皮肤瘙痒症。

立法：滋阴养血，疏风止痒。

处方：老年止痒汤加减。干生地 20g，赤芍、白芍各 12g，麦冬、天冬各 10g，石斛 15g，当归 12g，丹参 15g，鸡血藤 20g，天花粉 10g，生栀子 10g，生黄芪 15g，怀山药 20g，秦艽 12g，防风 10g，刺蒺藜 12g。7 剂，日 2 次，水煎饭后服。

7 剂药后，皮肤瘙痒已大减，尤其是背部及下肢明显，夜间可睡眠 4～5 小时，但周身皮肤仍干燥脱屑。依上方加熟地 30g，何首乌 12g，地骨皮 10g，红花 10g，玄参 10g，炒薏苡仁 30g，茯苓皮 12g，当归加至 15g。继服 14 剂后，刺痒尽止，皮屑明显减少，睡眠趋于正常，再投 10 剂，隔日 1 剂服，以巩固疗效。

近访 1 年，次年冬季安然无恙。

按语：老年性皮肤瘙痒症是中老年皮肤病中的常见病、多发病，尤其是在我国北方地区，冬季天寒风烈，更易发本病。老年人多为阴血亏虚而肌肤失养，证属血虚风燥之象。

"老年止痒汤"为我的经验用方，由生地 30g，赤芍、白芍各 15g，麦冬 20g，天冬 10g，当归 20g，丹参 15g，鸡血藤 15g，秦艽 12g，防风 10g，生栀子 10g，红花 12g，刺蒺藜 12g 组成。水煎服，每剂两煎，早晚饭后 40 分钟温热服用。此方功能滋阴养血、疏风止痒，主治老年性皮肤瘙痒症，尤其是在严寒的冬季皮肤瘙痒者或患有遗传性皮肤病，如鱼鳞病、毛周围角化病、维生素 A 缺乏症的中老年患者，可适用本方随症加减。但患有糖尿病的皮肤瘙痒症者，应当先以治疗糖尿病为主要目标。

方中生地为主药，配合麦冬、天冬、赤芍、白芍，以滋阴润肤，兼清虚热；当归、丹参、鸡血藤与生地、白芍、红花配伍，养血、活肤、润肤。丹参味苦，性微寒，入心、肝二经，在本方中取活血、凉血、清心除烦之功能，并配以生栀子，意在达到加强清心除烦止痒之目的。方中另外一组为疏风止痒药，防风、秦艽、刺蒺藜，集散风、祛风湿、息风为一体，可疏散不同层次之风邪。防风主散在表之风；秦艽则祛风胜湿；刺蒺藜则平肝息风，专门平息内风。风邪祛则痒自止。兼气虚者可加黄芪、党参、白术、怀山药、茯苓；血虚风燥重症者，可加大当归、丹参、鸡血藤用量，亦可加入何首乌、熟地；舌尖红，心烦明显者，可适当加入莲子心。

我应用"老年止痒汤"加减治疗老年性皮肤瘙痒症多年，曾系统观察患者115例，其中治愈3年未见复发者57人，临床治愈率约50%。3年内逐渐明显好转者34人，约占30%；症状改善者10人，约占9%；未见效者为11人，约占总人数的10%。本方以滋阴养血、疏风止痒之法，治疗非糖尿病患者之老年皮肤瘙痒，以及遗传性皮肤病以慢性、粗糙、角化为主要表现的皮肤瘙痒，收到令人满意的效果。本病在临床上，阴虚血燥者虽居多数，但亦可见气血双虚者、脾虚湿盛者、心肝火盛者兼而有之，故医者不可拘泥于一法一方，临证当辨之。

二、秦艽丸

秦艽丸首见于清代吴谦等著《医宗金鉴·外科心法要诀》一书，原方为蜜丸剂型，是为治疗脓窠疥所设。古人认为疥疮分为五种，分属于五脏，其中脓窠疥则为肾经湿热或脾经湿盛所致，区别二者则视脓液之稀稠。由于医学的发展，现代治疗的疥疮仅是由于疥虫所引起的一种传染性皮肤病，基本上无须内服剂。其他四种疾病，已不属于西医学所指疥疮的范围了。但秦艽丸加减应用于多种皮肤病，特别是对不少常见病及某些疑难症的治疗发挥出越来越重要的作用。

原方由秦艽、苦参、大黄（酒蒸）、黄芪各二两，防风、漏芦、黄连各一两五钱，乌蛇肉（酒浸焙干）五钱组成，共为细末，炼蜜为丸，如梧桐子大小。每服30丸，食后温酒送下。

秦艽丸组方严谨，药少力专，攻补兼施，扶正与驱邪兼顾，风、湿、热三邪共除，具有良好的疏风、除湿、清热、止痒之功效。对于风湿蕴阻兼有热邪的实证或本虚标实证，可取得明显效果。尤其是应用汤剂对于某些皮肤顽症、重症更能发挥其独特的作用。

方中秦艽为主药，主入胃、肝、胆经，因其味辛，故能疏散阳明风湿之邪。秦艽品种甚多，功效相异，但以西秦艽为上品。酒浸乌蛇肉进一步加强祛肝经风邪止痒的作用。辅以苦参、黄连，其中苦参性味苦寒，是清热除湿的佳品，《神农本草经百种录》云"苦入心，寒降火，故苦参专治心经之火，与黄连功用相近。但黄连去心火为多，苦参似去心腑小肠之火为多"。可见，二者配伍，清热除湿之功效将大增。对于方中大黄一药，父亲曾说："一般都惧其通下太过，岂不知川军能活血祛瘀，少用则泻下，多用反而厚肠胃，与诸药配合，不但止痒功效增强，而且可以促进肥厚皮损的消退。"本方中使用酒大黄，对于实证自无忧，对于本虚标实亦可无患。防风与秦艽配伍，同出一方，可疏散平息体内外之风邪。黄芪是本方中唯一具有补益作用的药品，一般多用于本虚标实证，如红斑狼疮、老年性皮肤瘙痒症等。另外，方中苦寒药居半，选用黄芪入方亦可起到扶正而驱邪的作用。漏芦一药味苦性寒，具有较强的清热解毒功能，《本草正义》谓其"苟非实热，不可轻用，不独伤阴，有损正气"。父亲在多年临床实践中应用此方加减，善选白花蛇舌草代漏芦使用，寓意在此。任何良方，均应视证而定，充分体现方随证变的辨证思想。

【验案举隅】

1. 牛皮癣（神经性皮炎）

黎某，女，65岁，离休干部，1987年5月5日初诊。患者皮肤发痒3年，颈、上肢等部皮肤增厚、瘙痒无度，夜不能眠。因搔抓，颈侧、小臂伸侧、膝部局限性皮肤粗糙、增厚，呈苔藓样改变，近月余皮肤发红，下肢亦见新起红色斑片，阵发性剧痒，夜尤甚，不得眠，大便稍干，舌边尖红，苔薄黄，脉弦数。

辨证：心肝火盛，风湿蕴阻。

立法：清心泻肝，疏风除湿。

处方：秦艽30g，防风10g，茯苓皮10g，莲子心10g，竹叶10g，苦参10g，熟大黄10g，乌蛇6g，龙胆草8g，生薏苡仁30g，泽泻10g，车前子30g（包煎）。

经服上方7剂后，新起红色皮疹全部消退，痒大减，再循疏风除湿法，继服10剂，肥厚皮损明显见薄，痒近止，遂投"秦艽丸""湿疡丸"巩固疗效而愈。

2. 瘾疹（皮肤瘙痒症）

苏某，女，67岁，家庭主妇，1982年12月11日初诊。患者周身皮肤作痒多年，逢冬季加重。皮肤较为干燥，肩背部、小臂、双下肢可见较多抓痕、血痂，胃纳欠佳，二便正常，舌淡，苔白稍厚，脉缓。患者无糖尿病病史。

辨证：脾虚湿盛，风湿蕴阻，肌肤失养。

立法：健脾除湿，养血疏风。

处方：黄芪10g，当归10g，秦艽15g，生薏苡仁30g，白术10g，乌蛇8g，焦槟榔 10g，海桐皮 15g，苦参 10g，防风 10g，刺蒺藜 30g，鸡血藤 20g，茯苓皮 10g，焦三仙各 12g。

上方服 10 剂后，痒大减，抓痕、血痂已明显消失，遂继用"秦艽丸""润肤丸"等中成药，两周后痊愈。

随访两冬，未见复发。

3. 鬼脸疮（盘状红斑狼疮）

杨某，女，32 岁，建筑公司职工，1987 年 1 月 14 日初诊。患者于 14 年前曾因面部起红斑，上附细微鳞屑而就医，遂经北京某医院诊断为盘状红斑狼疮，经中西医治疗，皮损消失，近十余年未复发。去年夏天外出度假，日晒较多，面、耳部红斑复起，来门诊就医。现面颊部、鼻部、耳廓等部复起红斑，可见鳞屑附着及角栓形成，有痒感，自觉畏光，胃纳一般，精神尚好，二便调，舌苔薄白，脉弦。

辨证：风湿蕴阻，血热发斑。

立法：疏风祛湿，凉血消斑。

处方：秦艽 30g，乌蛇 10g，川黄连 8g，白花蛇舌草 30g，凌霄花 10g，玫瑰花 10g，生薏苡仁 15g，熟大黄 10g，黄芪 12g，赤芍、白芍各 10g，鸡冠花 10g，茵陈 10g。

上方连服 15 剂后，面、耳部红斑明显消退，后随症加减再服 10 剂，皮损已基本消退，继用"清热止痒丸""秦艽丸"巩固治疗而愈。

按语：秦艽丸应用于皮肤科临床，已取得了一定的成果，除了上述 3 个病种外，对于顽湿聚结（结节性瘙痒）、瓜藤缠（结节性红斑）、白疕（银屑病），紫癜风（扁平苔藓）及系统性红斑狼疮等多种皮肤病，亦有很好的疗效。

皮肤为患，多与风、湿、热邪密切相关。本方以疏风、除湿、清热三者融为一体，秦艽与防风配伍，内外风皆散；大黄、苦参、黄连并用，湿热之邪可除；兼有黄芪益气扶正，对于本虚标实之证，更有扶正祛邪之功。当然，具体应用时，不可拘泥原方，勿忘随症加减。在临床上可加刺蒺藜，与防风、秦艽同用，可使"三风"并散，即疏散在表之风，疏风祛湿，平肝息风；又可再加海桐皮，加强秦艽疏风除湿之效。

应用本方治疗皮肤病的过程中，多与"龙胆泻肝汤""三心汤""五花汤"合方，可治心肝火盛兼有风湿之邪的多种急性湿热型皮肤病；与"润肤丸""湿疡丸"合方使用，对于慢性肥厚性瘙痒性皮肤病亦可取得满意的疗效。

皮肤为患，最为患者所惧者，为瘙痒无度，而本方最佳之功就在于通过疏风、除湿、清热而达到止痒目的。对于皮肤病中经常出现的脾虚湿盛，湿久化燥之各种表现，本方加入健脾除湿药亦可取得佳效。

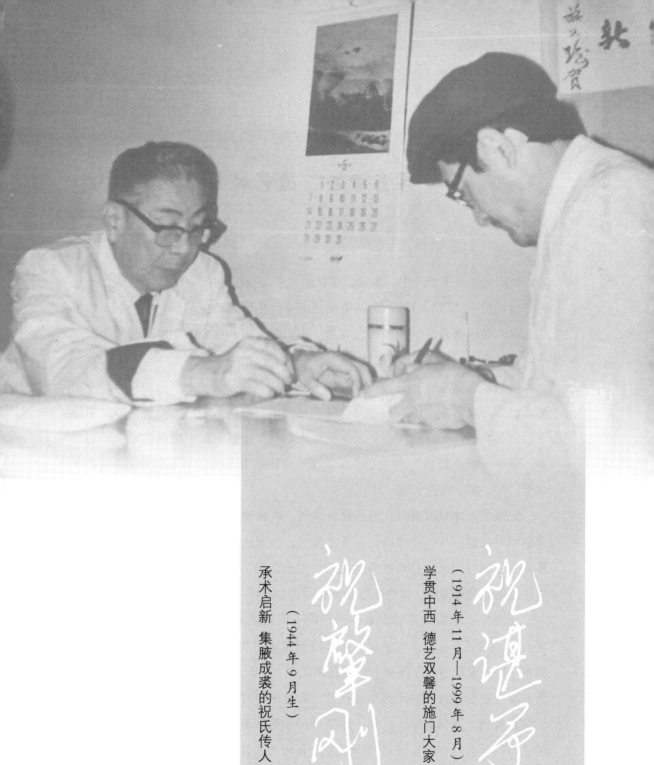

祝谌予

（1914年11月—1999年8月）

学贯中西 德艺双馨的施门大家

祝肇刚

（1944年9月生）

承术启新 集腋成裘的祝氏传人

学贯中西，德艺双馨

我的父亲祝谌予先生，名续，字慎余（意为我很谨慎），后改名为谌予（意为我很诚信），汉族，1914 年 11 月生于北京，中国共产党党员，中国农工民主党党员，我国著名的中西医结合专家、中医教育家和社会活动家，一代中医泰斗。1999 年 8 月 12 日因病去世，享年 85 岁。

祝氏家族原为京中望族。父亲 19 岁时，因其母罹患重疾，医治艰难，不幸病逝，乃矢志学医。1933 年 9 月，父亲拜师于京城四大名医之一施今墨先生门下，侍诊六载，尽得其传。父亲深受施先生革新中医、提倡中西医结合思想影响，秉承师训，于 1939 年赴日本留学深造，1943 年毕业于日本金泽医科大学医学专门部，集中西医学于一身。

父亲毕业即归国报效，怎奈战争期间，政局动荡，百业凋零。1947 年，父亲应当时交通部八区公路局长罗英之邀请，举家从北京迁赴边陲昆明，至 1956 年先后任当时四区公路局医务室主任、第三公路工程医务室主任、昆洛公路随军筑路医院院长等职，始终从事临床医疗工作。

1956 年，国务院筹建北京中医学院（现北京中医药大学），需学贯中西医之人选，周恩来总理亲自敦促有关部门调父亲回北京。家父回京后，中央卫生部在中医研究院举办全国第一届西医离职学习中医班，并任命父亲为专职教师，为我国中西医结合事业培养了一批骨干力量。1957 年 7 月，父亲出任北京中医学院教务长，后与上海、广州、成都中医学院教务长共同制定了一套前所未有的中医高等教材，为系统培养中医专业高级人才打下了基础。父亲亲临教学第一线，兼任金匮教研室主任，言传身教，深受学生的欢迎和尊敬。"文革"后期，父亲借调中国医学科学院，主持开办了 10 期西医学习中医班，继续培养中西医结合人才；1975 年调入北京协和医院，后担任中医科主任、教授、研究生导师，从事中医临床和科研工作，更加深入地探索和实践了中西医结合路径，为中医事业的发展提供了宝贵的经验。

父亲除医疗工作外，还承担着大量的社会工作，多年来，曾先后任中国医学科学院主任委员会委员，中国中西医结合研究会副理事长，中华中医学会理事，第六、七届全国政协委员，第七、八届北京市政协副主席，第七、八届中国农工民主党北京市委员会主任委员，尤其在中国农工民主党北京市委员会工作期间，本着中国共产党提出的"肝胆相照，荣辱与共"的方针，在落实知识分子政策和提高中医教育水平等方面做了大量工作，扩大了中国农工民主党的影响。父亲在党的统战工作中做到襟怀坦荡，与党同心同德，为党的统战事业做出了卓越的贡献。

父亲尽管终日无暇，但仍不惜疲劳，秉烛达旦，废寝著述，先后撰《祝选施今墨医案》《施今墨临床经验集》，在国内外医学杂志上发表论文50余篇。父亲1991年荣获国务院颁发的"有特殊贡献证书"及全国名老中医政府特殊津贴；1993年荣获中国医学科学院北京协和医院"名医"称号。

父亲投身中医事业60余年，在医疗、教学、科研诸方面均做出了突出的贡献，是一位医术精湛的中医临床家、中医教育的开拓者、中医科研的践行者。

在中医学术方面，父亲推崇仲景之学，强调辨证论治，尝云："辨证论治，是中医的特色，中医必须坚持辨证论治，并不断提高辨证论治的水平。"他临证善用经方、活用经方，已达化境；并善于博采众长，尤精东垣、薛己、景岳、张璐之学，倡言脾、肾论治，有"培土兼治四脏"之说和"证情纷繁，治疗棘手，唯有培补脾肾一途"之论。

父亲在中西医结合方面，继承其恩师施今墨的学术思想，提倡中西医结合，并为之奋斗一生。父亲为施今墨先生首徒，总结出"施氏药对"，深得施老赏识，后又将跟师病例总结及心得整理出版《祝选施今墨医案》，开"西医辨病、中医辨证"之先河。父亲此后留学日本，攻读西医，对中西两大医学，融会贯通。

父亲主张辨证与辨病相结合，尝谓："中西各有所长，亦各有所短，尽管形成的理论体系、诊断方法和病名不同，但可以通过辨证与辨病相结合之途径统一于病人身上，只有相互佐证和补充，才能提高疗效。"这种思想，无论是在临床诊疗上，还是在教学使用的教材上，在课堂上，在科研设计、实施中，以及著书立说时，皆一以贯之，矢志不移。他治学态度严谨，实事求是，思想开明，师古而不泥古，崇经而不拘经，学术上敢于创新，善于在继承中求发展、促发展。他曾说："对待中医遗产，应有批判、有分析地继承，不能循规蹈矩，古人怎么说我们就怎么用，古人没有说我们就不敢用，思想束缚于本本中，中医学术岂不很难继续发展？"因而，父亲能于教学工作中、临床实践中，推陈致新，成绩斐然。

父亲在临床上擅长中医内科和妇科，尤对糖尿病、脾胃病及妇人经、带、不孕等论治颇富经验，甚有建树。如对糖尿病之论治，在继承施师经验的基础上进行了新的探索，首创糖尿病中医辨证分型，治疗上开创了应用活血化瘀法治疗糖尿病之先河，现已得到国内同行之公认和证实。又若妇科病，他侧重益气养血和培补脾肾，总结了一套治疗妇科的有效方药，如艾附四物汤治痛经、芩连四物汤加味治围绝经期综合征、种子金丹治不孕症等。临床组方用药方面，他在总结继承施师药对的基础上，通过自己的临床实践又不断总结新的用药经验，增加药对数十个，同时开创了以现代药理学结合中医理法方药理论组方的尝试，如降糖对药方、清肝降酶汤等。因其临床疗效卓著，救治了不少疑难怪病，活人无数，故医名远播，享誉寰宇。

在教学上，父亲强调理论联系实践，重视临床实践。在其任北京中医学院教务长期间，他提出中医学院的学生要早临床、多临床，并要求讲授基础理论课之教师也要具有带学生临床见习和实习的能力，讲授教学内容必须符合临床实际需要。他拥护毛泽东主席"中医也要学习生理、解剖、病理"的指示，在办学中认真执行。他多次指出："我们的目的是培养既能掌握中医理论，又具有一定西医学知识的中医人才。中医学院学生除了要学习中医专业课程之外，西医理论也一定要学。"这一办学指导思想和办学理念至今仍在发挥着积极作用。父亲提倡和支持西医学习中医，多年以来，先后培养了十数期西医学习中医人才。今天无论是在中医队伍中，还是在中西医结合工作者中，不乏师出于祝氏者，不少人已成为当代治疗、教学、科研战线上之主力和栋梁，堪称桃李满天下，硕果尽人知。

父亲医德高尚，为医一世，一心为患者服务。他秉承周总理"来者不拒"之教诲，利用业余时间设"家庭义诊"数十年，就诊者有国家干部、知识分子、工人、农民、军人，一律分文不取，无数次拒绝了病人的礼品、礼金；还经常到工厂、部队、矿区、农村参加各种形式的义诊，就连出差途中、会议间隙，甚至晚年病榻前，只要有人求诊，他都"来者不拒"，将毕生之精力奉献给祖国的医学事业，奉献给人民。

父亲是用平凡成就了伟大，用群众的口碑铸就了丰碑。

杏林薪传，不忘初心

我叫祝肇刚，男，生于 1944 年 9 月，北京市人，中国农工民主党党员，现任北京中医药大学中医临床特聘专家，北京施今墨医药学术研究中心副秘书长，施今墨名家研究室、祝谌予名家研究室特聘专家顾问，北京杏园金方国医医院副院长。

我出身中医世家，为施今墨先生之外孙、祝谌予教授之长子，幼承庭训、学自家传。自幼在家父祝谌予指导下系统研读经典，并随父侍诊多年，亲历诸多疑难病症的诊治过程，耳濡目染，尽得父亲真传。我在学术上精于气血辨证，主张"衷中参西"，力求辨证准确，用药精当；临床上博采众长，不断革新，行医 50 年，积累了丰富经验；并重视人的体质因素，精于舌诊、脉诊及耳诊等传统诊法，擅长儿科、妇科、脾胃病、糖尿病、癌症等诸多病症的诊治。为了燕京医学流派的传承和发展，我建立了施门祝氏医学传承体系，不但在首都中医界引起了广泛重视，而且在临床实践中培养出一批优秀的传承学生，其中不乏三甲医院青年骨干。我努力将自身经验在施门祝氏医学传承体系中毫无保留地进行传授，探索性地进行中医药现代化研究。

施门祝氏医学传承体系源于外祖父施今墨，发展于家父祝谌予，我在传承学术思想和理论体系中，不仅自身博采众长、不辍学习，且把自己所学、所知毫无保留地传授给弟子，使得学术师承体系益发成熟、完善，培养祝勇、庞博等多名施门祝氏传人，均成为三甲医院青年骨干。20 年中，我带教学生 170 余名，其中不乏各院校中医专业的硕士、博士生，以及来自美国、韩国等国家和台湾地区的中医学者。

我还积极参与各项社会活动，1983 年担任"中国农工民主党北京市委员会朝阳支部副主任委员"，曾连任四届区政协委员会委员，并任第五、六届区政协委员会常务委员。

我在科研教学方面亦有颇多建树，曾协助收集、整理施今墨医案，为父亲祝谌予先生整理《芩连四物汤加味治疗妇女更年期综合征》等多篇论著，刊登于权威医学杂志。1988 年，论文《对颈、肩、腰、背及四肢关节疼痛的中医辨证治疗》和《对颈、肩、腰、背及四肢关节疼痛的耳诊辨治》被评为全国骨伤科学学术研讨会优秀论文；1993 年担任《中国少儿百科全书》"祖国医学"部分撰稿人；2008 ～ 2012 年间先后整理撰写出版了《中华中医昆仑·祝谌予卷》《祝谌予（跟名师学临床系列丛书）》《名老中医传略·学术·传人丛书·祝谌予》《杏园金方名医经验丛书·祝谌予临证用方选粹》《〈金匮要略〉心传——祝谌予课徒实践录》《杏园金方名医验案》《祝谌予临床经验辑要》等书。我始终以推动医药卫生事业发展为己任，不但接受《人民日报》《法制晚报》等多家媒体的专访，受邀前往珠海市委宣传部主办的《健康大讲堂》开展讲座，北京电视台科教频道《养生堂》、中央电视台《宝贝一家亲》等社会媒体也纷纷邀请我作为特邀专家，向大众传播正确、科学的中医药知识，受惠群众数以百万计，为中医学的传播和发展贡献了自己的力量。

医路深耕，辨证心悟

一、践行中西医结合

在 50 年的临床诊疗中，我始终坚持践行外祖父施今墨先生中西医融会贯通的主张及父亲祝谌予先生中西医结合的思想，中西医理论体系虽有不同，但在立足中医整体观念和辨证论治的基础上，可借鉴西医现代仪器诊断和检查结果，扩大中医望诊范围、辨证依据，同时为判定中医疗效提供客观指标。在诊疗中注重"望闻问切查"五诊合参，将中医四诊方法结合西医检查手段，通过中西医结合参同互证、辨病辨证相融合，既可提供定位、定性的信息，又可提供定量依据。

二、重视气血辨证

施门祝氏临床中注重气血辨证，认为气血是构成人体和维持人体生命活动的基本元素。气血辨证是家父于 1962 年向我外公提出的建议，施今墨先生同意，会同八纲辨证统称为"十纲辨证"。我在临床中应用脏腑辨证与八纲辨证互参，视气血为统领，辨气血之虚盈，追本求源，疗效颇佳。

三、承袭家学，博采众长，师古而不泥古

我继承家学，同时有所发展，在儿科、耳诊等领域创出有自己鲜明特色的学术思想和经验，为中医药学术传承做出贡献。

1. 开创"耳型诊病"体系

我根据张颖清的生物全息论，结合自己的临床观察，开创了"祝氏耳型诊病"体系，为中医临床增加了更多的诊疗依据。

2. 开创祝氏儿科

我于中医儿科疾病治疗方面颇有心得，开创了颇具特色的祝氏儿科。我认为儿童具有"稚阴未充、稚阳未长"的体质特点，其发育过程中神经系统及脏器发育并不完善。也正是如此，儿童才具有旺盛的生机和良好的自愈能力。所以，祝氏儿科临床用药仿效桂枝汤理论，注意保护、调节儿童的"阴""阳"，使儿童的生长发育顺应自然，平衡发展。用药力求口味以甘、酸为主，被患儿家长誉为"儿童中药可乐"。

3. 糖尿病治疗创新发展

"降糖对药"为施今墨学派治疗糖尿病之常用方，初始对药为"苍术配玄参、黄芪配山药"。家父根据糖尿病患者多有血瘀症状，而增加对药"葛根配丹参"。我经过多年临床实践认识到，糖尿病患者多有阴虚内热，故提出创新对药"枸杞子配乌梅"，取酸甘化阴之意，丰富了施氏降糖对药，使其应用更加广泛。

4. 践行扶正祛邪、带病延年的治癌理念

当前治疗癌症的手段，常用的是放疗、化疗。我赞同如果有合适的手术指征，可以通过手术将已变异的较大的癌瘤切除，使其不能分泌毒素，危害机体。如果有合适的放疗、化疗指征，在少伤正气的原则下，适当的放疗、化疗是可以的。因为手术、放疗、化疗后，有一段时间是癌症与人体正气相对平衡的阶段，也就是带癌生存阶段。这时经过中医治疗，用中药扶植正气，给细胞创造一个顺畅的、平静的、和谐的生存环境，使患者逐步向好，带病延年。而临床实践也说明了这一点。如果一味地用放疗、化疗消除癌瘤，把人体正气损伤到不可恢复的底线（再生线），不能维持正常生理，此时癌瘤仍然不能完全消除，人体正气再也不能恢复，前途就悲观了。这里要说明的是，掌握手术指征及放化疗的分寸是关键。

我主张选用中药扶正是调摄气血，使之通畅，而不是一味补养。根据研究报道，癌细胞吸收营养的能力是正常细胞的 40 倍，有的患者在癌症后期服用补

汤、补养药品，反而使癌瘤迅速增长。

承术启新，集腋成裘

一、传承与发挥祝氏儿科经验

儿科史称"哑科"，因儿童不善语言表达，而病情又常变化急骤，即使现代医学诊治起来也难度颇高。我继承施门祝氏学术传承特点，重视中西医结合、辨证论治，在小儿中医生理"稚阴稚阳"理论及"纯阳之体"理论的基础上，溯源于《伤寒杂病论》，多采用桂枝汤类方，内从脾胃、外从解肌方面进行调理，多有良效。同时与现代儿童解剖、病理生理特点相结合，"先天"方面关注婴幼儿是否足月分娩、顺产或剖宫产、出生体重等情况进行判断；"后天"方面从母乳喂养、饮食偏好等情况，结合中医"五行理论"进行判断并辨证论治，制订治疗方案。

我对于多种儿童常见病、多发病及疑难病均有比较独到的见解和很好的疗效。儿童常见病包括呼吸系统疾病，尤其以感染类疾病比较多见，如感冒、肺炎、手足口病等；非感染类多见过敏性疾病如支气管哮喘、过敏性鼻炎、慢性咳嗽等。儿童消化系统疾病亦不少见，如幼儿吐乳、消化不良、腹泻/便秘等病，虽系小疾，但常常迁延难愈或反复发作。还有小儿多动症等，都会造成家长紧张焦虑心理。对于一些儿科相对少见病，如淋巴瘤等，我也有比较独到的见解和诊疗思路，运用巧妙，疗效甚佳。

1. 固护脾胃为先，调护为主

我认为小儿生理，中医学虽有"稚阴稚阳"及"纯阳之体"之说，但应与时俱进，理论创新尤为紧迫。当今社会发展一日千里，物质丰富，更是今非昔比，故应根据小儿"稚阴稚阳"生长特点，顺其自然发展，不可过于干预。因现今家庭喂养常常营养过于丰富，故用药不应过于滋补，以免碍胃，滋生内热，反而影响身体生长。也有观点认为小儿"纯阳之体"，最易内热，加之喂养过度，主张清内热，但清热需用冰凉苦寒之品，也易伐伤脾胃，不利于小儿生长。因此，我主张平时勿多干扰小儿发育，即使患病，也不应用药过于寒凉，应时时固护脾胃为要。

调护"后天之本",我主张法宗仲景,以桂枝汤类方为主。家父祝谌予体会桂枝汤实为健脾胃、和营卫的"强壮剂"。调和营卫根于健脾和胃,因为胃主卫、脾主营,从《伤寒论》原文来看,第7、8、9、10诸条都有脾胃症状。外邪侵袭人体受病,主要在于内因。《素问·刺法论(遗篇)》说:"正气存内,邪不可干。"《素问·评热病论》说:"邪之所凑,其气必虚。"这些都说明正气不足以抗御外邪而致病。正气即指脾胃之气,人体虽赖先天之肾气资生,但需后天脾胃之气来滋养。从药物功用来看,桂枝有解肌温经通络作用。药理研究表明,桂枝含有桂皮油,能促进唾液和胃液的分泌,帮助消化。《本草纲目》载白芍有"安脾胃,收胃气,理中气,治脾虚中满"的作用。药理研究表明,白芍能抑制胃液分泌。桂枝伍白芍能调节胃液分泌(前者促进,后者抑制)。《本草纲目》载甘草用于"温中下气,烦满短气……暖正气,养阴血,补脾胃"。药理研究表明,甘草有解痉和抑制胃酸分泌作用。生姜温中散寒,健胃止呕,助桂枝以行卫气。大枣调补脾胃,益气生津,助白芍以和营。桂枝汤中五味药,无一不是对脾胃起作用。再从桂枝汤变化出的方剂来看,如小建中汤、黄芪建中汤等也都是温中健脾的方剂。因此,家父祝谌予认为桂枝汤之和营卫源于健脾胃,是扶正强壮剂。

我继承并发扬此学术观点,常将桂枝汤类方通过适当减少药物剂量,用于治疗小儿各种外感疾病初起或恢复期,以及脾胃不和等消化系统疾病。在外感疾病治疗中,常用桂枝汤顾护脾胃,并用"三根汤"(芦根、白茅根、葛根)相配合,清凉甘淡、祛内热、监制桂枝汤较温热之性。

"三根汤"亦为家父祝谌予首创,理论学自我的外祖父施今墨先生。施今墨先生认为外感病常因饮食不节、起居失常所致内热郁积,再外感风寒,为内有热而表有寒,内外不协调所致,首创"清解比例法"治疗外感病,根据解表药与清里热药物比例分为"四解六清""七解三清"等法治疗。家父祝谌予根据施今墨先生喜用芦根清气分热,白茅根清血分热的用药经验,选用二药清里热,葛根为"药食同源"之品,能解能清,最善温腠理、解肌发表,且能止泻,防止芦根、白茅根性凉所致缓泻,用于外感病初起,发热不甚的初始治疗,常能应手而愈。用此方治疗小儿外感病,配合桂枝汤类方,解肌发表不伤正,疗效满意。且"桂枝汤"及"三根汤"味道甘甜,对脾胃无刺激,临床实践表明小儿对其普遍依从性强,更有利于治疗。

【验案举隅】

高某,女,5岁,节气立春。2017年2月9日初诊。

主诉：发热伴咳嗽 3 天。

现病史：患者 5 天前受凉后出现流清涕 1 天，后旋即发热，体温最高时达 37.8℃，咽略痛，咳嗽，有痰不易咯出，予"健儿清解液"效果不佳而求诊。现症见发热，咽轻痛，咳嗽，咯痰不易出，眠不安伴盗汗，不思饮食，面少华，大便可，手心热汗。查咽后壁略充血，可见滤泡；扁桃体无肿大。咽拭子甲流核酸弱阳性。舌尖边红、有齿痕，舌中裂纹，苔白黏，舌下瘀。脉左浮弦滑，右浮弦。既往腺样体肥大。出生体重 2.5kg；顺产；母乳 2 年。

辨证：风寒袭表，内有郁热。

治法：解表清热。

处方：桂枝 5g，白芍 5g，甘草 5g，玄参 10g，芦根 30g，白茅根 15g，葛根 10g。5 剂，水煎服。

4 日后电话随访，患儿家长代述，服药后两天体温降至 37℃ 以下，归于正常，3 天则咳嗽减半。嘱其继续服完汤药疗程，如无明显不适，可不复诊。

按语：感冒虽为小恙，如处理不当，则变证蜂起，如 SARS 可为佐证。此病诊断较为明确，为甲型流感，只不过较为轻微而已。我未受西医诊断所干扰，未常规予"金银花、连翘"等辛凉之品，而是从患儿的体质及起病原因入手，以桂枝汤调补营卫，三根汤清热散邪，玄参清热解毒不伤正，一诊而愈。

2. 继承家学治过敏

随着社会的发展，儿童过敏性疾病越来越为家长及医生所重视，尤其呼吸系统的过敏性疾病首当其冲。我继承外祖父施今墨治疗该类疾病的"对药"经验，并结合家父祝谌予所扩展"过敏煎"经验，运用于小儿过敏性鼻炎、支气管哮喘等疾病的治疗，疗效显著。

我对外公家存治疗过敏性鼻炎病案中的药物筛选后发现，其习用"荆芥、防风"及"甘草、蝉蜕"对药治疗过敏性鼻炎，经医案记载，缓解"打喷嚏、流鼻涕"症状效果明显，但停药后容易反复。而父亲的"过敏煎"学自上海某杂志发表的经验方，在临床治疗上颇多体会，尤其是结合"五行 - 五味"理论，用于嗜酸性粒细胞增高，并且喜酸食的患者尤为有效。我将家族经验结合起来，用于儿童过敏性鼻炎的治疗，常能覆杯而愈。

【验案举隅】

韩某，女，10 岁。2016 年 9 月 16 日初诊。

主诉：季节性发作多涕嚏 5 年，加重 1 天。

现病史：患者近 5 年来无明显诱因出现多涕嚏的鼻部症状，每年秋季发作，自服脱敏药可缓解，仍反复发作。近两年脱敏药效果逐渐减弱，于外院检查，吸入性过敏原为艾蒿、尘螨，诊断为过敏性鼻炎，今求诊于此。现症见夜间无明显诱因骤发鼻痒、喷嚏伴鼻塞、清涕，自汗，无明显咳嗽，无发热，口干，失眠多梦，便秘。查鼻黏膜肿胀。舌尖红，舌中裂，舌下瘀，右脉沉细滑，左脉浮弦滑。喜酸甜饮食。否认其他病史。初生体重5斤9两，混合乳喂养。

西医诊断：过敏性鼻炎。

中医诊断：鼻鼽。

辨证：风邪上犯，内热阴伤。

治法：疏风通窍，养阴清热。

处方：荆芥穗10g，蝉蜕5g，生地20g，生甘草10g，北防风10g，黄芩10g，乌梅5g，银柴胡5g，炒枳壳10g。7剂，水煎服。

嘱更换枕芯。

复诊：9月23日。喷嚏、流清涕等鼻部症状较前明显减轻，夜间症状明显好转，夜能安睡，大便通畅。上方去银柴胡，再服7剂。

电话随诊，诸症缓解。

按语： 过敏性鼻炎在西医学以Ⅰ型变态反应为主，后发现多通道参与其中。中医学以风邪为主要病邪，故治疗以祛风为主，如"消风散"之类。家父祝谌予学贯中西，根据上海某医院经验方，以银柴胡、防风、乌梅、甘草、五味子为主要药物，对于多种过敏症均有一定疗效。其长孙祝勇研究酸味觉和过敏煎关系时发现，酸敏感离子通道（ASIC）是酸味觉重要的味觉受体之一，树突细胞通过ASIC间接激活过敏性疾病重要的效应细胞之———嗜酸性粒细胞（Eos），而过敏煎通过抑制酸敏感离子通道，从而起到治疗过敏类疾病的作用。

该病例诊断明确，我根据家承经验，将外公施今墨"对药"及家父祝谌予所传"过敏煎"运用于儿童过敏性鼻炎的治疗，加生地及枳壳有助通便，加黄芩清内热及加强抗过敏作用。其经验有传承、有发展，可为后学之范。

二、糖尿病

糖尿病（DM）是一种全球高发的慢性病。由于生活方式的改变，本病的患病率持续增加，中国和印度等国家的患病率高达10%。糖尿病本身是一种代谢性疾病，其显著的特点是血糖水平升高，长期三大营养物质（糖类、脂肪、蛋白质）代谢紊乱可导致多个系统损害，诸如眼底病变、肾脏病变、神经病变，以及心血管功能失调是其较多见的并发症，它们的存在很大程度上增加了该类患者的死亡风险，而微血管病变是其基本病理改变。患有糖尿病的人群中，有90%为2型糖尿病，主要和遗传易感性、肥胖与较少的有氧运动相关。2型糖尿病的临床特征是血糖调控失衡，主要与胰岛B细胞功能下降和胰岛素抵抗有关。脂肪肝、血脂异常及慢性炎症为2型糖尿病发病的主要机理。

糖尿病的病因和发病机制尚未完全阐明。糖尿病不是单一疾病，而是复合病因引起的综合征，是包括遗传及环境因素在内的多种因素共同作用的结果。胰岛素由胰岛B细胞合成和分泌，经血循环到达体内各组织器官的靶细胞，与特异受体结合并引发细胞内物质代谢效应，整个过程中任何一个环节发生异常均可导致糖尿病。

中医学对糖尿病已有认识，属"消渴"的范畴，早在公元前2世纪，《内经》已有论述。近年来随着对糖尿病的研究不断深入，中医对糖尿病治疗的优势逐渐体现出来，如中医药在治疗糖尿病上主要以治疗糖尿病神经、血管病变的并发症为主，不仅仅以降糖为主要治疗靶点。

我继承家父祝谌予所创的中医治疗糖尿病的益气养阴、活血化瘀的理念及经验，并根据自己的经验及查阅文献，对家父的"降糖对药方"进行发展，在治疗糖尿病上主要以治疗并发症为主，降糖为辅；处方上博采众方，以益气养阴为主，喜用生黄芪、女贞子；注意活血化瘀。我认为活血化瘀可以有效改善血管病变及神经病变。我不囿于家学，而是学习百家之长，化为己用。

【验案举隅】

案1 王某，女，33岁，工人。1991年9月21日初诊。患者因多饮、多尿、体重减轻确诊为胰岛素依赖型糖尿病6年，又因反复发生酮症酸中毒而注射胰岛素治疗，但病情仍不稳定。近查空腹血糖20mmol/L，尿糖（+++）～（++++）。现"三多"症状明显，视物模糊，乏力腿软，大便干结、两三日一解，月经量少、色黑、10天方净。舌红，苔薄白，脉细弦。现每日用胰岛素总量48U。

辨证：气阴两伤兼燥热内盛，瘀血阻络。

治法：益气养阴，清热润燥，活血化瘀。

处方：降糖对药方加味。生黄芪30g，大生地30g，苍术15g，玄参30g，葛根15g，丹参30g，川断15g，菟丝子10g，枸杞子10g，杭菊花10g，谷精草10g，黄芩10g，黄连5g，黄柏10g，知母10g，天花粉20g。每日1剂，水煎服。

服药48剂，"三多"症状减轻，体力增加，空腹血糖为17.8mmol/L，月经仍量少，改用降糖活血方加味治疗。

处方：当归10g，川芎10g，赤芍15g，益母草30g，广木香10g，生黄芪30g，大生地30g，苍术15g，玄参30g，丹参30g，葛根15g，菊花10g，谷精草10g，决明子30g。

再服两个月，"三多"症状消失，大便较畅，胰岛素用量减至每日40单位，空腹血糖9.7mmol/L。以后治疗过程中血糖基本波动于11.1mmol/L左右，未发生过酮症酸中毒，病情稳定。

按语：本案病程延及六载，虽用胰岛素治疗而血糖仍未控制，"三消"症状俱现，病情顽固。从病机而言，属气阴两伤与燥热瘀血互为因果，阴亏则燥热炽盛，气虚则血流瘀滞，燥热不除，更伤其阴，瘀血不化，反阻气机。从治疗而论，初诊时因燥热伤阴现象突出，诸如多饮、多食、多尿、大便干结等，故而在益气养阴基础之上投以黄芩、黄连、黄柏、知母、天花粉等一派苦寒之品清热坚阴。俟"三消"症状控制，燥热得除，则易以在益气养阴基础之上活血化瘀为主。本案的治疗先后缓急，层次分明，不但血糖明显下降，胰岛素用量亦相应减少，由此可以体会祝氏运用降糖对药方和降糖活血方时，灵活变通的娴熟技巧。

案2 金某，女，67岁。2013年2月7日初诊。发病节气立春。

主诉：口干、乏力20年，加重半年余。

病史：患者20年前无明显诱因出现口干、乏力，于当地医院诊断为2型糖尿病，予格华止0.5g，每日3次口服降糖，控制不佳，加用诺和龙1片，每日3次口服控制血糖，因饮食控制不佳，血糖控制不稳定，后加用诺和瑞20U皮下注射，每晚1次，并控制饮食，体重明显下降，但血糖（空腹）约在14mmol/L，糖化血红蛋白13mmol/L。现症见口干，乏力，尿频，视物模糊，手足麻木，纳眠可，大便日行。舌淡暗，苔薄白，脉弦滑。查空腹血糖14mmol/L，糖化血红蛋白13mmol/L。左侧乳腺癌术后（2008年），术后行放化疗；高脂血症10年。对海鲜过敏。

中医诊断：消渴。

西医诊断：糖尿病。

辨证：气阴两虚。

治法：益气养阴。

处方：生黄芪30g，女贞子10g，鸡血藤30g，生地、熟地各30g，玄参30g，麦冬10g，五味子6g，天花粉25g，半夏10g，浙贝母30g，枸杞子10g，黄连 20g，干姜 3g，苍术 10g，山药 15g，桃仁 10g，红花 10g，乌梅 10g，炙龟板 20g。20 剂，水煎服，日 1 剂。

复诊：2 月 26 日。口干、乏力症状好转，视物模糊及手足麻较前好转，空腹血糖降至 9.8mmol/L，糖化血红蛋白 9.5mmol/L，继服上方并改丸药剂量配水丸。

按语：糖尿病是血中胰岛素相对或绝对不足导致血糖升高，出现糖尿，进而引起脂肪和蛋白质代谢紊乱，临床上出现多尿、烦渴多饮、多食、消瘦等表现，重者可发生酮症酸中毒等危重症，并发症主要为血管及神经方面的损害。该患者中医辨证为气阴两虚，并有血瘀现象，故用生黄芪、龟板、女贞子等益气养阴补肾，用山药、苍术补脾，并博采众长，采用家父祝谌予降糖对药"苍术、玄参"，"枸杞子、乌梅"为本人的临床经验，取酸甘化阴，有利于血糖降低。

三、中西结合治疗淋巴瘤

恶性淋巴瘤（ML）是原发于淋巴结或结外淋巴组织和器官的免疫细胞肿瘤。其病死率在发达国家全部恶性肿瘤排第 7 位，在发展中国家为第 9 位，发病率在所有恶性血液病中居首位。ML 约占全人群恶性肿瘤的 3%，中位发病年龄为 51～60 岁，发病率随年龄增长有持续上升的趋势，是严重威胁人类生命健康的恶性疾病。

西医学认为，本病是一种起源于淋巴造血组织的实体瘤，是原发于淋巴结或结外部位淋巴组织和器官的免疫细胞肿瘤，可发生于身体的任何部位，淋巴结、扁桃体、脾和骨髓最易累及，按细胞来源可分为 B 细胞、T 细胞和自然杀伤细胞（NK）。按病理和临床特点，本病大致分为霍奇金淋巴瘤（HL）和非霍奇金淋巴瘤（NHL）两大类。

淋巴瘤可归属于中医学"瘰疬""石疽""恶核""失荣""痰核""阴疽"等范畴，常由脏腑虚损、毒陷阴分所致。早在《灵枢·寒热》就对其有论述："寒热瘰疬在于颈腋者……此结鼠瘘寒热之毒气也，留于脉而不去者也。"《灵枢·痈疽》云："其痈坚而不溃者，为马刀侠瘿，急治之。"《灵枢·经脉》云："缺盆中肿痛，腋下肿，马刀侠瘿。""恶核"病名出自《肘后备急方》，并指出恶核的治疗宜内服五香连翘饮。在病机方面，《灵枢·百病始生》指出："湿气不行，凝血蕴里而不散，津液涩渗，著而不去，而积皆成矣。"隋代巢元方的《诸病源候论》中即有"石痈者，亦是寒气客于肌肉，折于血气，结聚而成"的记载。元代朱丹溪论述"痰夹瘀血，遂成窠囊"。清代邹岳《外科真诠》亦曰："石疽……乃肝经郁结，气血凝滞而成。"《医宗必读》认为"积之成者，正气不足而后邪气踞之"。虽然这些医家分别论述了湿、痰、毒、瘀、虚等因素在恶性淋巴瘤发病中的作用，但其核心环节是"正虚"导致"正气不足而后邪气踞之"。对于淋巴瘤预后，中医认为迁延难愈。《外科证治全生集·治法》提出："大者，名恶核；小者，名痰核。与石疽初起相同。然其寒凝甚结，毒根最深，却不易溃。"《外科证治全生集》认为恶核可以归为阴疽范畴，并指出恶核的预后为"毒根深固，消之难速"。

目前，淋巴瘤临床上通常使用化疗，一般能取得较好的疗效，但随之而来的毒副作用不可忽视，且仍有一定比例的复发或产生耐药。在缓解淋巴瘤患者临床症状及毒副反应方面，中医辨证论治具有良好的疗效。

我认为淋巴瘤虽属中医学"阴疽"范畴，但目前治疗上仍以西医化疗及激素治疗为主。因目前中医学术界对淋巴瘤的证型诊断尚不统一。恶性淋巴瘤不同于其他具体部位的肿瘤，长期以来缺乏固定并有章可循的辨证和治疗模式。对本病不主张纯中医治疗，应该中西医结合治疗，效果更好。在治疗初期、中期，中医作为辅助治疗方式及减轻西药副作用方面效果明显。在病情稳定后，由于西医抗癌药物造成患者"气血大伤"，中医方面以"扶正"为主。扶正方面我喜用"生黄芪"为主的"补中益气汤""归芪建中汤"等"补气"类方药为主，辅以"活血化瘀"和"温化痰核""软坚散结"等法。

【验案举隅】

孙某，女，50岁。2010年1月29日初诊。

主诉：淋巴癌化疗后诸症不适。

病史：患者于2006年在北京肿瘤医院诊断为非霍奇金淋巴瘤，左肾原发，双腹股沟靶状淋巴结结节。现症见入睡难，多梦，睁眼头汗出，上热下寒，手凉，项不适，夜尿二三次，受凉则泻，后重，乏力，时心慌、腿抽筋；淋巴结结节同前。舌偏红暗、有齿痕，舌面川字沟，舌下瘀，唇红暗，脉左沉细滑，右沉细滑。查尿酸偏高，中度脂肪肝。患者24年前得乙肝。对海鲜过敏。于2007年5月化疗开始月经无。

辨证分析：患者非霍奇金淋巴瘤行化疗治疗，因化疗引起身体津液大伤，损伤正气，致气阴两虚，表现为乏力、后重、受凉则泻、夜尿二三次、时心慌等，又因年届五十，天癸将竭，属肝肾亏虚，气血不足，故选用补中益气汤补中益气、升阳举陷，四物汤补血和血，玉屏风散益气固表，生脉散益气养阴，龙骨、牡蛎镇惊安神、平肝潜阳、收敛固涩。

处方：补中益气汤＋四物汤＋生脉散加味。生黄芪 30g，党参 10g，白术 15g，陈皮 10g，北柴胡 10g，升麻 10g，当归 10g，甘草 6g，煅龙骨、煅牡蛎各 30g，熟地 20g，麦冬 10g，川芎 10g，五味子 10g，白芍 20g，防风 10g，白茅根 30g。7 剂，水煎服。

复诊：2010 年 6 月 20 日。其间复诊 3 次，守方加减，已自行停化疗药物。现自觉身有力，出汗则头皮痒；矢气多，便时溏、日 2 次，夜尿 1 次，每年夏季身起痒疹，今年轻，脚湿气，多梦，关节疼，难蹲，膝凉，下楼时腿疼，昨夜疼，时口苦，每日饮水 2000mL，纳可。舌偏红暗，舌边瘀斑浅、边浅痕，舌下瘀，唇红偏暗，左脉沉弦涩，右脉沉弦涩；手心凉。2010 年 5 月 15 日于北京肿瘤医院查 CT 示左肾周围结节较前缩小，原约 16mm×10mm，现约 11mm×10mm，其内钙化较前明显；左侧腰大肌旁及左侧腹壁肌肉内结节仅见小片影，右侧腹壁皮下小结节影同前相仿。

处方：生黄芪 30g，桂枝 10g，白芍 20g，当归 10g，煅龙骨、煅牡蛎各 30g，甘草 6g，知母 10g，黄柏 10g，地骨皮 10g，牡丹皮 10g，酸枣仁 15g，远志 10g，龙眼肉 10g，茯苓 20g，木香 10g，白术 15g。28 剂，水煎服。

按语： 淋巴瘤是对患者危害很大的一种疾病，年龄跨度大，小儿、年轻人、老年人均可发病，且病因不详，如不积极治疗，预后不良。本案患者诊断明确，为非霍奇金淋巴瘤，经过西药化疗后效果明显，此后自行停化疗药物治疗，坚持中医治疗。大概 3 个多月的中医治疗，患者肿瘤较前缩小。我治疗淋巴瘤从人的整体出发，补气和血、养血，注重扶助人体正气，采用扶正祛邪的治疗大法。我认为，治疗各种癌症，不能盯住肿瘤不放，也不能大量使用抗肿瘤中药，而应从扶助正气入手，从最简单的生活起居着手，养足正气，顺势祛邪。

四、祝氏耳诊

（一）研究背景

耳诊即耳廓诊断，又称耳穴诊断。传统耳诊是通过观察耳廓的位置、长短、薄厚、形态、色泽及某些阳性反应物（如凸起、凹陷、斑点、脱屑、充血、色素沉着）的变化来预测寿夭、诊断疾病、判别预后，为临床整体辨证提供佐助，是中医望诊的内容之一。掌握耳诊有助于临床诊断，在治疗时既可以独立治疗，也可以辅助药物治疗。

"祝氏耳诊"是我多年深入细致地研究耳部诊断、治疗的结晶，也是多年临床经验的总结。受佛像的耳廓形态特点的启发，参合近现代对于耳诊的认识，我独创了一整套根据"耳型诊病"的诊察体系，切合临床实用，通过耳型、耳色、耳质进行诊断。

耳诊在我国具有悠久的历史，约在公元前 3 世纪、《内经》成书之前，古代医家就在实践中不断积累着对耳、耳与经络、耳与机体联系的认识。早在 2000 多年前中医就已经发现了耳廓与人体的内在联系。1973 年在湖南长沙马王堆三号汉墓出土的《足臂十一脉灸经》《阴阳十一脉灸经》中就出现了有关"耳脉"的记载。这可以说是现存医籍中有关耳部经络及耳与上臂、颊、咽喉、眼等周围组织相联系的经络的最早记载，为耳诊基础的奠定做了必要的理论准备。

《内经》在"耳脉"的基础上发展出手少阳三焦经，进而对耳与经脉、经别、经筋、脏腑的关系进行了更为全面和详尽的记述，首次提出了耳穴诊治的原理，为耳诊的发展奠定了基础。《内经》中有多处应用耳穴诊治疾病的记载，如《灵枢·邪气脏腑病形》"十二经脉，三百六十五络，其血气皆上于面而走空窍，其精阳之气上走于目而为睛，其别气走于耳而为听"。在《内经》中，耳的生理、病理可以与人的整个机体有机地结合起来。《灵枢·师传》就有"肾者主为外，使之远听，视耳好恶，以知其性"的记载。关于望耳诊病，《灵枢·阴阳二十五人》载有"手少阳之上，血气盛则眉美以长，耳色美；血气皆少，则耳焦恶色"。这是根据耳的色泽和恶美来判断气血的盛衰。《灵枢·本脏》载"高耳者肾高，耳后陷者肾下。耳坚者肾坚，耳薄不坚者肾脆。耳好前居牙车者肾端正，耳偏高者肾偏倾也"。这些论述说明，我们的祖先早已掌握了一定的耳诊知识，来判断内脏（主要指肾）的情况。而应用耳穴治疗疾病亦早在《灵枢·五邪》中就有记载："邪在肝，则两胁中痛……取耳间青脉，以去其掣。"

继《内经》之后，历代在耳廓的运用方面亦颇多论述。经过漫长的历史沿革，人们对耳诊的认识也不断地提高和深化。《厘正按摩要术》将耳背分五部，配合五色、测温及对耳背静脉的观察，对痘疹（天花）进行辨治，如"耳上属心，凡出痘时宜色红而热。若色黑寸白而冷，其筋纹如梅花品字样从皮上出者，皆逆也……"

到了明清时代，关于耳诊的记载更多。例如，明代针灸名家杨继洲在其所著的《针灸大成》中就记载了采用耳尖穴治疗眼生翳膜。清代林之翰编著的《四诊抉微》中就有"察耳部"的专题。而清代汪宏所著《望诊遵经》中，关于耳诊的内容更是随处可见，在"诊耳望法提纲"一章中就记有"耳形""当以厚而大者为形盛，薄而小者为形亏。肿而起者邪气实，消减者正气虚。润泽者则吉，枯槁者则凶。合之于色，便可辨其寒热虚实焉。他如下消则耳轮焦干，肠痛则耳轮甲错"。他对某些疾病的发展和预后也通过耳诊来观察，如"耳后红筋痘必轻，紫筋起处重沉沉，兼青带黑尤难治，十个难求三五生"。可见耳诊已开始进入临床观察阶段。

新中国成立后，中医学宝库得到了充分的发掘、发展和推广。耳针疗法在基础理论、临床运用及实验研究等方面也得到了长足的发展。1956 年，山东莱西某医院发表了用耳针治疗急性扁桃体炎的文章，说明耳针当时在基层已经得到使用和认可。1958 年 12 月，叶肖麟在《上海医药杂志》上摘译介绍了法国医学博士罗杰（P·Nogier）提出的 42 个耳穴点和形如胚胎的倒影的耳穴图。这是中国在耳针学发展史上的一个新的里程碑，对我国医务工作者启发颇大，推动了耳针疗法在我国的普及和发展。10 年间，全国的刊物和学术会议发表了四五百篇相关论文。较有影响力的耳针著作有山西襄汾医院科研室的《耳针疗法》、上海耳针协作小组的《耳针疗法选篇》、上海市第一人民医院编著的《耳针的应用》等。1960 年，北京《科学小报》发表了许作霖使用的 15 个耳针刺激点，其中有天癸、神、气、精、肝阳等根据中医理论命名的耳穴，在当时和后来都产生了较大的影响。

20 世纪 60 ～ 80 年代，耳针疗法得到了普遍的推广和运用，耳穴的数量在验证、筛选罗杰耳穴的基础上得到了大量的发掘、完善与充实。至 20 世纪 70 年代末，耳穴数目已近 300 个。这说明我国对于耳针的研究正在向着纵深的方向发展。这一时期出版的著作更加丰富，其中有中国科学院动物研究所的《耳针疗法》、南京部队某部耳针编写小组的《耳针》等，其中 1975 年云南管遵信编著的《耳针学讲义》（该书共计 262 页，20 余万字，插图 11 幅），共介绍了 19 种耳穴疗法，并首次提出了"耳针学"的概念。河南洛阳的李家琪创立了耳穴压豆疗法，开创了耳穴疗法的一个新路向——非创伤性的耳穴疗法。这就是耳穴贴压疗的雏形。但由于人们对耳穴作用的认识各异，且其作用机制尚未完全形成定论，对耳穴的命名和概念缺乏统一标准，在一定程度上造成了耳穴命名的混乱，出现了一穴多名、一名多穴，或命名艰涩繁冗的现象，给国内、国际的学术交流与研讨带来了一定的困难。1982 年 12 月，"中国针灸学会全国耳针协作小组"在哈尔滨成立，并受世界卫生组织西太区办事处的委托，归纳总结了近几十年来国内外耳穴的研究成果，去粗取精、广泛征求各方面的意见，选取了临床常用的、疗效好的、不能被其他穴位所代替的耳穴。1984 年，第一届全国耳针、头针学术会议在云南召开。这个时期出版的著作有陈筑荪、许瑞征、丁育德的《耳针研究》，王忠、管遵信的《耳针》，尉迟静的《简明耳针学》，王浩照的《实用耳针》等，名家辈出，著作大量涌现。同时，耳针协会和耳针函授学校先后出现，使耳针无论在学术水平和技术水平上都大大提高，反映了耳穴疗法已成为大众欢迎的一种保健和治病的方法。1987年，中国针灸学会全国耳针协作小组制定并公布了"耳穴标准化方案"，共收载90个耳穴，初步统一了相当数量的耳穴名称和定位，并于同年6月在韩国汉城（现首尔）举行了"国际穴名标准化"工作会议，基本通过了该方案。至此，耳穴经历了一个由少到多、进而由博返约的发展过程。我国的医务工作者通过借鉴外国学者的学术成果，结合中医基础理论，实现了针灸学历史上一次伟大的前进，为国际耳穴交流扫清了障碍，为耳穴诊治的发展提供了广阔的空间。该方案作为第一个耳穴国际标准化方案载入史册，标志着我国耳针的研究居于世界领先地位。

1993年，耳穴的国家标准颁布。这是耳针学发展的一个重要里程碑。根据过去二十年间发表的耳针文章统计分析，应用耳针治疗疾病遍及内、外、妇、儿、五官、皮肤等各科，在某些疾病的治疗领域内，所取得的疗效比用中药或西药更好、更便捷。

（二）"祝氏耳诊"特色及经验心得

在临床实践中，我逐渐摸索出一些视诊经验，诸如耳轮与对耳轮之间的耳舟，从耳尖一直到耳垂为低血压耳型，多见于血压偏低者，一旦血压增高也多见于低压高；耳轮与对耳轮体几乎平行，为肾型耳，容易患肾病和伤及腰部，说明肾及腰部为身体的薄弱环节；对耳轮体弯曲近90°且高于耳轮，为胃型耳，说明脾胃是薄弱环节，易患胃病；耳廓圆润说明气血充足，耳廓干瘪说明气血虚衰；耳轮干瘪如刀刃，多见于伤及阴血，如消耗性疾病、长期熬夜、失眠、结核病，甚至患有癌症；耳垂向后弯曲为肝型耳，多易患脂肪肝；耳廓红热多见于发热，有时也见于高血压。耳廓薄、干，表示先天禀赋不足；在耳廓的不同部位出现的各种阳性反应物（如凸起、丘疹、凹陷、斑点、瘢痕、结节、脱屑、充血、血管、色素沉着），也提示各种疾病的信息。如当见到三角窝充血、对耳轮上脚有血管凸起，提示盆腔充血；耳尖部耳舟充血、有脱屑，提示过敏体质；耳垂边缘红胀，提示咽部病变；等等。

下面就一些比较典型的耳型及耳廓局部特殊体征配以图片进行介绍，希望同道共同加以实践和再验证。需要说明的是，任何症状和体征总会因为个体差异而有所区别，故要辩证地认识任何诊断依据，不可盲目照搬，生搬硬套，在诊疗中一定要全面审查、综合分析、辨证论治。在中医观察、辨证时，存在

"宏观的准确"，概率在70%左右，不可机械地认定。

1.阳性体征

（1）耳垂9区红肿：耳垂9区（包括耳垂6区下缘、8区上缘）红肿，多提示咽喉不适，如咽干、咽痛等。

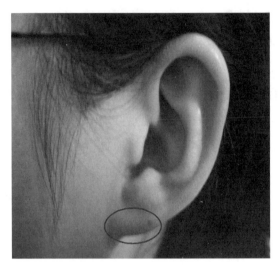

耳垂9区红肿示意图

（2）耳垂斜行凸起：位于耳垂3区，可延及对耳屏3区，与水平线约呈50°角，常提示牙齿不适，可有刷牙出血等症状，常见于牙龈炎、牙周炎。

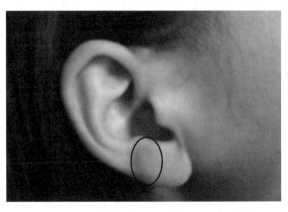

耳垂斜行突起示意图

（3）对耳轮阳性体征：从对耳轮1～13区，出现局部红（或与周围颜色不同）、肿、硬、凸起、血管，依次标示着足跟到颈椎整条轴线相对应部位的疼痛或不适。

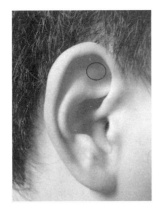
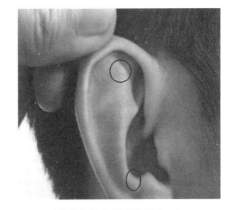

对耳轮阳性体征示意图（一）　　　　　对耳轮阳性体征示意图（二）

（4）三角窝充血：盆腔部位有明显血管充盈，可延伸到对耳轮9区或5区，提示女子月经将至或适至；若出现在其他时期，则提示可能有盆腔炎症，可有小腹坠、痛等症状。三角窝充血亦可见于腹泻。

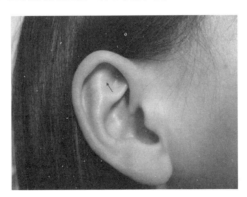

三角窝充血示意图

（5）心区光反射增强：即耳甲15区（可迁延至14区）明显变亮，多提示心脏功能不佳，可有心慌、胸闷等症状。

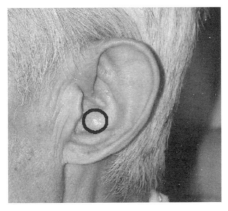

心区光反射增强示意图

祝谌予　祝肇刚

（6）耳垂圆形凸起：在耳垂2区外上侧有一圆形鼓包（中央凹陷）或丘形凸起，多提示病人胆囊不适，可有口苦、胆区隐痛等症状，可见于胆结石、胆囊炎或胆囊切除者。

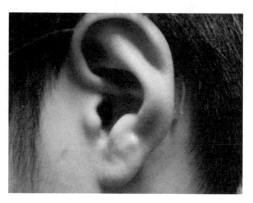

耳垂圆形凸起示意图

2. 阴性体征

（1）冠状沟：出现在耳垂部的一斜行凹沟，从耳垂1区斜向下走形至耳垂5区，与水平线约呈45°角，多提示心脏供血不良，可有心慌、胸闷等症状，常见于肺心病、冠心病等。

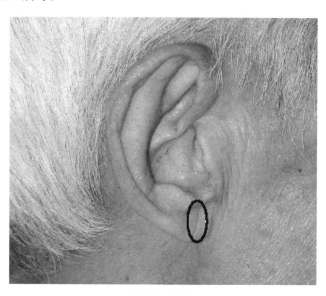

冠状沟示意图

（2）过敏区：耳周1、2区（有时可延及到3区）明显暗淡，多提示有过敏体征。

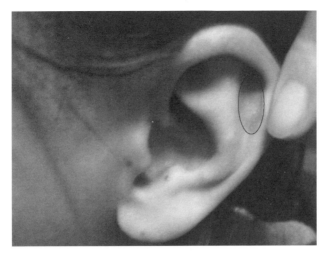

过敏区示意图

（3）耳轮干瘪：耳轮外侧上半缘干瘪晦暗，多提示病后伤阴或有瘀血阻滞（肌肤甲错）。

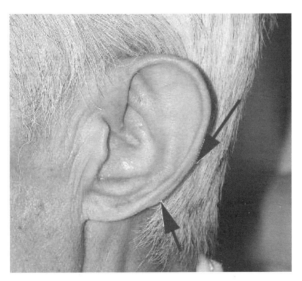

耳轮干瘪示意图

（4）耳屏前侧褶皱：耳屏前沟靠面部侧多条纵行褶皱，常提示耳背（老年人多见）。

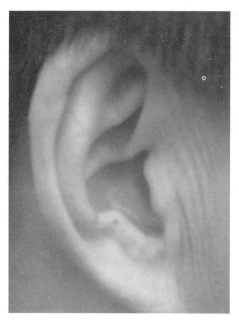

耳屏前侧褶皱示意图

3. 耳型

（1）低血压耳型：耳轮与对耳轮之间的耳舟，从耳尖一直到耳垂呈现凹沟，为低血压耳型，常提示此人血压偏低，可见头晕等症状；一旦血压增高，也多见于低压高。

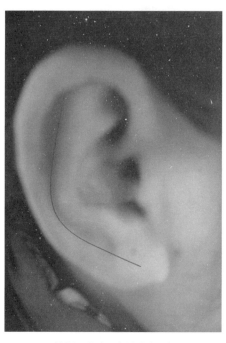
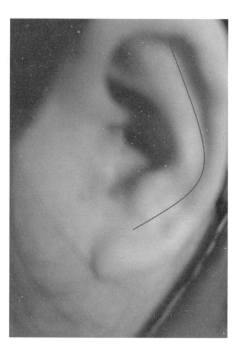

低血压耳型示意图（右耳）　　　　　　　低血压耳型示意图（左耳）

（2）肾形耳：耳轮与对耳轮体基本平行，为肾型耳特征，多提示腰部和肾是该人的薄弱环节，可有腰痛、腰酸等症状，易患腰部疾患或肾病，劳动、运动时注意保护腰部。

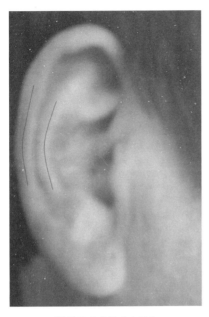
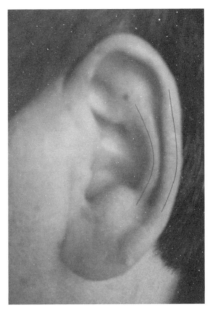

肾型耳示意图（右耳）　　　　　　　　肾型耳示意图（左耳）

（3）胃形耳：对耳轮体高出耳轮，而且有折曲，是胃型耳特点，多提示脾胃为该人的薄弱环节，易患胃部疾患，可有纳呆、泛酸等症状，注意饮食节制，避免伤及脾胃。

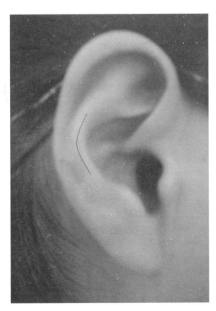
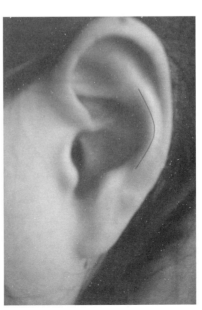

胃型耳示意图（右耳）　　　　　　　　胃型耳示意图（左耳）

（4）肺型耳：耳舟上部，尤其是耳周1～3区明显宽大且较平坦，是肺型耳特点，多提示肺为该人的薄弱环节，易患呼吸系统疾病，可有咳嗽、咳痰、气短等症状，平时注意保护呼吸道。

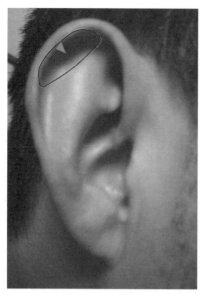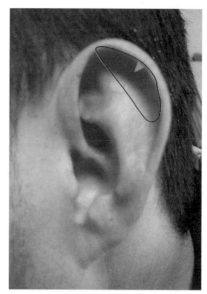

肺型耳示意图（右耳）　　　　　　　　　肺型耳示意图（左耳）

（5）肝型耳：耳垂向后弯曲，而且较为肥厚，是肝型耳特点，多提示肝为该人的薄弱环节，易患肝部疾患，如脂肪肝、肝炎等，可有胁胀、肝区隐痛、厌油腻等症状。

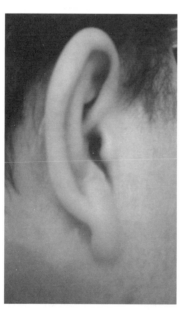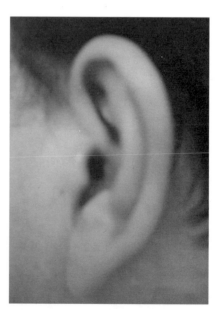

肝型耳示意图（右耳）　　　　　　　　　肝型耳示意图（左耳）

【病例举例】

案1 患者，男，57岁。

望诊、触诊分析

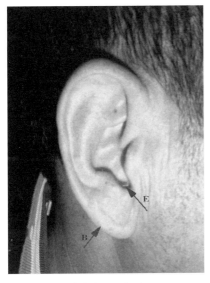

患者右耳示意图　　　　　　　　　患者左耳示意图

（1）耳型：①肾型：提示腰、肾为薄弱环节，可能有腰酸、腰痛。②宽、较长：提示先天禀赋足、寿命较长。

（2）耳质：①硬：提示钙质沉着较好，筋骨强健。②厚：提示体质禀赋较好。③油：内分泌失调，提示湿重。

（3）耳色：淡暗，提示血运较差。

（4）阳性体征：①心区较亮（如箭头A所示部位）：提示可能有心慌等症状。②咽喉区域略鼓起（如箭头B所示部位）：提示咽喉不适，时咳嗽。③腰部膨隆（如箭头C所示部位）：提示腰部不适、腰酸腰痛。

（5）阴性体征：左耳冠状沟明显（如箭头D所示部位），提示心脏供血不好，可能有心慌、胸闷等症状。

（6）其他：右耳内分泌区脱屑（如箭头E所示部位），提示内分泌失调。

经问诊核实：该患者吸烟40年，晨咳嗽、咽喉不利，无心慌、胸闷，曾患心肌梗死、心律不齐、腰椎间盘突出（外伤后），嗜饮酒，有肝掌、蜘蛛痣。

案2 患者，男，20岁。

主诉：反酸3年。

望诊、触诊分析

祝谌予　祝肇刚

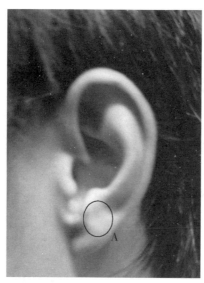
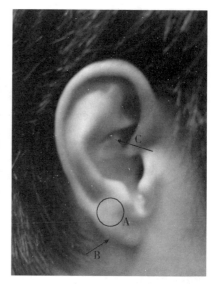

患者左耳示意图　　　　　　　　患者右耳示意图

（1）耳型：①胃型：提示脾、胃为薄弱环节，可能有胃部不适。②低血压耳型：提示平素血压偏低，易有头晕等症状，若患高血压，很可能舒张压偏高。③较短小：提示先天禀赋偏弱，身体状况偏差。

（2）耳质：①硬：提示钙质沉着良好，筋骨较强健。②薄厚适中：提示体质禀赋尚可。

（3）耳色：红润，提示血供良好。

（4）阳性体征：①耳垂上部斜行突起（如 A 所圈示部位）：提示牙齿不好，掉过恒牙或刷牙出血等。②耳垂 6 区、9 区边缘红肿（如箭头 B 所示部位）：提示咽喉不利、咽干咽痛等。③右耳胰腺、十二指肠部位暗色血管（如箭头 C 所示部位）：提示消化系统功能薄弱，可能伴有腹痛等症。

经问诊核实：该患者经西医检查有胃溃疡，平素反酸、烧心，过饥过饱常腹痛、恶心。血压 100/60mmHg，无头晕，记忆力差，咽干，晨起咽喉不利，牙齿无不适，刷牙时常出血。

案 3 患者，女，82 岁。

主诉：腰背酸痛 3 个月。

望诊、触诊分析

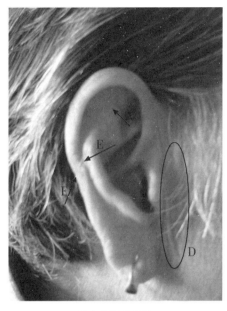
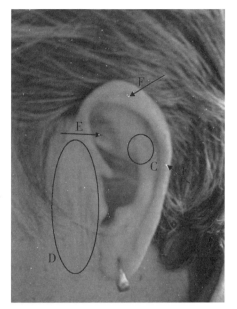

患者右耳示意图   患者左耳示意图

（1）耳型：①胃型：提示脾、胃为薄弱环节，可能有胃部不适。②较长、大小中等：提示先天禀赋较足，寿命较长。

（2）耳质：①软：提示钙质沉着不足、筋骨较弱。②较厚：提示体质禀赋较好。

（3）耳色：白润，提示血供较好。

（4）阳性体征：①右耳对耳轮上脚血管充盈（如箭头A所示部位）：提示膝、腿不适。②右耳耳舟肩区红肿（如箭头B所示部位）：提示肩部相对薄弱，肩部不适。

（5）阴性体征：①左耳对耳轮9区偏暗，且有一暗斑（如C所圈示部位）：提示腰部外伤史或腰部不适。②耳屏前侧褶皱（如D所圈示部位）：提示耳背。③耳轮干瘪（如箭头F所示部位）：提示有伤阴征象，多见于消耗性疾病、长期睡眠不佳。

（6）其他：左耳三角窝偏亮且相对较油腻（如箭头E所示部位），提示盆腔疾患或小腹隐痛。

经问诊核实：该患者平素劳累则腰背、膝腿酸痛，左肩周炎，有中风史，动则心慌，双耳听力下降（右耳明显），无明显胃部不适，早年消化不良（60岁后逐渐改善）。曾行乳腺良性肿瘤、无名指末端血管瘤、子宫多发性肌瘤切除术，现腰部仍有一脂肪瘤。

案4 患者，男，22岁。

主诉：脱发半年。

望诊、触诊分析

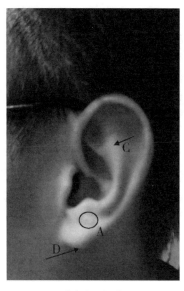

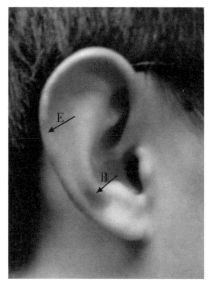

患者左耳示意图　　　　　　　　患者右耳示意图

（1）耳型：①肺型（右耳典型）：提示肺为薄弱环节，可能有咳嗽、气短等症。②胃型（左耳典型）：提示脾、胃为薄弱环节，可能有胃部不适。③低血压耳型：提示平素血压偏低，易有头晕等症状，若患高血压，很可能舒张压偏高。④长短、大小适中：提示先天禀赋尚可。

（2）耳质：①软：提示钙质沉着不良，筋骨较弱。②薄厚适中：提示体质禀赋尚可。

（3）耳色：红润，提示血供良好。

（4）阳性体征：①左耳垂长圆形突起（如箭头A所示部位）：提示胆囊功能不好，常伴见口苦等症。②对耳轮颈椎区暗，触诊有结节伴压痛（如箭头B所示部位）：常见项紧等症，多见于长期伏案工作者。③对耳轮脚部暗色血管（如箭头C所示部位）：提示腿部疼痛。④左耳耳垂6区边缘略突出（如箭头D所示部位）：常提示咽喉不利。

（5）阴性体征：右侧耳轮干瘪（如箭头E所示部位）：提示有伤阴征象，可能长期睡眠不佳。

经问诊核实：该患者平素容易干咳，时头晕，血压120/60mmHg，胃部无不适，幼年消化不良。晨起口苦，颈部酸痛，3个月前左侧大腿外伤，咽喉无不适，痰多。

　　父亲和我，在燕京医学方面既有传承，又有发扬，在中医内科多系统均有所建树，尤其在糖尿病领域，以及儿科、耳诊等领域有自己鲜明的学术思想和经验，为中医药学术传承做出了贡献。

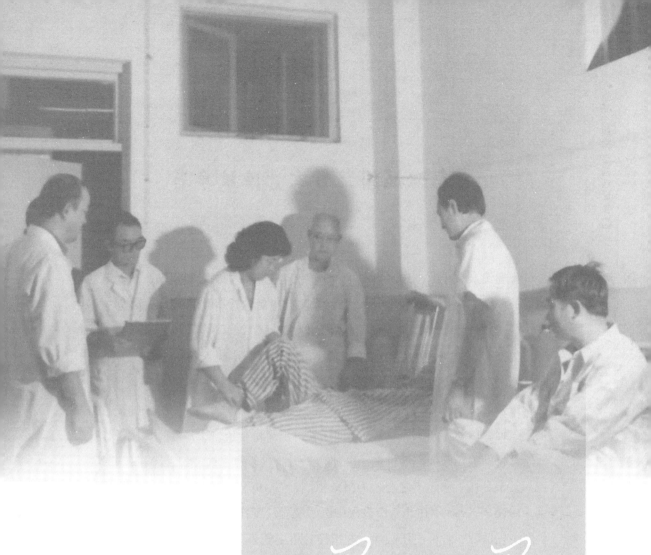

马在山

（1921 年 7 月—2012 年 4 月）

赤心报国 专攻骨蚀效卓著

马秀英

（1950 年 1 月生）

女承父业 医德医术双提高

赤心报国，专攻骨蚀效卓著

　　我的父亲马在山，1921 年 7 月 13 日出生于五代中医骨科世家，自幼耳濡目染爷爷马云和应用中药及外治疗法，为广大患者治疗骨伤科疾病，故立志于中医学，1937 年起，专门随父研习医经及骨伤科。

　　父亲于 1945 ～ 1948 年前往朝鲜，就读于朝鲜中央医科大学汉医专业，其间拜朝鲜汉医中央医院院长、著名中医尹圭范为师。1949 ～ 1958 年 4 月，父亲在朝鲜咸北道游仙郡医院骨科工作，先后任骨科医师、骨科主治医师、骨科副主任医师，1958 年 5 月～ 1965 年前往朝鲜清津市华侨铁工厂职工医院工作，先后任骨科副主任医师、骨科主任医师，并担任业务副院长。

　　父亲身怀一颗赤子之心，为报效祖国，在 1965 年底，冲破重重阻力回到北京，1970 ～ 1988 年在北京市鼓楼中医医院骨科工作，先后任骨科主治医师、骨科副主任医师、骨科主任医师，并担任骨科主任。

　　1978 年，父亲开始研究中医中药治疗股骨头缺血性坏死。股骨头缺血性坏死的发病率日渐增高，只用西医的手术治疗是不完全的，寻求该病的中医中药治疗的有效途径与措施，在当时不仅有医学科研意义，而且对提高人民健康素质、减轻社会负担、减少致残率，具有现实意义。

　　股骨头缺血性坏死属于中医学"骨蚀"范畴，已经有近千年的文献记载。为了继承祖先的经验，总结出一套行之有效的中医中药治疗本病的方法，父亲认为需要对患者进行临床观察，总结疗效，这就需要有足够数量的住院治疗患者。父亲的想法得到了任职医院的无条件支持，在时任院长的大力帮助下，联系了当时的北京市红十字新华医院、中国煤矿工人骨病研究所、京郊北戴河骨病医院等，开展治疗股骨头缺血性坏死的临床研究。该研究运用西医对股骨头缺血性坏死的影像学诊断技术，利用现代医学的检测手段，治疗以中医整体治疗与局部治疗相结合辨证施治、内外兼顾，对激素性、创伤性、酒精中毒等各种原因所致的股骨头缺血性坏死患者进行诊断、治疗和疗效分析，不断总结经验。从 1984 年初到 1988 年，总收治住院患者 3016 例，门诊患者近 20000 例，并对取得的丰富而完整的资料进行计算机统计学处理。由此对本病的临床表现、分型、分类、早期诊断、辨证施治、病程演变与转归、预防等方面的规律性有了一定的掌握，并取得了良好的治疗效果。

1988 年，父亲的论文《马氏秘方骨丸治疗股骨头缺血性坏死的临床研究》荣获北京市中医管理局科技成果一等奖；1989 年该论文又荣获北京市科学技术进步奖二等奖。1990 年，父亲被原人事部、卫生部及国家中医药管理局遴选为全国师带徒老中医药专家，为培养中医骨伤专业人才做出了贡献。1994 年，父亲出版专著《马氏中医治疗股骨头坏死》。该书图文并茂，是一部关于中医治疗股骨头坏死方面的医学专著，荣获了北京市科技图书一等奖。1997 年，父亲被聘请为北京市传统推拿治疗研究会常务副会长。父亲的一生都在为中医骨伤事业而奋斗，为了能让马氏骨伤传承下去，共收徒 6 人，分别是马素英、马韶杰、李春生、王凤仪、朱蜀云、杨康。

女承父业，医德医术双提高

我叫马素英，1950 年 1 月 1 日出生，是家里的长女，从懂事的时候起，就知道父亲从事的是给人治病的工作，从小耳濡目染。父亲在家休息时，经常见到亲朋好友、街坊邻里，因跌打扭伤到家里医治，有的用手法、有的用针灸、有的用中草药外用，都能很好地解决大家的痛苦。如果有四肢骨折的患者，父亲除了用小夹板固定外，还叮嘱他们买点同仁堂的回生第一丹服用，骨头就能慢慢地长好了。这些画面，在我幼小的心灵里留下了深刻的印象，逐渐产生了长大了一定要当医生的想法，想和父亲一样为病人解除痛苦。随着年龄的增长，我开始学着父亲的样子，用脚蹬药碾子帮父亲粉碎草药，贵重一点的药就用药罐和药臼粉碎成面。每当这时候，我都会受到父亲的夸奖，心里美滋滋的。记得有一次，全家去郊外爬山，淘气的我和弟弟满山地跑来跑去，裤子上沾满了带着毛刺、两头尖尖的小草果实，父亲看见了帮我和弟弟取下，告诉我们这是苍耳子，是一种草药，能治疗风湿。直到现在这一幕幕仍让我记忆犹新。等到我上中学的时候，赶上"文革"，学校停课，我和弟弟便在家跟着父亲上课。父亲除了帮我们补习文化知识，还教授我和弟弟针灸、推拿，从认穴到手法，我和弟弟因为手小就相互练习，而父亲就在一旁慈祥地看着我们，有错的地方及时纠正，给我们打下了非常扎实的基本功，直到现在都受益匪浅。

1969年3月，我参加工作，到北京第二毛纺厂当工人。偶然的机会，单位领导得知我父亲是医生，我懂得一点医学知识，就送我到北京卫生学校医士班学习。学习两年后，我于1975年6月毕业，回到单位职工医院成为一名职业医生。我于1980年晋升为医师，1982年被派到昌平县中医进修班学习10个月，回来后便去中医科工作。在中医科工作一段时间后，父亲找我谈话，语重心长地对我说："你现在已经加入中医的队伍中，正式地从事中医药工作，要懂得中医学的博大精深，传承至今已有几千年的历史。成为一名中医，除了精湛的医术，更重要的是要有医德，我们的国家历史上有位药王叫孙思邈，写了一篇《大医精诚》，里面的话你要熟记于心。今后在临床上，会遇到各种各样的患者，对待他们，你要做到不管贵贱贫富、老幼美丑，是交往密切的，还是一般的朋友，是汉族，还是少数民族，是愚笨的人，还是聪明的人，一律同样看待。现在的中医同样在医疗中占有举足轻重的地位，其长处是谁也不能替代的。中西医各有所长，比如在诊断上离不开西医的科学性，你要多学习、多思考，不断进步，为发扬光大中医药事业做出应有的贡献，让中医学永远延续下去。今后需要你调到鼓楼中医医院来协助我工作，因为你是女孩子，心细，又可以常常在我身边，替我观察股骨头坏死患者的病情变化，便于总结临床经验。你愿意的话就想办法调动工作到我们医院。"我马上高兴地回答："愿意！"因为父亲经常对我说，如果能用中医中药治疗股骨头坏死，免除患者尤其是青壮年患者过早做手术，过早置换股骨头，甚至换全髋关节。能解除患者疾病痛苦、心理压力，是我们努力的方向，但并不是所有患者都可以不手术而用中医治疗的，必须手术的就不要勉强，一定要向病患解释清楚原因。这些都是医生的本分，是我们应该做的。

1984年春，我开始跟随父亲学习，被派往当时的北京红十字新华医院，参加中医中药治疗股骨头缺血性坏死的临床研究工作。研究工作要求股骨头缺血性坏死住院患者，必须治疗观察3个月才能出院，出院后，要求3个月复查一次，或者半年复查一次，随时观察患者的病情变化，以便调整治疗方案。父亲每周大查房一次，治疗上除了以服用中药为主，还配合中药药浴、下肢功能锻炼、理疗、针灸等综合治疗。这需要每天详细记录，填好表格，每周总结一次，每三个月复查一次X线片。总的来说，本病的治疗是根据病因病机、病理转复，以及血瘀贯穿于始终、久病肾虚的特点，以改善股骨头局部供血为目的，据此制定"活血化瘀、补肾生骨"的治则，疏通血脉，祛瘀通滞，畅达气血，改变血液"浓、黏、凝、聚",同时补肾填精强骨,以利新骨再生,并分清先后缓急,标本虚实,辨证施治。在三期辨证用药上,分别采用活血、行血、养血为主。早期病程较短,属实证,抓住气滞血瘀这一中心环节,以活血化瘀、行气通络为原则,以活血化瘀为主,破血行气的力量较大,辅以补肾强骨。中期病程较长,正气逐渐亏虚,正邪交争,血瘀未去,肾气渐虚,虚实夹杂,则以活血行气与补肾强骨平行,攻补兼施。晚期病程较长,正气亏损,多虚,表现为气血两虚。此期应以补虚扶正为原则,以益气养血、补肾强骨为主。研究工作进行1年后,当时的交通部北戴河疗养院与父亲联系,询问是否可以在疗养院建立实验点,也采取中医中药治疗股骨头缺血性坏死,帮助观察总结;后来又有当时的北戴河煤炭疗养院加入了该项目的治疗观察总结工作。

1987年底,我们觉得治疗效果不错,可以邀请专业的放射科专家进行鉴定,这样更能得到业界的认可。于是,我们带上一部分患者治疗前后的X线片,来到北京积水潭医院,请放射科王云钊教授鉴定。王教授看了一半的片子就说,中医治疗股骨头缺血性坏死能达到这样效果,非常不错。看完全部X线片后,王教授热情地说:以后把患者的片子拿到医院来,我来帮你们鉴定。我们觉得能得到放射科王云钊教授的认可,既兴奋又高兴,几年的工作能得到权威专家的肯定是不容易的,这更加坚定了我们的信心,决定加倍努力把项目完成好。

1987年,我晋升成为中医骨伤科主治医师,1988年参与的论文《马氏秘方骨丸治疗股骨头缺血性坏死的临床研究》荣获北京市中医管理局科技成果一等奖,1989年荣获北京市科学技术进步奖二等奖。1990年10月,我被原人事部、卫生部及国家中医药管理局确定为马在山老中医药专家学术经验继承人。1994年,我参与编写了著作《马氏中医治疗股骨头坏死》。我的论文《中医中药治疗红斑狼疮引起股骨头无菌性坏死53例的体会》,获得1992年全国中医药继承工作有奖征文三等奖,《马氏骨片治疗股骨头缺血性坏死2100例临床研究》在1992年11月参加由中国中西医结合学会骨伤科专业委员会、原中国中医研究院骨伤科研究所、《中国骨伤》杂志编辑部主办的"全国股骨头无菌性坏死学术研讨会",并在大会上交流。1993年9月,我的论文《马老治疗骨坏死的三期用药规律的研究》,经专家评审,被中国中医药学会承办的全国名老中医学术经验与成果临床运用与研究学术交流会录用,并在大会上交流。我还先后在《中国骨伤》《中国医药学报》《北京中医》等杂志上发表论文13篇。

2000年,我获得原北京市东城区卫生局委员会年度优秀共产党员称号,2002年获得原北京市卫生局、内蒙古自治区卫生厅"北京—内蒙古卫生对口支援与技术协作先进个人"，2004年获得北京市总工会"经济技术创新标兵"，2018年被聘为北京市鼓楼中医医院京城名医馆专家，2017年被评为东城区知名中医专家，并于2018成立马素英北京市基层老中医传承工作室，集教、学、研于一体，密切结合临床，成为马氏中医骨科学术传承的平台。名老中医工作室制度化、规模化开展，为马氏中医骨科学术的传承、中医骨伤人才的培养、中医科研成果的转化，发挥越来越重要的作用。我的传承人现有3人，分别是房硕、赵岳、蔡栋斌。

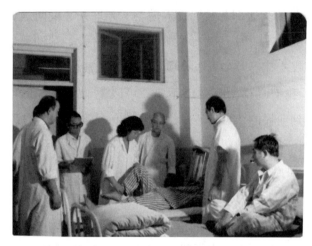

◎　马在山带领马素英等医生查房

天人合一，辨病与辨证相结合

马在山为五代骨伤科世医传人，有丰富的治疗骨伤科病经验，对股骨头坏死的治疗更具独到之处。其依据中医学"整体观""天人合一"等理论，将解剖学的形态与机能、局部与整体统一起来，认为每一块骨骼、每一个关节局部病变的发生、发展都与整体及各个脏腑机能的盛衰有着密切的关系；局部与整体、机体与环境气候互相影响，互相作用。

马氏中医骨科还吸取了现代科学的检查、诊断方法，充实了股骨头坏死辨病与辨证的依据，以便更确切地做出诊断与分期、分型。形成辨病与辨证相结合、内治与外治、休息与功能锻炼、患者主动与医生配合的综合治疗方法。

一、病因病机

1. 暴力所伤

由于外界暴力、创伤造成组织结构缺如或中断，轻者皮肉受损，重者筋断骨折、关节脱位，使气血骤然瘀滞，尤其是股骨颈骨折后，股骨头局部血液供给受阻，从而发生股骨头坏死。

2. 六淫邪毒

风寒湿邪所伤，主要是感受寒邪，阳气受伤，气血失于鼓动而气滞血瘀，筋脉失于温煦，或邪毒所侵，红肿热痛，破溃不愈，疼痛挛缩，屈伸不利，久之则发生股骨头坏死。

3. 先后天禀赋不足

先天之本在于肾，肾主骨生髓，先天胎禀不足，肝肾亏损，股骨头骨骼发育不良，易于坏死，或髋臼发育不良，股骨头先天脱位，均可导致股骨头坏死。后天之本在于脾，脾胃运化失调，水谷精微无以温养机体，肾精得不到后天之精的不断充养，先后天禀赋不足，互相影响，遇有诱因则易发生骨坏死。

4. 七情过度

七情太过，脏腑功能失调，情志郁结，导致气机升降出入紊乱，久之肝肾亏损。肝主筋，肾主骨，筋骨相连，是肝肾之外合，肝血充盈，筋骨得养，则关节功能正常；肝肾不足，髓海空虚，久之骨质疏松，易发本病。研究证实，长期大量使用激素可导致体内免疫功能低下，造成肾阳虚，易于诱发本病。

5. 劳伤过度

四肢百骸及关节功能活动有赖于气血的温煦濡养。气血不足，股骨头得不到充分血供，亦可造成骨质疏松，如伴有轻微的损伤，则易发生本病。

二、四诊

股骨头坏死的辨证，是通过望、闻、问、切四诊收集资料，结合放射线与实验检查结果，对疾病的发生、发展进行全面了解，做出正确的判断。X线检查对观察和了解病情具有重要的意义。中医治疗疾病必须运用八纲、脏腑、卫气营血等辨证规律，对四诊所收集到的资料进行分析，做出明确的诊断。所以，四诊是辨证的基础。

1. 望诊

望诊在四诊中占有重要的地位。股骨头坏死的重点，是望患者的局部有无畸形、肌肉有无萎缩、关节活动有无功能障碍、程度如何等。望局部可初步确定病变的部位、性质和轻重。

旋转、屈伸检查：旋转即用手握住下肢下端，做轻轻的转动动作，以观察伤处有无疼痛、活动障碍及特殊声响。屈伸即用手握住下肢临近关节处，做屈伸动作，以检测关节的功能。如通过外展、内敛，外旋、内旋及伸屈等，可观测关节活动有无障碍。旋转法常与屈伸关节手法配合使用。同时还要测量下肢的长度，了解是否有肢体缩短，并测量了解患肢是否有肌肉萎缩。

2. 问诊

《四诊抉微》说："问为审察病机之关键。"如有外伤史，应进一步询问伤后骨折或脱位损伤的类型、程度及合并症，股骨颈骨折时的部位、固定方式、时间、愈合情况。对于临床症状更要详细询问，如询问髋部骨折的起始日期，疼痛的时间、部位、性质、程度，与劳累、寒凉的关系，问其是刺痛、酸痛、钝痛、隐痛，有无麻木，疼痛是持续性或间歇性，是加重或是减轻，疼痛的范围是在扩大、缩小或是局限固定不移，有无向周围放射，各种不同动作对疼痛有何影响，与气候变化有无关系，白昼、黑夜及休息、劳累时疼痛程度有无改变等。

3. 闻诊

应根据患者特点，观察软组织、肌肉、肌腱的异常弹响声。因股骨头坏死髋关节出现的弹响，一般与感受风邪筋急有关。髋关节关节囊松弛或紧张可造成弹响，骨性关节炎时也可听到粗糙的关节摩擦声。

4. 切诊

切诊包括脉诊、摸诊等内容。骨坏死最常见的脉象有以下几种：①沉细无力脉：主要提示肾阴不足，髓减骨弱、骨骼失养等。②沉涩脉：主要提示气滞血瘀。因久病气虚，血运无力，渐致瘀血内停。③弦脉：主要提示肝郁气结。因久病致抑郁，肝失疏泄，气机郁滞。④沉迟脉：主要提示里寒病。久病肾阳不足，脾肾阳虚，不能温煦形体，出现形寒肢冷的阳虚外寒证。⑤紧脉：主要提示寒邪凝滞，寒邪与正气相搏，出现脉道紧张拘急的剧痛和宿食积滞等症。

摸诊：主要摸压痛及肿块。股骨头坏死在髋部腹股沟处及局部有深压痛，内收肌群挛缩紧张，髋部局部有叩击痛，部分有足跟叩击痛，还可出现内收肌群弹性减低，臀部肌肉萎缩，或有髋部肿胀、肌肉僵硬等。以上见症均为气滞血瘀，气虚血瘀，无力行血，使肌肉、关节失养所致。

三、辨病

辨病是根据病因，将股骨头坏死分为激素性、创伤性、慢性酒精中毒性、先天发育不良性、类风湿性等不同类型，再结合 X 线分期做出明确诊断。

早期 X 线特征：为坏死期，坏死骨组织呈相对高度增高，均匀一致，此时坏死骨仍保持原来的骨小架结构。此期如不仔细观察 X 线变化，则难以做出诊断。

中期 X 线特征：为死骨吸收期，死骨边缘发生骨质侵蚀，如果坏死范围小，X 线表现为小囊状缺损区。

晚期 X 线特征：为髋关节变形骨质增生期，由于大块坏死骨被吸收，可发生病理性骨折，大的囊状破坏区可造成关节塌陷变形，同时发生盂唇、骨唇增生。

四、辨证

根据股骨头坏死发展到某一阶段和在该阶段呈现的临床表现，进行辨证分型与诊断。

早期：病程短，正气不虚，以实证为主，多见气滞血瘀型、湿热型。

中期：病程较长，多伴有功能障碍，平素活动量减少，体质减弱，以正虚邪实、虚实相兼为主，多见气虚血瘀型、历节阳虚型。

晚期：病程长，一般要 1 ~ 2 年或数年以上，功能障碍明显，有的需扶双拐，活动困难，体质显著减弱，正气不足，肝肾气血均虚，多见肾阳虚型、气血两虚型、肝肾两虚型。

早、中、晚三期的证型规律如上所述。由于个体差异很大、禀赋又有不同，临床上可见 X 线表现虽属中期，但其人正气不虚，出现气滞血瘀证候，或其人正气虚弱，出现肝肾不足、肾阳虚等证候。在治疗中应辨病与辨证相结合，见其证用其药，对于 X 线分期与辨证不可硬套，而应灵活应变，以提高治疗效果。

治疗原则：马氏治疗股骨头缺血性坏死采用辨病与辨证结合、内治与外治并举、治疗与锻炼并重。

内治为主，马氏骨片显神威

一、内治基本方药

1. 马氏骨片（补骨片）

规格：每片 0.3g。

功效：补肾强骨，行气通络，活血解毒。

用法：成人每次 3 ～ 5g，每日 3 次，温开水送服。以饭后 2 小时服为宜。

主要成分：骨碎补、鹿角胶、血竭、石菖蒲等。

本方以骨碎补、鹿角胶为主药，骨碎补性味苦温，无毒，入肝、肾经，补肾强骨、益精髓、止伤痛，祛骨中之毒气；鹿角胶补肾益精血。二者合用，补肾益精强骨，止痛生肌续伤，强腰膝，疗骨痿，能促进新骨再生。血竭性味甘咸平，无毒，破积血，化瘀生肌，通经止痛，为和血之圣药。石菖蒲辛温无毒，芳香开窍，行气活血，通经活络，除五劳七伤，通十二经。诸药相合，共奏补肾填精、和血止痛之功，以解骨中毒气，加速新陈代谢，促使死骨的吸收和新骨的增生。

2. 2 号马氏骨片（活血生骨片）

规格：每片 0.3g。

功效：活血化瘀，行气通络。

用法：成人每次 3g，儿童酌减。每日 3 次，饭后 2 小时，黄酒 15g 送服，服药后半小时内不要饮水。

主要成分：石菖蒲、土鳖虫、百草霜、黄芪等。

石菖蒲辛温无毒，开窍豁痰，理气活血，散风祛湿，为本方主药。土鳖虫入肝经，逐瘀破积通络，治折伤、接骨续筋有奇效。百草霜味辛主散，止血散瘀，消肿化滞，可散阴凝陈聚之物。黄芪性温，补虚益气，壮筋骨，治一切气虚血虚之证。本药用黄酒为引，取其活血脉、行药力之功，加强活血止痛作用。诸药相合，共奏活血化瘀生新、行气通络、补肾强骨之功，可改善和重建股骨头血运，以利新骨形成。

3. 马氏骨丸 3 号（芪参活骨胶囊）

规格：每丸 6g。

功效：补气养血，通络除痹。

用法：每日 2 丸，日服 2～3 次。

主要成分：黄芪、何首乌、穿山甲、白芷等。

方中黄芪甘温补气，为主药。何首乌甘苦，补肝肾，益精血，强筋骨。穿山甲咸寒，入肝经，祛风通络，止痹痛，解拘挛。白芷辛温、气芬芳，散风祛湿，通窍止痛。诸药相合，共奏补气养血、通络除痹、开窍止痛之功。

4. 马氏类风关节片

规格：每片 0.3g。

功效：祛风散寒，利湿通络，活血化瘀，扶正固本。

用法：每次 3～5g，每日 3 次。

主要成分：白花蛇、独活、桃仁、防风、人参。

方中白花蛇味甘咸性温，能透骨搜风；独活味辛性温，能祛风胜湿，为通痹止痛要药。桃仁味苦甘，性平，入心、肝二经，为祛瘀血生新血之圣药。"治风先治血，血行风自灭"，防风味辛甘性温，疏风解痉，祛湿通痹。人参味甘，大补元气，益气生津。诸药相合，共奏祛风胜湿、活血通痹、益气固本之功。

二、临床分型

1. 气滞血瘀型

气滞血瘀型多见于股骨颈骨折复位不良，或骨折后 3～6 个月（虽然骨折愈合），也常见于股骨头坏死早期，或见于其他原因引起的股骨头坏死，无论是早、中、晚期，凡正气不虚，气机凝滞，瘀血阻络，以疼痛为主者均属此型。

主症：髋部胀痛或刺痛，痛处固定不移，久坐、久卧后疼痛加重，适当运动后疼痛减轻，但髋关节任何方向较大幅度的被动或主动活动均能引起疼痛，舌质略暗，脉沉涩。

证候分析：股骨颈骨折无论是有移位、无移位，或是嵌入性骨折，在 3 个月至半年之内，脏腑机能尚能维持平衡，正气未虚，但气滞血瘀，不通则痛，则临床以疼痛为主。久坐、久卧后气血运行不畅，故疼痛加重，伤处离经之血未消，故痛处固定不移，刺痛为血瘀，胀痛为气滞。适当活动后，有利于气血运行，故疼痛减轻。由于疼痛而产生功能障碍，当较大的活动时可引起疼痛。舌暗、脉沉均属气滞血瘀征象。任何原因引起的股骨头坏死，虽然病情发展到中、晚期，但若素体较好，正气不虚，临床以疼痛为主者，亦属于气滞血瘀证候。

治法：活血化瘀，行气止痛。

处方：桃红四物汤加减，配合院内制剂活血生骨片，成人每次 10 ～ 15 片，每日 3 次，黄酒送服。若以胀痛为主，加用苏梗、厚朴、枳壳、木香、香附等；若以刺痛为主，加用归尾、红花、穿山甲、酒大黄、桃仁等；若胃肠有热，加用黄连、大黄、栀子等，以泄热通便，促使气血运行。

2. 气虚血瘀型

气虚血瘀型多见于老年人股骨颈骨折后股骨头坏死，经过 1 年以上骨折愈合、未愈合，或其他原因引起的股骨头坏死中期或晚期。因正气虚，无力行血，以功能障碍和疼痛为主。

主症：老年人有时仅受较轻微的旋转外力便可引起骨折，髋关节胀痛、刺痛均不剧烈，或只感觉轻微疼痛；主要为功能障碍，严重者任何方向活动都不自如，甚至卧床或扶拐行走，有时伴轻度肌肉萎缩，面色无华，少气懒言，舌质暗红，苔薄白。

证候分析：老年创伤性股骨颈骨折与青壮年不同，因老年人肝肾不足，骨质常有疏松，气血不足，痛感比青壮年低，故疼痛不明显，多以功能障碍为主。骨折后大多数患者经常卧床，失其正常的功能锻炼，扶拐活动也很少，气血运行不畅，故肌肉失养而萎缩。气虚则少气懒言，血瘀则舌质暗。

治则：益气活血。

处方：补阳还五汤加减，配合院内制剂活血生骨片与芪参活骨胶囊。血属阴而主静，血的运营有赖于气的推动，气行则血行，气虚推动无力，则血行缓慢，难以散除离经之瘀血。配合芪参活骨胶囊，可增加益气活血之功。

3. 气血两虚型

气血两虚型多见于老年人任何原因引起的股骨头坏死晚期或退行性病变，骨性关节炎较重，长期功能障碍，机体抵抗力很差，食纳不佳，以全身乏力伴有疼痛为主。

主症：老年人股骨头坏死晚期，长期功能障碍，跛行或行动困难，甚则大部分时间卧床，髋部钝痛，有时疼痛沿大腿内侧向膝部放射，休息时疼痛不明显，活动后加重，久病则肌肉萎缩、面色苍白、唇甲淡白无华、气短乏力，舌淡苔薄白，脉细弱。

证候分析：老年人发生股骨头缺血性坏死，经过数月或数年的病程演变至

Ⅲ期坏死，久病多虚，长期功能障碍，失去了正常的功能活动。气血运行不畅，肌肉筋骨失于温养，故肌肉萎缩；活动后血供不足，故疼痛加重，休息时则疼痛不明显。血虚则面色苍白，唇甲淡白无华；气虚则气短乏力。脉细弱，舌淡苔薄白均属气血不足之象。

治则：补气养血。

处方：芪参活骨胶囊为主。机体的生命活动和气血津液的生化，都有赖于脾胃运化水谷精微的功能，故脾胃为气血生化之源，"后天之本"，若食纳不佳，则应注意调理脾胃。若胃疼喜按，脾胃虚寒者加用良姜、香附、佛手等，以温胃散寒。若胃脘胀满，中焦气滞者加用陈皮、木香、半夏、砂仁等，以和胃理气。若不思饮食，伴有泄泻，脾胃虚弱者，加用生黄芪、白术、党参、茯苓等，以健脾养胃。

4. 肾虚血瘀型

肾虚血瘀型多见于因某种病症而使用大量激素者，或其他原因引起的股骨头坏死晚期。实验研究证明，长期大量使用激素药物可使免疫功能低下，导致肾阳虚，尤其是红斑狼疮患者或哮喘患者，股骨头坏死后仍无法停止激素，肾阳虚证候更为突出。相当多的病例合并阳痿、宫寒痛经、闭经、畏寒肢冷、下肢浮肿。

主症：髋部钝痛，活动后加重，遇热减轻，遇冷加重，畏寒肢冷，腰膝酸软无力，跛行，精神萎靡，面色㿠白或黧黑，或有阳痿，泄下完谷，浮肿，腰以下为甚，舌淡胖苔白，脉沉弱。

证候分析：腰为肾之府，肾主骨，肾阳虚衰，不能温养腰府及骨骼，则腰膝酸软疼痛。不能上荣于面，故面色㿠白或黧黑。肾主生殖，肾阳不足，命门火衰，生殖机能减退，男子则阳痿，女子宫寒痛经或闭经。命门火衰，火不生土，则脾失健运而泄泻。肾阳不足，膀胱气化功能障碍，水液内停，溢于肌肤而为水肿。舌质胖苔白，脉沉弱，均为肾阳虚衰，气血运行无力的征象。

治则：补肾活血。

处方：以补骨片为主。配合服用附子、肉桂、仙茅、淫羊藿、巴戟天，水煎服，每日1剂。若下肢浮肿加用桂枝、泽泻、茯苓皮、牛膝等，以加强温阳行水之功。若泄泻完谷，或五更泄泻，加用肉豆蔻、吴茱萸、附子、炒白术，以加强温肾健脾之功。

5. 肝肾两虚型

肝肾两虚型多见于先天髋关节发育不良，一般随着年龄增长逐渐发生股骨头坏死，常合并骨性关节炎，长期功能障碍，活动困难，久病伤及肝肾，而见身体各种机能低下，稍过度活动则疼痛加重，病情时重时轻。

主症：髋部疼痛较轻，活动时加重，休息后减轻。患肢肌肉萎缩，自汗或盗汗，健忘失眠，五心烦热，舌红少苔，脉细数。

证候分析：患者久病体虚，伤及肝肾之阴，肝肾阴液相互滋生，肝阴充足则下藏于肾，肾阴旺盛则上滋肝木，故肝肾两虚，水不涵木，则健忘；虚热内扰，心神不宁，则失眠；肝阴不足，肝脉失养，则肌肉萎缩，疼痛较轻；阴虚内热，热蒸于里，故五心烦热；舌红少苔，脉细数，均属阴虚内热之象。

治则：滋补肝肾，养血和血。

处方：六味地黄汤合独活寄生汤加减，配合应用补骨片。若盗汗、自汗，方加五味子、浮小麦，以滋阴止汗。若五心烦热，酌加地骨皮、青蒿，以益阴退虚热。

6. 历节阳虚型

历节阳虚型多见于类风湿关节炎和强直性脊柱炎伴股骨头坏死者，多以寒湿为主。历节病属痹证的一种，而历节病专指关节病变，以关节变形疼痛、活动受限、僵硬为特点。

主症：股骨头坏死多不塌陷，合并髋臼坏死、关节间隙变窄，功能障碍明显，疼痛时轻时重，可累及其他关节肿胀变形，以至于僵硬不得屈伸，因其疼痛循例遍身百节，故名历节病。大部分患者属于稳定期，面色淡白，头昏耳鸣，畏寒，自汗出，腰腿酸软，小便清长，夜尿多，小便余沥不尽，舌质淡，苔薄白，脉沉细弱。

证候分析：本证型因素体阳虚，或寒湿又羁，或病久阴损及阳，有相当数量的病例先有类风湿，后有长期大量使用激素病史。因以阳虚为主，阳虚卫外失职，故形寒、畏风、多汗；阴虚固摄失职，则尿多；阳气不足，升举无力，故头昏、面白；腰为肾之府，肾气不足，无以温养，故髋关节疼痛；寒湿痹阻关节，则关节变形、活动受限；舌淡，苔薄白，均属阳虚之象。

治则：温阳益气，散寒祛湿除痹。

处方：马氏类风关节片，每服 10～15 片，每日 3 次；配合服用中药煎剂，如熟地、白芥子、炮姜、麻黄、甘草、肉桂、鹿角胶；或与 1 号马氏骨片（补骨片）合用。若发作期，症见发热、恶寒、无汗或汗出而热不退，关节疼痛剧烈，髋关节疼痛、功能障碍突然加重，其他关节疼痛此起彼伏、屈伸不利，可采用温阳祛寒止痛法，药用麻黄、乌头、黄芪、芍药、红花、桃仁水煎服，每日 1 剂，与马氏类风关节片共同使用。

7. 痰瘀滞络型

痰瘀滞络型多见于长期大量饮酒致股骨头坏死者。酒性辛温燥烈，易伤脾胃，使脾之生化健运失常，化湿生痰。激素和酒均为辛热之品，痰与湿热相搏，凝滞成瘀，湿热蕴结于内；此外还见于其他原因引起的股骨头坏死出现痰瘀证者。

主症：髋部疼痛或有静息痛，遇寒加重，关节沉重，关节活动不利，跛行，肌肤麻木，形体多肥胖，苔腻，脉滑或濡缓。

证候分析：长期大量饮酒首先损伤脾胃，使脾之生化健运失常，化湿生痰；酒精均为辛热之品，痰与湿热相搏，凝滞成瘀，而髋部脉络细微，血瘀痹阻，诱发本病。其次，酒毒耗伤阴血，熏灼骨髓，而致肾虚骨枯髓减，加剧病情。外感风寒湿邪，痰热为外邪所郁，经络关节气血运行不畅，因而疼痛加重。脾虚胃热，湿阻于中，故肥胖，湿阻经络，则下肢沉重。

治则：健脾化痰，活血化瘀。

处方：化痰祛瘀方加减，加服补骨片。疼痛不减者加地龙，下肢沉重、功能障碍者加牛膝，脘闷不舒加白蔻仁、郁金，痰瘀化热，见口苦、苔腻，加枳实、竹茹、黄连、黄芩以化痰泄热。

三、小儿辨证施治

小儿股骨头骨骺缺血性坏死，与成年人不同，在病因病机、演变过程、诊断治疗等方面均有其特点。

1. 病因病机特点

（1）小儿脏腑娇嫩，骨气未成：其生理和病理与成人不同，小儿脏腑娇嫩，形气未充。《小儿药证直诀》说："小儿五脏六腑，成而未全……全而未壮。"有研究发现，4～8 岁小儿只有一条血管及外骺动脉供应股骨头血液，圆韧带动脉尚未参与股骨头血运供应，故小儿易发生股骨头骨骺缺血性坏死。

先天发育不良、后天水谷精微补充不足，肾为先天之本，脾为后天气血生化之源，肾主骨生髓，脾主运化，脾肾亏损，气血俱虚，致生长畸形。先天发育不良，主要由于禀受父母精髓不足，元阳亏损，骨髓不良，则骨质柔弱，长成畸形。临床曾发现一例有血缘关系的三代人均发生股骨头坏死。有的学者发现，对先天性髋关节双侧或单侧脱位、半脱位者，西医主要采用蛙式石膏或支架固定 6 个月至 1 年，这种方法虽然能够有效地使髋关节变位，但往往导致髋关节局部的血液动力学发生变化，如血管变窄、血供不足、脂肪栓塞。由于血供不足引起骨骼营养不良，最后造成单侧或双侧股骨头骨骺缺血性坏死。

（2）脏器清灵，易趋康复：小儿脏腑气机清灵，反应敏捷，活力充沛，是疾病康复的有利条件。小儿脏器、肌肉、骨骼均成熟，在治疗过程中，还有自然生长的有利因素，故小儿股骨头骨骺坏死，疗程比成人短，见效快，恢复得较成人完全，而且年龄越小，恢复得越完全。

2. 小儿 X 线特点

（1）股骨头骨骺发育迟缓，骨骺核比健侧小而扁，骨骺可碎裂成片。有的几乎全部消失。

（2）股骨头骨骺线增宽，迂曲不齐。

（3）股骨颈短而粗，颈干角变小，致髋内翻，干骺端钙化带参差不齐。

（4）关节囊膨隆，由于骨软骨坏死的修复，软骨增大及反应性滑膜增生，致股骨头与髋臼的距离加宽，股骨头外移。两侧骨盆发育不对称，患侧闭孔变小，有的髋臼关节面骨化不均。

（5）修复后股骨头关节面逐渐完整而光滑，但往往遗有股骨头宽而扁、轻度变形、颈短而粗、髋内翻等畸形。年龄小的病例，有的可完全恢复正常。

3. 诊断特点

（1）早期诊断困难：先天性髋关节发育不良、单侧或双侧髋关节脱位或半脱位的患儿，经过数月的蛙式或石膏或支架固定后，X 线复查基本复位，又无明显疼痛症状，故认为病已痊愈而停止了治疗。但此时往往已发生早期股骨头骨骺坏死，因而耽误了患儿的治疗时机，导致成年后"扁平髋"后遗症。临床还见到先天髋关节半脱位的患者，30 岁时才开始疼痛或功能障碍，经 X 线检查已经是股骨头Ⅲ期坏死。

（2）临床表现：儿童股骨头骨骺坏死，与成人股骨头坏死的临床表现有所不同。成人以髋关节疼痛为首发症状，在 X 线诊断早期疼痛就很明显。Ⅱ～Ⅲ期时疼痛有的反而减轻。儿童在发病早期则不疼痛，当突然发现患儿活动过度后出现跛行并伴有疼痛时才引起家长的重视。这时，X 线检查一般已达到Ⅱ～Ⅲ期，检查"4"字试验阳性，多数患儿出现大腿和臀部肌肉萎缩，并有肢体缩短，双侧短缩时可见蹒跚步态。

（3）X 线分期：对于儿童股骨头坏死的临床 X 线诊断，马氏中医骨科主张分为 3 期：①Ⅰ期为坏死期，股骨头骨质密度不均匀，骨骺线增宽，骨骺外形略小而扁，头无塌陷。②Ⅱ期为修复期，骨骺出现劈碎，头塌陷变形，坏死区周围有新生骨形成。③Ⅲ期为愈合期，骨骺的坏死骨被吸收，新骨形成，骨结构恢复正常，股骨头关节面逐渐完整而光滑。目前对儿童股骨头坏死的X线分期尚未统一。马氏主张的三期分法与成人的三期分法不相同。马氏三期分法，每期都有明确的范围，坏死期以坏死骨影像出现为依据；修复期以死骨吸收，出现新骨为依据；愈合期以碎裂的死骨消失、新骨骺形成、关节面逐渐完整而光滑为依据。

4. 辨证施治

儿童股骨头骨骺坏死明确诊断后，临床所见大部分是Ⅱ～Ⅲ期的病例。由于患儿的禀赋不同，病的新久不同，临床见证也各不相同。先天之本在于肾，可见肝肾不足型，后天之本在于脾，可见心脾两虚型。

（1）肝肾不足型

主症：肢体软弱、无力行走，活动量稍大则髋部隐隐作痛，休息后疼痛缓解，形体消瘦。若以肝虚为主，则五心烦热，时有盗汗；若以肾虚为主，则手足不温，腰膝酸软无力。

证候分析：病程多在1年以上，肝阴不足，肝脉失养，致髋部隐隐作痛；阴虚生内热，则五心烦热；热迫营阴，则夜间盗汗；若肾虚命门火衰，则手足不温，腰膝酸软。

治则：补益肝肾，兼和气血。

处方：肾虚为主，服补骨片；肝阴不足为主，芪参活骨胶囊与六味地黄丸合用。

（2）心脾两虚型

主症：久病迁延不愈，食纳不佳，髋部无疼痛，肌肉萎缩，面色萎黄，精神疲倦，爪甲无华。

证候分析：脾为后天之本，脾虚则气血生化无源，肌肉失养而萎缩；脾气不足，运化失健，故食纳不佳；气虚机能活动减退，故精神疲倦；心血不足，则面色萎黄，爪甲无华。

治则：健脾益气和血。

处方：芪参活骨胶囊为主，配合马氏健脾饮（白术、茯苓、陈皮、甘草）。

外治为辅，辨证施治简便廉

中医药外治法是运用中草药通过人体皮肤、孔窍、腧穴及病变局部对各种疾病进行治疗的一种方法，是几千年来我国劳动人民在同疾病做斗争中总结出来的行之有效、简便易行的治疗方法。外治法是治疗股骨头坏死的辅助疗法，可采用马氏传统药物及方法。

药浴及熏熨法是外治法中的中药治疗方法之一。在《急救广生集》和《理瀹骈文》两部中药外治法专著中，对药浴及熏熨都有详细论述。40 余年以来，这些古老疗法也得到了更加迅速的发展，方法日益增多、日渐更新，临床应用日趋广泛，成为中医骨伤科主要的外治方法。马氏中医骨伤在几十年的临床实践中，特别是在近 20 年对股骨头缺血性坏死的治疗实践中，用外治法治疗本病取得了满意疗效，并摸索出了一套简便易行的方法。

一、药浴法

股骨头缺血性坏死属于中医学"骨蚀"范畴，是因体虚毒邪深窜，寒热相搏，久留而内著，致肾阳虚亏，气滞血瘀，肾虚不能养肝，肝亏不能养血，气血失养，血瘀经脉，则筋痿骨枯髓空。马氏中医骨科根据中医理论及股骨头缺血性坏死的特点，运用中草药药浴法，经过较长时间的全身浸泡，药物即可通过皮毛、腧穴，由表及里渗透到肌肉、韧带和骨骼，以疏通腠理、开放毛窍，起到温经祛邪、通经活络、活血化瘀、调养气血、改善局部功能和营养状态的作用。

1. 辨证施治

马氏中医骨科将股骨头缺血性坏死分为三期，又根据肾阳虚、肾阴虚和阴阳两虚的不同及瘀毒和气滞血瘀的特点，进行辨证分型论治。

（1）肾虚瘀毒型（激素性为主）：有使用激素类药物病史，可单侧或双侧相继发病。髋关节钝痛。治宜补肾生肾，扶正解毒。基本方药为骨碎补、透骨草、伸筋草、急性子等。本方重用骨碎补，补肾填精、活血化瘀，解骨中之毒；透骨草活血化瘀，祛风除湿；伸筋草祛风除湿，舒筋活络；急性子活血化瘀软坚。

（2）气滞血瘀型（外伤性为主）：有明显的急性或慢性损伤史，常单侧发病，以针刺样痛多见。治宜活血化瘀，行气通络。基本方药为急性子、三棱、莪术、透骨草等。本方重用急性子，活血化瘀软坚；三棱、莪术破血行气，消积止痛；透骨草活血化瘀，祛风除湿。

2. 具体方法

将药浴方药浸泡 1 小时，再煮沸约 1 小时，然后将药液倒入浴盆中，加凉、热水调温至 40℃，水量以患者平坐浴盆内齐胸为宜。每次泡浴 40 分钟，浴后用清水洗净身体。每日药浴 1 次，3 个月为 1 个疗程。

3. 注意事项

①患有心脏病、肝脏病、性病、皮肤病及体质虚弱者禁浴。②保持浴室内空气流通。③水温不宜过热，以免出汗过多，引起虚脱。④浴后注意不要感受风寒。

二、熏熨法

熏熨法是把中草药装入药袋浸湿，蒸热后放在患病局部，进行熏熨治疗疾病的一种方法。马氏中医骨科经过多年的临床实践，对传统的熏熨法进行了改进，用于治疗股骨头缺血性坏死，取得了较满意的效果。

1. 辨证施治

（1）肾虚瘀毒型：基本方药为骨碎补、莪术、石菖蒲、苍耳子等。本方重用骨碎补补肾生血化瘀，解骨中之毒；莪术破血行气，消积止痛；石菖蒲芳香开窍，通经解毒；苍耳子发汗通窍，散风祛湿。

（2）气滞血瘀型：基本方药为急性子、泽兰、透骨草、白鲜皮等。本方重用急性子活血化瘀软坚；泽兰活血化瘀止痛；透骨草活血化瘀，祛风除湿；白鲜皮清热解毒，除湿祛风。

2. 熏熨设备

①250g 配好的中草药。②蒸锅 1 个。③装药用的棉布袋 1 个（约36cm×26cm）。④热水袋 1 个。⑤塑料布 1 块（约 100cm×66cm）。⑥毛巾 2 条。⑦中单 1 条。

3. 具体方法

将一剂方药（250g）装入布袋内缝好，放在清水内浸透后置蒸锅内，开锅后蒸 10～15 分钟，药袋温度在 40℃左右。在床上先铺一块塑料布，患者仰卧在塑料布上，将药袋放在患处，如药袋过热时可不使其接触皮肤，先用蒸汽熏，待温度适合时再放在皮肤上，并放热水袋在药袋上面，以保持恒温，然后用塑料布包好，以防热气散失过快及污染衣物。每次熏熁60分钟，以后每次将药袋蒸热即可使用。每剂药连续使用8次，每日1次。

4. 注意事项

①勿使药袋温度过热，以免烫伤皮肤。②熏熁时要保持一定温度及时间。③在夏季，为防止药物变质失效，用过后可存放于冰箱内。

三、中药离子导入法

中药离子导入法是利用直流电将药物离子通过完整皮肤或黏膜导入体内以治疗疾病的方法。我国从20世纪50年代开始在临床上应用本法，取得了较好疗效。本法是根据直流电场内电荷同性相斥、异性相吸的原理，使药物中的有效成分变成离子状态，经皮肤、汗腺导管的开口进入体内，而达到治疗目的。根据这些原理，马氏中医骨科在临床上一是利用电离子导入中药到体内病变局部，加强了治疗作用；二是利用体内电泳法的原理，令患者在导入治疗前2小时服用"马氏骨片"（补骨片），通过直流电的作用，使体内的药物离子向病灶区移动，聚集于局部。这样可以双管齐下，提高疗效。

1. 操作方法

患者仰卧床上，熏熁治疗10分钟后加用电离子导入，将正极的浸药衬垫放在臀部股骨头部位，负极放在熏熁的药袋上，开机即可。每日1次，每次30分钟。

2. 注意事项

①患者体内有金属物者，如股骨颈骨折后，三翼钉内固定者禁用。②高热、恶病质、心力衰竭、湿疹有出血倾向者，对直流电不能耐受者禁用。③局部用药过敏者不宜应用。

四、马氏推拿与功能锻炼法

推拿与功能锻炼疗法，在中医医学史上已有悠久的历史，是我国传统的防治疾病、益寿延年的有效方法。其功能是主动与被动结合，以壮其筋骨，通其血脉。运用推拿与功能锻炼治疗股骨头缺血性坏死，具有优异的功效。

（一）马氏推拿

《医宗金鉴·正骨心法要旨》曰："跌仆闪失，以致骨缝开错，气血郁滞，为肿为痛，宜按摩法，按其经络以通郁闭之气，摩其壅坚以散其结之肿，其患可愈。"股骨头缺血性坏死以瘀肿疼痛、功能障碍为主症，故施以推拿按摩可促使病愈。马氏推拿治疗股骨头缺血性坏死，采用以局部取穴为主、循经取穴为辅的点穴治疗的多种基本手法，同时有主次地对伸、屈、内收、外展等协调肌全面施术，从而提高疗效。

1. 髋关节前屈功能受限

（1）点穴法：取髀关、伏兔、足三里、悬钟、三阴交、内庭穴。

（2）双掌按法：双掌重叠自髂前上棘开始，自上而下经小腿前外侧至踝上，反复3次。

（3）揉法：先自上而下、再自下而上，反复揉大腿的前外方；然后让患者屈患膝，脚置于健腿上，使髋外展呈"4"字形，揉髋部及大腿的前内侧3次。

（4）提拿法：用双手或单手拇指及其四指相对，自上而下同时提拿髋部及大腿前内、外侧肌肉，反复施术3～5次。

（5）推法：用掌根推髋部及大腿前部的肌肉，自上而下重复3～5次。

（6）牵抖法：医者一手握患肢踝上，持续缓缓过伸牵引后，略加抖动3～5次。

（7）提屈旋转法：医者一手握患肢踝上，另一侧前臂自患者腘窝下方托提，使患者屈膝关节及髋关节，并在托提牵引下使髋关节做屈曲、内敛、伸及外展的旋转活动3～5次。

（8）揉法：医者以单手小鱼际肌为着力点，沿大腿外侧自上而下环转揉按至踝上，往返3～5次。

2. 髋关节后伸功能受限

（1）点穴法：取脾俞、肾俞、秩边、环跳、委中、承山、昆仑穴。

（2）双掌按法：自上而下从髂骨翼外方，向下按至跟腱部，反复3次。

（3）提拿法：自臀肌提拿至跟腱，反复3次。

（4）揉法：自臀肌自上而下揉至跟腱端3次。

（5）叩打法：用双手空掌或双手紧握拳或利用小鱼际处着力，交替叩打患肢，自臀肌至小腿比目鱼肌下端，反复3～5次。

（6）过伸牵抖法：医者双手握住患肢踝上，缓慢续力过伸牵引后，酌情抖动3～5次。

（7）揉法：自臀部开始至踝上，重复施术3次。

（8）散法：在掌根推法的基础上，再加掌指远端的快速持续地桡尺侧摆动，自臀肌开始至踝上，往返施术3次。

3. 髋关节外展功能受限

患者采取患肢在上的侧卧位。

（1）点穴法：取肾俞、巨髎、环跳、风市、悬钟、绝骨、足三里穴。

（2）按振法：双掌自髂骨翼下方开始，沿臀腿外侧，自上而下按振至股四头肌肌腱联合处，反复2～3次。

（3）搽法：沿臀腿外侧，自上而下搽至踝上，反复3～5次。

（4）提拿法：沿臀腿外侧，自上而下提拿软组织，反复施术3～5次。

（5）牵摇法：医者双手握住患肢踝上，缓慢持续牵引后，在此基础上，自前、上、后、下旋转，同时逐渐加大外展幅度到患者能够忍受的最大活动限度，反复施术3次。

（6）揉法：沿臀腿外侧，自上而下用单手掌揉，反复3次。

4. 髋关节内收功能受限

（1）点穴法：取太溪、阴陵泉、血海、大横穴。

（2）搽法：自腹股沟内侧肌至股四头肌肌腱联合止，反复施术3～5次。

（3）揉法：自腹股沟下内侧肌开始，用单掌揉至膝内侧，反复3～5次。

（4）提拿法：自上而下沿大腿内侧肌提拿至膝内侧，施术要缓慢轻柔，反复提拿3～5次。

（5）牵抖法：医者双手握住患肢踝上，缓慢持续牵引后，向对侧移动至患者能忍受为止，轻微抖动3～5次。

（6）牵摇法：医者双手握住患肢踝上，在持续牵引下，自下后方旋转的同时内收，反复3～5次。

5. 髋关节内外旋转功能受限

（1）点穴法：取巨髎、承扶、环跳、风市、伏兔穴。

（2）提屈旋转法：医者一手握患肢踝上，另一侧前臂自腘窝下方托提，使患者屈膝关节及髋关节，并在托提牵引下使髋关节做外旋、内旋动作，反复5次。

（3）牵引法：医者握住患肢踝上，在持续牵引下反复内旋、外旋6～10次。

（4）搽法：患者髋外展呈"4"字形，医者搽患髋及外、内侧大腿肌群，自上而下反复3～5次。

（5）搓法：患者髋外展呈"4"字形，医者自上而下搓揉大腿内收肌群3～5次。

（6）拍打法：医生先自上而下、再自下而上反复拍打大腿前外方、前内方各3～5次。

（二）功能锻炼法

股骨头缺血性坏死患者要注意休息，主要强调少负重或不负重，但绝对卧床于康复无益，适当的功能锻炼可以通经活络、调畅气血，恢复功能。《素问·异法方宜论》说："故其病多痿厥寒热，其治宜导引按跷。"张景岳注云："导引，谓摇筋骨，动肢节以行气血也。"功能锻炼是贯彻局部与整体、动与静相结合的原则，促使早日恢复功能的一种有效手段。马氏中医骨科主张功能锻炼应以自动为主、被动活动为辅，动作要协调、循序渐进、由小到大、由少到多，逐渐增加，应根据股骨头缺血坏死的期、形，骨关节周围软组织的功能受限程度，以及体质进行全面辨证，选择适宜的站立、坐、卧位锻炼术式及方法。

1. 站立位锻炼法

（1）扶物下蹲法：单手或双手前伸扶住固定物，身体直立，双足分开，与肩等宽，慢慢下蹲后再起立，反复进行3～5分钟。

（2）患肢摆动法：单手或双手前伸或侧伸扶住固定物，单脚负重而立，患肢前屈、后伸、内收、外展摆动3～5分钟。

（3）内外旋转法：手扶固定物，单脚略向前外伸，足跟着地，做内旋或外旋动作3～5分钟。

2. 坐位锻炼法

（1）屈髋法：患者正坐于床边或椅子上，双下肢自然分开，患肢反复做屈髋屈膝运动3～5分钟。

（2）抱膝法：患者正坐床边、沙发、椅子上，双下肢自然分开，双手手指交叉合掌抱住胫骨近端前方，反复屈肘后拉，与主动屈髋运动相配合，加大屈髋力量及幅度，活动3～5分钟。

（3）开合法：患者正坐于椅、凳上，髋、膝、踝关节各呈90°角，双足并拢，以双足间为轴心，做双膝外展、内收运动3～5分钟，以外展为主。

（4）分合法：患者坐于凳边，髋、膝、踝关节各呈90°角，以足尖、足跟为轴旋转外移至最大限度，然后以足跟为轴心，双膝内收、外展活动3～5分钟。

（5）蹬车活动法：患者稳坐于特制自行车运动器械上，蹬自行车动作10～20分钟，速度逐渐加快。

3. 卧位锻炼法

（1）蹬空屈伸法：患者仰卧位，双手置于体侧，双下肢交替屈髋屈膝，使小腿悬于空中，像蹬自行车一样运动 5～10 分钟。本法以屈曲髋关节为主，幅度、次数逐渐增加。

（2）抱膝法：患者取仰卧位，伤肢屈髋、屈膝，双手手指交叉合掌抱住胫骨近端前方，反复屈肘向上拉与主动屈髋运动相结合，加大屈髋力量及幅度，持续活动 3～5 分钟，次数、幅度逐渐增加。

（3）屈髋分合法：患者仰卧位，足不离床面，尽量屈膝屈髋，双手置于胸前。用双足跟交替为轴，旋转外移至最大限度立稳，然后以双足为轴心，双膝做内收、外展、内旋、外旋活动 5～10 分钟，以外展为主，幅度逐渐增加。

（4）患肢摆动法：患者仰卧位，双下肢伸直，双手置于体侧，患肢直腿抬高到一定限度，做内收、外展活动 5～10 分钟。

（5）内外旋转法：患者仰卧位，双下肢伸直，双足与肩等宽，双手置于体侧，以双足跟为轴心，双足尖及下肢做内旋、外旋活动 5～10 分钟，以功能受限严重侧为主。

（6）屈髋开合法：患者仰卧位，屈髋、屈膝，双足并拢踩在床上，以双足下部为轴心，做双膝内收、外展活动 5～10 分钟，以髋关节功能受限严重侧为主，幅度、次数逐渐增加。

（7）开合法：患者取俯卧位，双膝与肩等宽，下肢伸直，双手置于胸前上方，然后屈膝 90°，以双膝前部为轴心，做小腿内收、外展活动 5～10 分钟，以髋关节功能严重一侧为主，幅度、次数逐渐增加。

病案举隅，效专力宏为经典

一、病案一

郭某，女，50 岁。1989 年 6 月 4 日初诊。

主诉：左髋关节胀痛伴活动受限 2 年。

病史：患者于 1986 年 8 月摔伤左腿造成左股骨颈骨折，半年后基本愈合，但长距离行走仍有疼痛。1987 年 10 月受凉后疼痛加重，左腿伸屈困难，X 线片检查诊断为左股骨头缺血性坏死，建议手术治疗，患者未同意。经行高压氧治疗未见效，服中药 1 个月亦不见好转，遂来我院诊治。现症见左髋关节胀痛，有时疼痛如针刺，久卧、久坐后疼痛加重，稍活动后疼痛减轻，大幅度活动或劳累后疼痛明显，跛行，扶单拐行走。舌质紫暗，脉沉涩。

查体：跛行步态步入。左下肢轻度肌肉萎缩、短缩。左髋关节功能障碍，前屈50°，后伸5°，外展15°，内旋10°，"4"字试验阳性。症状加体征判10分，病情严重。

辅助检查：X线检查示左侧股骨头缺血性坏死Ⅲ期。

辨证：气滞血瘀型。

治则：行气活血化瘀。

处方：2号马氏骨片，每日3次，每次10片，黄酒送服。2号洗药药浴，每日2次。

结果：治疗两个月后疼痛明显减轻，活动功能改善。共住院治疗1年零4个月，疼痛减轻，活动幅度大时仍有胀痛，可以弃拐连续行走1公里。综合判断7分，下降3分，疗效良好。

二、病案二

刘某，男，55岁。1988年4月7日初诊。

主诉：右髋关节钝痛伴活动受限1年余。

病史：患者于1984年10月因腰痛就诊，按照梨状肌综合征进行治疗，局部强的松龙封闭6次，未见明显好转，出现右髋关节疼痛。1987年8月X线检查诊断为右侧股骨头缺血性坏死。后到我院骨科门诊治疗，口服马氏骨片1号（补骨片）3个多月，症状缓解。1988年4月7日来我院骨科继续住院治疗。现症见右髋关节钝痛，有时刺痛向膝部放射，右腿无力、肌肉萎缩、轻度短缩，跛行单拐入病房。舌红暗苔白，脉沉。

查体：跛行单拐入病房。右髋关节功能受限，外展15°，内收10°，外旋20°，内旋15°，前屈40°，后伸10°，"4"字试验阳性。根据症状、体征综合判断9分，病情重。

辅助检查：X线检查诊断为右股骨头坏死Ⅲ期。

辨证：气虚血瘀型。

治则：益气和血。

处方：2号马氏骨片，每日3次口服，每次2.4g。马氏骨丸3号，每日2次口服，每次2丸。2号洗药药浴、熏熨，配合适当功能锻炼。

结果：住院治疗5月余，疼痛减轻，可以弃拐行走500m，患腿较前有力，精神好，症状体征 6 分，下降 3 分，疗效良好。患者出院，带药回家继续服药治疗。

三、病案三

石某，男，31 岁。2016 年 1 月 12 日初诊。

主诉：右髋关节疼痛伴活动受限一年半。

病史：患者于 2014 年 6 月因受累出现右髋关节疼痛，疼痛逐渐加重，并伴关节活动受限，遂于当地医院就诊，经骨盆 X 线检查诊断为股骨头坏死，建议行人工关节置换术治疗，患者拒绝。经他人介绍于我科门诊就诊。现症见右髋部疼痛，夜间加剧，胀痛不移，髋关节活动不利，跛行，舌暗有瘀点，脉弦紧。既往右侧股骨颈骨折史 1 年。

查体：跛行步态步入。腹股沟中点压痛左（－）、右（＋）。大转子叩击痛左（－），右（＋）。"4"字试验左（－）、右（＋）。托马斯征左（－）、右（＋）。

髋关节活动度：前屈左 135°、右 70°；后伸左 15°、右 10°；外展左 45°、右 15°；内收左 35°、右 15°；外旋左 45°、右 15°；内旋左 35°、右 155°。症状与体征评分左 0 分、右 10 分。

辅助检查：骨盆 X 线片示髋关节间隙左侧正常、右侧狭窄；股骨头外形左侧正常、右侧塌陷变形；股骨头密度左侧正常，右侧不均匀，有硬化及囊变。

中医诊断：骨蚀（气滞血瘀型）。

西医诊断：股骨头坏死（左Ⅲ期）。

治则：活血化瘀，行气止痛。

治疗：①活血生骨片 10 片，每日 3 次，饭后半小时服。②中药热敷，每日 1 次。方用当归 15g，红花 15g，苏木 15g，白芷 15g，姜黄 15g，威灵仙 12g，海桐皮 12g，川楝子 12g，牛膝 12g，土茯苓 12g，大黄 6g，乳香 6g，花椒 9g，透骨草 30g。③马氏髋关节功能训练，每日 1 次。

二诊：3 月 31 日。患者自述经治疗，大腿内侧腹股沟部位疼痛减轻，屈曲功能活动度稍有减轻，查体：腹股沟压痛（±），其余检查同前。症状与体征的评分左 0 分、右 8 分。复查骨盆 X 线片示股骨头外形稳定，股骨头坏死区域同前。加用马氏手法治疗，其他治疗同前。

三诊：患者自述经治疗，髋关节疼痛明显减轻，髋关节活动较前明显改善，病情好转稳定。症状与体征的评分左 0 分、右 6 分。复查骨盆 X 线片示股骨头外形有部分修复，股骨头坏死区域缩小，有骨修复。

四、病案四

辛某，男，54 岁。2016 年 11 月 8 日初诊。

主诉：双髋关节疼痛伴活动受限 2 年余。

病史：患者于两年前无明显诱因出现双髋关节疼痛，左侧较重，伴活动受限，于当地医院行骨盆 X 线检查，诊断为双侧股骨头坏死，经人介绍来我科门诊治疗。现症见髋部疼痛，呈酸痛，跛行，筋脉拘急，关节活动不利，肌肉萎缩，腰膝酸软，畏寒肢冷，舌淡暗有瘀斑，脉沉缓无力。既往饮酒史 30 余年。

查体：跛行步入。腹股沟中点压痛左（++）、右（+）。大转子叩击痛左（+）、右（+）。"4"字试验左（+）、右（+）。托马斯征左（-）、右（-）。

髋关节活动度：前屈左 90°、右 100°；后伸左 10°、右 10°；外展左 15°、右 20°；内收左 15°、右 15°；外旋左 15°、右 20°；内旋左 15°、右 20°。症状与体征的评分左 8 分、右 7 分。

辅助检查：骨盆 X 线片示髋关节间隙左侧正常，右侧正常；股骨头外形左侧正常，右侧正常；股骨头密度左侧不均匀有囊变，右侧不均匀有硬化。

中医诊断：骨蚀（肾虚血瘀型）。

西医诊断：股骨头坏死（左 II 期、右 II 期）。

治则：补肾活血。

治疗：①补骨片 10 片，每日 3 次，饭后半小时服。②4 号外用药热敷，每日 1 次。③马氏髋关节功能训练，每日 1 次。

二诊：2017 年 4 月 11 日。患者自述经治疗，双髋关节疼痛减轻，畏寒肢冷感减轻，髋关节活动度稍有减轻，诉脘闷不舒，查体：腹股沟疼痛减轻，前屈功能活动度减轻。复查骨盆 X 线片示股骨头外形稳定，股骨头坏死区域无变化。症状与体征的评分左 7 分、右 6 分。加用中频理疗，每日 1 次。其余继续目前治疗方案。

三诊：2017 年 8 月 9 日。患者自述经治疗，双髋关节疼痛减轻，髋关节活动较前灵活，腰膝酸软减轻，查体：腹股沟中点压痛及大转子叩击痛减轻，前屈、内旋、外旋功能活动度减轻。复查骨盆 X 线片示股骨头外形稳定，股骨头坏死区域缩小，有骨修复。症状与体征的评分左 5 分、右 4 分。继续目前治疗方案。

五、病案五

邓某，男，46 岁。2017 年 4 月 17 日初诊。

主诉：左髋关节疼痛伴活动受限 2 年余。

病史：患者于 2015 年 2 月因受累出现左髋关节疼痛，疼痛逐渐加重并伴关节活动受限，遂于今年到北京积水潭医院就诊，经骨盆 X 线检查诊断为股骨头坏死，建议行关节置换术治疗，患者拒绝。经他人介绍于我科住院治疗。现症见髋部隐痛，绵绵不休，筋脉拘急，关节活动不利，肌肉萎缩，腰膝酸软，跛行，关节怕凉，失眠，健忘，五心烦热，舌红少苔，脉细数。饮酒史 20 年。

查体：跛行步态步入。腹股沟中点压痛左（＋）、右（－）。大转子叩击痛左（＋）、右（－）。"4"字试验左（＋）、右（－）。托马斯征左（＋）、右（－）。

髋关节活动度：前屈左 60°、右 120°；后伸左 10°、右 15°；外展左 15°、右 45°；内收左 15°、右 35°；外旋左 15°、右 45°；内旋左 15°、右 35°。症状与体征的评分左 10 分、右 0 分。

辅助检查：骨盆 X 线片示髋关节间隙左侧正常、右侧正常；股骨头外形左侧塌陷变形、右侧正常；股骨头密度，左侧不均匀、有硬化，右侧正常。

中医诊断：骨蚀病（肝肾两虚型）。

西医诊断：股骨头坏死（左Ⅲ期）。

证候分析：患者久病体虚，伤及肝肾之阴，肝肾阴液相互滋生，肝阴充足则下藏于肾，肾阴旺盛则上滋肝木。若肝肾两虚，水不涵木，则健忘；虚热内扰，心神不宁，则失眠；肝阴不足，肝脉失养，则肌肉萎缩，疼痛较轻；阴虚内热，热蒸于里，故五心烦热；舌红少苔，脉细数，均属阴虚内热之象。

治则：滋补肝肾，养血和血。

治疗：①六味地黄丸合独活寄生汤加减：当归 10g，川芎 9g，白芍 9g，熟地 12g，独活 15g，桑寄生 10g，牡丹皮 9g，杜仲 10g，秦艽 10g，怀牛膝 10g，党参 15g，茯苓 9g，泽泻 10g，山茱萸 15g，炙甘草 6g，狗脊 6g，骨碎补 12g。②补骨片，每次 8 片，每日 3 次。③中药药浴，每日 1 次。处方：淫羊藿 20g，骨碎补 15g，三棱 15g，鸡血藤 30g，独活 15g，海桐皮 15g，桑寄生 15g，防风 20g，威灵仙 30g，刘寄奴 15g，苏木 15g，海风藤 15g，伸筋草 15g，千年健 15g，秦艽 20g。④马氏推拿手法治疗，每日 1 次。⑤马氏髋关节功能训练，每日 1 次。⑥中药导入治疗，每日 1 次。

患者住院治疗 18 天，髋关节疼痛减轻，髋关节活动较前改善，查体：腹股沟部位压痛减轻，屈曲功能、活动度好转，其余检查情况同前。症状与体征的评分左 8 分、右 0 分。

出院后继续进行如下治疗：①六味地黄丸合独活寄生汤加减，每日 1 剂，水煎服。② 3 号外用药药浴，每日 1 次。③马氏髋关节功能训练，每日 1 次。

二诊：8 月 3 日。患者自述经治疗，髋关节疼痛减轻，髋关节活动较前灵活，查体：股骨大转子叩击痛减轻，内旋、外旋功能、活动度好转，其余检查情况同前。症状与体征的评分左 6 分、右 0 分。复查骨盆 X 线片示股骨头外形稳定，股骨头坏死区域缩小，有骨修复。嘱继续治疗，治疗方案同前。

按语：本案患者证属肝肾两虚，故以六味地黄丸合独活寄生汤加减以滋肝补肾、益气血、止痹痛。方中加入骨碎补，以增强补骨生骨的力度。外用中药可改善局部微循环，具有温经通络、祛风除湿、舒筋活血的作用。马氏推拿手法可起舒筋活血、解痉止痛、松解粘连，调节髋关节的力学平衡。马氏髋关节功能训练可防治肌肉萎缩，帮助股骨头塑型，改善髋关节功能。

六、病案六

冯某，男，32 岁。2017 年 2 月 14 日初诊。

主诉：双髋关节疼痛伴活动受限 1 年余。

病史：患者于 1 年前因受累出现双髋关节疼痛伴髋关节活动受限，自行服用止痛药及外用膏药，症状逐渐加重，遂于当地医院就诊，行骨盆 X 线检查诊断为双侧股骨头坏死，经人介绍来我院住院治疗。现症见髋部沉重疼痛，痛处不移，关节活动不利，跛行，肌肤麻木，自感烦躁，苔腻，脉濡缓。饮酒史 5 年余。

查体：跛行步入。腹股沟中点压痛左（++）、右（++）。大转子叩击痛左（+）、右（+）。"4"字试验左（+）、右（+）。托马斯征左（+）、右（+）。髋关节活动度：前屈左 70°、右 80°；后伸左 10°、右 10°；外展左 15°、右 15°；内收左 15°、右 15°；外旋左 15°、右 20°；内旋左 15°、右 20°。症状与体征的评分左 9 分、右 9 分。

辅助检查：骨盆 X 线片示髋关节间隙左侧狭窄、右侧狭窄；股骨头外形左侧塌陷、右侧塌陷；股骨头密度左侧不均匀、有硬化及囊变区，右侧不均匀有硬化。

中医诊断：骨蚀病（湿热痰瘀阻络）。

西医诊断：股骨头坏死（左Ⅲ期、右Ⅲ期）。

证候分析：长期饮酒，损伤脾胃，使脾之生化健运失常，化湿生痰；酒为辛热之品，与痰湿相搏，凝滞成瘀。髋部脉络细微，血瘀痹阻，则诱发本病。脾虚胃热，痰湿阻于中，故烦躁；湿阻经络，则下肢沉重。

治则：清热化痰利湿，活血通络。

治疗：①化痰祛瘀生骨方：党参30g，白术15g，茯苓12g，陈皮9g，法半夏9g，当归12g，川芎12g，赤芍9g，熟地15g，桂枝9g，骨碎补15g，土鳖虫3g，丹参6g，牛膝6g，黄芪15g，炙甘草6g。②补骨片，每次8片，每日3次。③中药药浴，每日1次。处方：透骨草20g，伸筋草20g，川乌25g，草乌25g，急性子30g，苍耳子40g，防风20g，紫花地丁20g，苦参20g，三棱25g，莪术25g，秦艽30g，泽兰20g，桑寄生16g。④马氏推拿手法治疗，每日1次。⑤马氏髋关节功能训练，每日1次。⑥中药导入治疗，每日1次。

患者住院18天，髋关节疼痛减轻，髋关节活动较前改善，查体：腹股沟部压痛减轻，内收、屈曲、内旋功能好转，其余检查情况同前。症状与体征的评分左6分、右6分。出院后继续目前治疗方案。

二诊：9月26日。患者自述经治疗，髋关节疼痛减轻，髋关节活动度明显改善，肌肤麻木减轻。查体：髋部及大腿疼痛明显减轻，外展、外旋功能好转，其余检查情况同前。复查骨盆X线片示股骨头外形有部分修复，股骨头坏死区域缩小，有骨修复。症状与体征的评分左4分、右4分。继续目前治疗方案。

按语：本案患者属湿热痰瘀阻络，故采用化痰祛瘀生骨方以化痰祛瘀、活血生骨。方中二陈汤合四君子汤健脾化痰；四物汤、丹参养血活血；土鳖虫破瘀血、续筋骨；骨碎补补肾壮骨、活血续伤；牛膝引血下行；黄芪益气生阳，防活血药耗伤气血；炙甘草调和诸药。

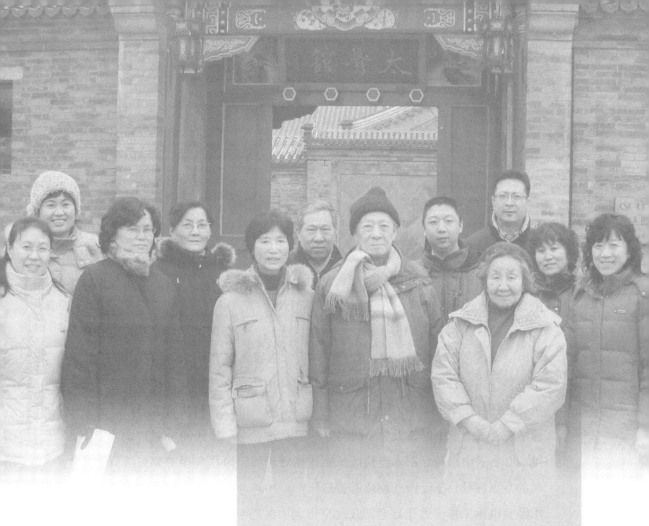

方和谦

（1923年12月—2009年12月）

谦和为人精诚为医 燮调阴阳以平为期

刘新桥

（1975年1月生）

方氏医学四代传人 不忘初心继续前行

2009 年 12 月 23 日 22 时 29 分，我最亲爱的外公方和谦，永远地离我们而去。外公的逝世，使我悲痛欲绝，食难下咽，寝难入眠。我是多么希望他能永生长存，永远陪伴着我们，一直与我们同行呀！

外公是我国著名中医学家，首届国医大师，首都国医名师，北京市鼓楼中医医院京城名医馆特聘专家；首都医科大学附属北京朝阳医院主任医师、教授，中医科原主任；历任中华中医药学会理事、中华中医药学会内科专业委员会委员、北京红十字会理事、北京中医药学会会长、北京市科协常务委员、北京中医学院（现北京中医药大学）顾问等学术职务。外公于 1990 年被确定为全国首批 500 名老中医药专家术经验继承工作指导老师；1993 年荣获国务院有突出贡献的专家称号，享受国务院政府特殊津贴；2007 年被评为全国老中医药专家学术经验继承工作优秀指导老师及北京市老中医药专家学术经验继承工作优秀指导老师；2009 年被评为首届国医大师，同年获北京市政府首都国医名师称号。

幼承庭训博学多思，几经风雨不改初衷

外公 1923 年 12 月出生于山东烟台，世代贫农，家境贫寒。外公的父亲、我的外曾祖父方伯屏，因原籍不能维生，年幼流落京中，暇拜末代太医院太医赵云卿为师习医，约 1915 年在京改业行医。外曾祖父十分重视对外公的文化教育，在私塾学习两年，学习了《三字经》《论语》《春秋》《左传》《古文观止》等书籍，可以诵读"陈情表""兰亭序"等文章，并进行了较好的书法训练。随后在小学 5 年、初中 3 年，接受了新学教育。初中毕业后，外公考入中央日本语学院日语系学习日语 4 年。

在中医家庭的熏陶下，从初中起，外公就参加了外曾祖父创办的中医讲习班三期，学习了《医学三字经》《药性赋》《汤头歌诀》《医学心悟》《内经》《伤

寒论》《金匮要略》等医学专著。从不理解的背诵起步，到渐渐理解其中医理论，在反复的诵读学习中，外公从少年之时就打下了坚实的中医学基础。此后，外公又拜涿州名医谭镜仁为师。谭先生研读各家著作，偏爱周慎斋的《慎斋遗书》，临证擅长滋补。外公受其影响，在以后的临证中，所施处方偏重温补。在日语学校毕业之际，在外曾祖父的强烈坚持下，外公开始随父行医。外公从打扫诊室卫生，为父亲做开诊的准备，到为病人倒茶、换药等点滴事情做起，并随父抄方侍诊，边干边学。外公除了将大量医学经典背得烂熟于心外，外曾祖父所撰的《医家秘奥》及3本医学笔记也是他宝贵的学习资料。外公每天随父临诊6小时后，坚持读书3小时。直至耄耋之年，外公对《伤寒论》仍然倒背如流。

1942年，外公19岁，在随父学医数年后，外公的哥哥方鸣谦已取得正式行医资格。在兄长的启发下，外公报名参加行医资格考试。面试答辩时，主考官杨淑澄老师向他提问："中药为何能治病？"此题颇有难度，外公略加思索后回答："天食人以五气，地食人以五味"，"夫五味入胃各归所喜，故酸先入肝，苦先入心，甘先入脾，辛先入肺，咸先入肾，久而增气，物化而常也"。外公将《内经·六节藏象论》和《素问·至真要大论》的经文脱口背出，以说明药物的性味各有所偏。药物之所以能够治病，就是取用药物性味的偏胜，以纠正与调和人体脏腑不协调的状态。对其简捷精辟的回答，老师给予了100分。笔试的题目是寒厥、热厥病的治疗，外公很快给出了附子汤治疗寒厥、白虎汤治疗热厥的答案。本次考试虽排名第27，但显示出外公有着扎实的中医基础功底。取得执业资格、颁发行医执照后，外公的"方和谦诊所"正式执业。

外公概括自己的行医历程为"风风雨雨"。1949年新中国成立，中医药事业也揭开了新的历史篇章。然而，由于政治原因，中医药事业经历了一段艰难而曲折的路程。这段时期，外公在私营油庄做过店员、在双桥砖厂当过工人，但他牢记外曾祖父的遗训"不谋其他职业，仍当业医工作"。

幸运的是，砖厂厂长特别照顾外公，对他说："你烧砖不在行，你喜欢医生这个职业，还是去做医生吧。"当时，在北京西四附近有一个中医学习西医的进修班，厂长便送外公去学习。外公是第九班学员，学习西医生理、病理基础及传染病、内科、妇科、儿科临床课程，国内名老中医干祖望、焦树德、路志正、柴嵩岩均与外公同期或先后在此学习。此次学习西医的机会，外公认为"歪打正着"，不仅学到了西医学知识，填补了学科空白，还取得了西医执业资格。学习西医为外公后来在综合医院进行中西结合工作打下了坚实的基础。

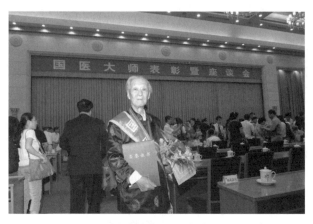

◎　方和谦获国医大师称号

桃李芬芳诲人不倦，温故知新启发后学

　　1954 年，外公调入北京市卫生局中医科工作，结束了个体行医的生涯。成为一名国家正式的医务工作者，是外公行医生涯的转折。1954 ～ 1956 年间，外公在北京市卫生局中医科任科员，主管医务行政，包括中医师资格的审批，参与北京市中医医院的组建、北京第七医院中医科及市级综合医院中医科的筹建等工作。1956 ～ 1962 年，父亲调到北京中医医院工作，并兼任北京中医学校伤寒教研组组长。在此期间，外公一方面在中医医院出诊，另一方面担任中医学校伤寒论及内科医案的教学任务。

　　在教育岗位上，外公对自己提出了更高的要求。为了在教学中更好地考据求源、引经据典，外公对《伤寒论》《金匮要略》的内容逐字逐句剖析，并将图书馆中有关《伤寒论》的百家注解，如柯韵伯、尤在泾等人的著书均借阅专研。《伤寒论》的每一篇，外公都有自己撰写的讲稿。讲授内科医案时，外公翻阅了《王旭高医案》《薛立斋医案》《名医医案》等大量医案书籍，授课时将之与《内经》《伤寒论》《金匮要略》的理论有机结合起来，并结合临床实际，深入浅出，纵横贯通，令学生茅塞顿开。

　　外公为第一、二届西医学习中医班授课的同时，还带学生到北京中医医院、同仁医院、天坛医院实习。外公对这段教学经历颇有感触，他认为，教学相长，教学一定要实事求是，"知之为知之，不知为不知"，决不能强不知以为知。经过这一阶段的教学工作，外公对经典著作的理论认识有了较大的提高。

从 1968 年到北京朝阳医院任中医科主任开始，外公同时承担了首都医科大学的中医教学工作。为启发西医学生对中医的兴趣，外公格外注重授课的艺术性和趣味性。学生评价他的课"文化底蕴丰富"。在课堂上，外公旁征博引、涉猎广泛，包括与中医学有关的诗词、歌赋都引用到教学中，学生都为他高屋建瓴、举重若轻、润物无声的大师风范所折服。

外公潜心教学，诲人不倦，在学术上对学生毫无保留、无私奉献，在生活中对学生平易谦和、关怀备至。他培养的中专生、本科生、进修生和西学中医生遍布海内外，为中医、中西医结合教育事业做出了突出的贡献。

除了正规的课堂教学，外公还和同道在 20 世纪 80 年代初，利用业余时间从晚七点半到九点半，在北京市鼓楼中医医院组织中医大夫复习经典，以温故知新。当时外公讲伤寒论，路志正先生讲温病，谢海洲先生讲金匮要略，巫君玉先生讲中医内科。为了发挥中医善治急症的优势，转变中医急诊特色濒临失传的危机，外公和路志正先生共同向北京市卫生局提出报告。经批准，全国中医内科急症学习班在北京市鼓楼中医医院举办，由外公和路志正等专家授课。学习班结业后，鼓楼中医医院率先成立了第一个中医急诊科。

1991～2008 年，外公先后担任第一、二、三、四批全国老中医药专家学术经验继承工作指导老师，师承结业的学生都已成为中医药事业的栋梁和骨干。2007 年 11 月，北京市中医管理局批准建设"方和谦名老中医工作室"，外公不顾年事已高，身体力行，在"方和谦名老中医工作室"建设中大力弘扬中医药文化，向社会展示首都中医药深厚的名医文化底蕴，走出一条与院校教育互补的教育模式。为启发后学，外公不顾当时已 85 岁高龄，主动请缨，在"名医大讲堂"中给学生和青年医师系统讲解《伤寒论》，历经 9 个月，共讲授 16 讲。外公也因此成为北京中医药"薪火传承'3+3'工程"名医大讲堂授课第一人，为首都中医药界留下了宝贵的经典学习财富，在全行业形成了良好的"学经典、用经典"的氛围。他这种"知行合一"的精神，不仅为我们树立了榜样，而且永远激励和鞭策着我们。

外公常说，中医经典著作百学不厌，告诫学生要读活书、活读书、读书活，而且身体力行，活到老，学到老。外公主编了"十一五"国家重点图书《中国现代百名中医临床家丛书·方和谦》《燕山医话》等多部学术著作，发表学术论文多篇，承担国家级科研课题 5 项。

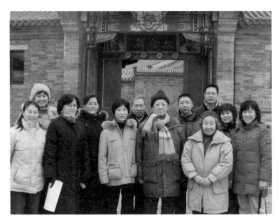

◎ 方和谦与家人和弟子合影（后排右四为刘新桥）

谦和为人精诚为医，德艺双馨与时俱进

在北京中医界，提起朝阳医院，人们会不约而同地想到外公方和谦的大名。他在患者的心中是老专家、好医生，在科室同事的心中是好领导、好前辈、好老师。外公在北京及全国的名望，来自他渊博的学识、高超的医技、谦和的人品。外公一直以"医疗战线上的一名小兵"自居，一句"老牛已知夕阳晚，不待扬鞭自奋蹄"让人对他孜孜不倦、勤于治学的奋斗精神敬佩不已。

外公一生行医以诚为本，实事求是，精益求精。他处方用药，药少力专，一剂药通常几块钱；开汤药十分注重口感，尽量不用太苦或太难闻的药。病人称赞"方老药味少，味道不难喝，还解决问题"。一位患有肺癌的普通患者心怀感激地回忆自己在下岗最困难的时候，外公向他伸出了关爱之手，不仅免费为他诊病、开药，还经常温和地开导他，鼓励他增强信心、战胜疾病。外公给他开的处方，一剂只有几块钱，但却很快缓解与控制了病情。

从 1958 年在北京中医医院行医，到 1968 年调至北京朝阳医院中医科，以及后来在北京市鼓楼中医医院京城名医馆出专家门诊，外公的医术在中医界有口皆碑。北京许多综合医院在危重病人治疗无效时，常请外公会诊，独到的医术使许多疑难病患者起死回生、转危为安。外公擅长医治各种疑难杂症，在 60 余载的行医生涯中，救治过的患者不计其数。曾经有一位 81 岁的老年患者，长期患糖尿病，出现严重的并发症——糖尿病足，到朝阳医院找到外公诊治。老人左脚趾亚急性坏死，脚趾呈黑紫色已 1 个月有余，伴有四肢浮肿、行动十分困难。西医认为只有截肢，老人和家属处在两难之中。后经人介绍，老人找到了外公求诊。外公仔细询问后，确认此病皆因元气不足、气阴两虚引起，遂投以自创的"滋补汤"以培补元气、扶正祛邪。服药两周后，患者四肢浮肿均有好转。6 周后，患者组织坏疽痊愈。再来院就诊时，但见老人面色红润、活动自如，已可以缓慢行走。

还有一位朝阳医院职工家属因腹痛住院，请外公会诊。外公诊其脉滑，认为滑脉反映有痰、有宿食、有实邪或为妊娠之脉，此患者是有实邪，应该请西医进一步检查有无占位病变，结果检查诊断为膀胱癌。患者得到了及时的救治，也使西医医生认识到中医诊病的神奇。外公还与西医医生同治一食用白胡椒面过量中毒的患者。患者因关节炎疼痛，听信"吃白胡椒面一两加葡萄汁"对其有效，服用后出现神昏，呼吸、出汗、排尿均有"白胡椒味"，虽正值三九寒冬，但患者全身起痱疹。西医医生对患者进行紧急抢救，外公会诊后投以生石膏、金银花、连翘等清热解毒药，患者渐渐清醒。后因应用"克脑迷"，患者再度昏迷，最终死亡。该病例使外公认识到"克脑谜"是中枢系统兴奋剂，属辛温大热之品，对中毒患者不宜使用。

外公的医术不仅在国内具有很高的声望，国外一些华人朋友也常常慕名而来。2004 年，外公接诊了一位美籍华人姜先生。姜先生 9 年来持续腹泻、腹痛、便血，在美国被诊断为克罗恩病。姜先生在美国经西医治疗近两年均不见起色。美国医生表示无药可治，建议姜先生手术治疗。姜先生回国后在多家医院求助于中医，服用各类方药 1 年多，但仍未痊愈。外公见其形体消瘦，问诊得知患者腹痛、腹胀、大便溏泻多年；钡餐造影检查结果示回肠节段性狭窄，假性憩室形成。外公确诊其证候为脾气亏虚，湿停气阻，采用参苓白术散健脾化湿，合香连丸理气止痛。1 周后，姜先生再次来就诊时，病情已明显好转。两年期间，姜先生往返于两国之间，坚持服用外公开的中药处方，最终疾病痊愈。这亦令美国医生称奇不已。

外公常教导身边弟子，"患者是我们的衣食父母"，"医乃仁术也"。患者不论职位高低、贫富亲疏，上至政府官员，下至平民百姓，远为异国贵客，近到街坊邻居，都要一视同仁，高度负责。外公出门诊时，常常不到 7 点就到诊室，为的是让早晨挂号等候的患者早点就诊后回家休息。遇到外地患者或病重患者请求加号，他总是尽量满足。外公从不轻易改动出诊时间，即使在"十一""春节"长假也不停诊，为的是不失信于患者。外公在 84 岁高龄时，仍每周 5～6

天出诊，每次要接待 30 个左右的患者，其精神令年轻人钦佩。

外公处方用药，药少力专，绝无大处方，很少用犀角、羚羊角、麝香等贵重药，力求简、便、廉解决问题，一剂药通常才几块钱，最多十几块钱。有时因为药太便宜，患者将信将疑地带着药回家，因为有效，又满心欢喜地前来复诊。外公用药特别注意顾护脾胃，每每加生稻芽、焦神曲等"保胃气，存津液"；开汤药时十分注重口感，太苦或太难闻的药尽量不用。患者称赞"方老的药，药味少，味道不难喝，还解决问题"，"坐在这儿病就好了一半"。

外公在面对"流脑""非典"时，表现出中医工作者当仁不让、身先士卒的气魄，在患者中有很高的威望和影响，展现出大医风范。

1955 年，流行性乙型脑炎暴发。暑热当令，石家庄郭克明老中医提出此属阳明温病，用石膏白虎汤治疗，取得很好的疗效，并作为中医治疗"乙脑"的经验向全国推广。1956 年夏季，乙脑肆虐北京，外公投入到乙脑患者的抢救治疗中。北京市卫生局采用 1955 年石家庄治乙脑的经验，但病情未得控制，死亡率居高不降，达 200 多例。此事惊动了周总理。周总理请中医研究院（现中国中医科学院）的蒲辅周先生偕同岳美中先生会诊。蒲老认为，"必先岁气，勿伐天和"。1955 年为燥火当令，阳明内热，患者见高热惊厥、谵语、舌苔黄厚，是瘟毒为患，用白虎汤加减清瘟败毒，治疗得当有效；而 1956 年雨水多、湿气重，患者虽也为高热惊厥，但观其舌脉，舌苔薄腻湿润，脉象濡缓，是湿温为病，应用芳香化浊、透表散邪法治疗，以藿香正气散加减。使用该方法治疗后，疗效达到 90% 以上，挽救了很多人的生命。

乙脑的诊治经过，作为外公行医生涯中的经验教训，留下了深刻的印象。他体会到，中医诊病只有实事求是，不能脱离辨证论治，才能取得理想的效果。外公重温《温病条辨》《温热经纬》，加深了对六淫致病特点的认识。1957 年，外公主编《北京市 1956 年流行性乙型脑炎治疗总结》手册，收集了 200 多个验案，由北京市卫生局印发 200 册，下发到各医院。外公撰写的"参加流行性乙型脑炎工作的点滴体会"文章，作为晋升主任医师的评审论文，关幼波、赵炳南两位专家给予了充分的肯定，论文评语为"对乙脑的中医治疗，自 1955 年石家庄经验被介绍以后，各地应用较多，类似报道亦较多，唯本文在中医分型上，除偏湿偏热的不同以外，又提出'表邪郁闭'这一类型，在治疗上采用透表为主，而获得较好疗效。在辨证上，强调温病的卫、气、营、血，三焦辨证和伤寒的六经辨证密切结合，不能偏废。以上两点有独特见解"。外公在"乙脑"事件中所获得的经验，对其以后治疗传染病是有益的借鉴。

2003 年 3 月，"非典"暴发，外公认为中医药应有所发挥，4 月份就向北京朝阳医院中医科及医院党委请命。考虑外公已八十高龄，院领导未批准其去一线的请求。即使留在医院，在"非典"高峰期，外公仍坚持出门诊、查病房。他拟订预防处方发放到医院医务人员手中，说"没有什么好怕的"，让身边的医务人员深受教育和鼓舞。作为国家级老中医专家，外公积极向国家中医药管理局建方献策，并认为"非典"不同阶段有夹寒夹湿的区别，仍需辨证论治，为战胜"非典"尽一份力。

在生活中，外公是一个极有生活情趣的人，京剧、象棋、麻将样样爱好，还写一手漂亮的毛笔字。他亦是一位美食家，在饭店尝到可口的饭菜一定要学会制作方法。外公常说药食同源，做饭和处方有异曲同工之妙。做菜讲究主料和辅料，放什么、放多少、怎么搭配，才能使菜品色香味俱全。逢年过节，外公是家里的"掌勺大厨"，烧得一手好菜，"糟熘鱼片""红烧肘子"等拿手菜的味道使我终生难忘，也使品尝过的弟子们竖起大拇指。

外公思想开明，对新鲜事物乐于接受，年轻时曾学习日语 4 年，闲暇时喜欢读读日语资料，弟子们戏称老师的发音是"大阪味的"。80 多岁的外公还学习英语，用手机发信息也很熟练。外公一直骑残疾人摩托车上下班、载着外婆去买菜，甚至还一度向往拥有机动车驾驶证。

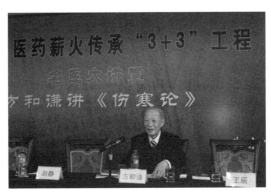

◎　方和谦在名医大讲堂授课

燮调阴阳，以平为期；和为扶正，解为散邪

外公勤于实践，善于思考，在他老人家 60 余载的行医生涯中，不仅积累了丰富的临床经验，而且形成了独到的学术见解，不断有所创新。他认为，中医学为哲理医学，重视人和自然的统一，形成"燮调阴阳，以平为期"的生理观；遵循治病求本的思想，强调正气为本、扶正以祛邪的治疗观。他熟读精研《伤寒论》，深刻理解仲景学说，不仅掌握其基本要领，而且学以致用，有所发挥，正确指导临床实践。他重视先后天之本的理论，长于运用补法，尤其善于调理脾胃。他提出"和为扶正，解为散邪"的独到见解，大大拓宽了和解法的应用范围。在长期的临床实践中，他总结和创制了"和肝汤""滋补汤"等有效方剂，广泛应用于临床诊治内、外、妇科等各科杂病，取得了显著的临床疗效。

一、"燮调阴阳，以平为期"的生理观

外公受哲理医学的影响，对阴阳学说有着深刻的理解和认识。"阴阳者，天地之道也"。外公认为，阴阳既是天地变化的共同规律，也是人体内在的基本规律。治病的根本目的，主要是调整人体阴阳的偏盛偏衰，促成"阴平阳秘"，以恢复和保持阴阳的相对平衡。外公在临证施治时，特别注重用"调和阴阳""以平为期"为基本法则指导临床实践，形成了自己的治疗思想。例如，他提出和解法，即"和为扶正，解为散邪"的观点，就是通过和解、调和，使表里、寒热、虚实的复杂证候、脏腑阴阳的偏盛偏衰归于平复，以达到祛除病邪、恢复健康的目的。他创制的"和肝汤""滋补汤"等经验方，均是在《内经》"谨察阴阳所在而调之，以平为期"的思想指导下，重在调整阴阳形成的有效方剂。

二、"正气为本，扶正以祛邪"的治疗观

外公认为，邪正斗争是影响阴阳平衡的关键，故临床辨证立法以邪正斗争为中心，着眼于扶正以祛邪，以恢复人体正常的生理状态，从而形成了正气为本、扶正以祛邪的治疗观。

在邪正斗争方面，外公强调应以正气为本，而尤为重视脾肾在脏腑活动中作为先后天之本的重要作用。在长期的医疗实践中，他善于应用"扶正培本"法顾护人体正气，曾明确指出："治病之关键在于扶正培本，扶正就是扶助正气、补益气血阴阳；培本就是培补脾肾，恢复脏腑正常的生理功能。"外公应用扶正培本法治疗疾病要点有三，即益气血重在补脾胃、补阴阳应当益肾、补脏腑注意五行相生。

1. 益气血重在补脾胃

外公认为，补益气血必须从补脾和胃、培补后天之本入手，故临证总以

"调补脾胃之气"为准则，达到补益气血、扶助正气的目的。因此，外公治病用药极为重视"顾护胃气"，提出"大病体虚，重在培中""大病必顾脾胃"的观点。在他治病的方剂中经常见有炒谷芽、香稻芽、焦神曲、炒莱菔子、砂仁、鸡内金、百合、麦冬、玉竹、石斛、大枣、甘草等和中养阴益气之品。对于久病虚证及老年人感受外邪的治疗，外公更强调"虚人病表建其中"，顾护胃气即可扶正祛邪；但用药需循序渐进，药性平和，用量宜轻，不温不燥，不滞不腻，不攻不泻。外公认为，通过保胃气，可使脾胃健运、肺气调畅、肝气和解、肾气充盈、五脏安康。外公治热病，遵吴氏"存得一分津液，便有一分生机"的思想，视养阴保津为其重要原则，提出"伤寒注意存津，治温病重在养阴"，在解表透热或清热解毒剂中，常加入无花粉、玉竹、麦冬、百合、石斛等药以顾护津液，皆是重视脾胃的具体体现。

2. 补阴阳应当益肾

治疗阴阳虚衰之证，外公认为应当注意益肾。凡阳虚之证，无论卫阳、心阳、脾阳，均与肾阳有关，治疗均应适当温肾之阳；凡阴虚之证，无论心、肺、肝、胃之阴，均易涉及肾阴，治疗当据证滋肾之阴；且应注意阴阳互根的关系，所谓"善补阳者，必于阴中求阳，则阳得阴助而生化无穷；善补阴者，必于阳中求阴，则阴得阳升而泉源不竭"。外公对于五脏虚衰之证自制"滋补汤"，乃以四君、四物加肉桂等脾肾两补，而经过加减用于各种虚证治疗，反映了其重视脾肾的学术见解。

3. 补脏腑注意五行相生

在各脏腑的相互滋生中，外公认为最重要莫过于先后天之本的作用，因为脏腑之生机在肾，补养在脾。因此，外公临证诊病必先察脾胃是否健旺，继思气化是否正常。脾胃不和则先调脾胃，方能为进一步治疗创造条件，在后期则多考虑益肾。一般脏腑失调，脾肾俱虚时，外公先补脾以资化源，后益肾以固根本。基于以上认识，外公遵扶正培本之大法，将脾肾阴阳气血融为一体，创制"滋补汤"，以益气养血、补益脾肾、顾护阴阳为宗旨，临证中为补法之基本方剂，广泛应用于气血两虚，阴阳失调的病证，治疗各种疾患，屡见奇效。

4. 应用补法注意事项

外公临证以补益脾肾、调和阴阳、扶助正气见长，善用补法治疗虚证和虚实夹杂证，对补法的应用提出几点注意事项。

（1）明辨虚实：注意所谓"大实有羸状，至虚有盛候"，不要为假象所迷惑，勿犯虚虚实实之戒。

（2）根据病情选择补法：如病势急迫，气血暴脱，宜选择峻补，且宜补足，使药效持续，方能挽救于万一。否则药性一过，元气复脱，则功亏一篑。外公在诊治虚损重症时，常以独参汤单煎顿服；而对于慢性久病，则宜用缓补之法，须日积月累，至一定时日，始建功效，切不可急于求成，一见罔效则半途而废。

（3）防治补药之弊：壮阳之剂，久用易生虚火，用时宜少佐柔润之品；滋阴之品，多用腻膈碍胃，应酌加理气和胃之药，务使补气不壅中，养阴不碍胃。

（4）注意虚不受补：有些患者，纵属虚衰当补，然个人体质，特别是脾胃甚虚，或有虚火滋生，虽虚而不受补，当缓缓图之，或少佐清解之品，慢慢收功，总要注意顾护胃气。

（5）食养结合：外公认为，扶正培本不可专恃药饵。《素问·脏气法时论》曰："毒药攻邪，五谷为养，五果为助，五畜为益，五菜为充，气味合而服之，以补精益气。"此即主张服药与饮食配合得当，则可补益精气。因此，外公对慢性病者投药，每每嘱其服 2 剂或 4 剂停 1 天，以调养为主，有利于胃气的恢复。而常有患者向其咨询如何服补药，外公多以饮食多样、顺其自然，以"食补"不以"药补"告之。

5. 扶正培本，创制"滋补汤"

方源：外公在《金匮要略·血痹虚劳病脉证并治》补法九方的基础上，加以概括总结，自拟"滋补汤"作为补虚扶正的基本方剂。本方由四君子汤合四物汤化裁而来，在两方的基础上，减川芎，加官桂、陈皮、木香、大枣四味，集脾肾气之补于一身，又具疏通之性，有阴阳双补、气血两滋之功。

组成：党参 9g，白术 9g，茯苓 9g，甘草 6g，熟地 12g，白芍 9g，当归 9g，官桂 3g，陈皮 9g，木香 5g，大枣 4 个。

方中用四君子汤之党参、茯苓、白术、炙甘草补脾益气，培后天之本；四物汤之当归、熟地、白芍滋阴补肾，养血和肝，固先天之本；佐官桂、陈皮、木香、大枣温补调气，纳气归原。全方既有四君、四物之气血双补之功，又有温纳疏利之力，使全方补而不滞、滋而不腻，补气养血、调和阴阳、养心健脾、柔肝和胃、益肺补肾面面俱到，又以顾护先后天之本为先，更以调补中焦为主。所用之药看似平常，实则配伍严谨、立法有度，其专为虚证而设，不管临床表现如何，但见气血不足，五脏虚损之候，即可灵活加减应用，恢复脏腑功能，改善临床症状。

主治：气血不足，五脏虚损，各种贫血、中风后遗症、肾功能衰竭、心功能不全、癌症术后或放化疗后等虚损重证。

加减原则：以脏气虚损，气血不足为主证，根据兼证的寒热虚实加减用药。

三、善用和法，提出"和为扶正，解为散邪"的精辟见解

外公受少阳病用和解法的启发，将这一认识"扩展到脏腑之间、上下之间、气血之间、阴阳之间，凡是有邪气侵袭，正气不足，邪正交错的状态，均可运用和解法来治疗"。自创的"和肝汤"即是这方面的代表方剂。

1."和解法"的作用基础

外公认为，无论是脏腑气血失调，还是邪正相互影响，总是引起阴阳失调，故调和阴阳乃是治疗的基本出发点，而"和解法"则是调和阴阳的重要治疗方法。外公认为，气血既是脏腑生理活动的物质基础，亦是病理变化的依据，故历来把调养气血作为摄生之首务、论治之中心。他还认为，脏腑功能之正常，不仅在于气血充盛，而且贵在气血通调。

2."和解法"的临床意义

和解法是指和解表里、疏通气血、协调上下、调整全身脏腑功能的一种治法。应用和解法，一则使失调之脏腑功能得以恢复，二则使入侵的寒热之邪能够透达，逆乱的气机恢复正常之升降出入。因此，和法的应用十分广泛，凡伤寒邪在少阳，瘟疫邪伏膜原，温热病邪留三焦，以及肝胃不和、肝脾不和、气血不和等，都可以用之。其用法很多，常用的如和解少阳、开达膜原、分消上下、调和寒热、两和肝脾、疏肝和胃等。

3.对"和解法"的深入认识及创新

外公对"和解法"极为重视，对其应用亦十分广泛，经多年潜心研究和临床实践，提出"和为扶正，解为散邪"的精辟见解。扶正，即为调理脏腑功能之正气，散邪实际是针对外来寒热之邪和失调之气机而言。这一观点是外公对"和解法"的深入认识及创新，反映了外公重视扶正培本的治疗原则及气机升降出入在病机变化中重要地位的学术思想。

对"和解"的理解，外公认为，"和，如一加二等于三，三加二等于五，是大小二数之和。解，为解开、解放、解散。所以，这个和解二字只能作为加加减减，改善人体的体质和疾病的不良状态，而不能够认为是正气与邪气和解了，二者是敌我矛盾，邪正之间不可能和解"。并认为"药无和解之药，方有和解之方"，因为"药具一性之偏，热者寒之，寒者热之，虚则补之，实则泻之，不虚不实，以经取之。如人们常用的生姜、草、枣这是补药，可以调和营卫，而不是和解药"，"而和解之方都是调其寒热、适其寒温，以达其所，通过和解调理，

扶正以祛邪，达到一个共同的目的"。如和解剂之主方小柴胡汤，功为和解少阳，实可调理脏腑。方中柴胡透达少阳半表之邪，黄芩清泄少阳半里之热，合姜、夏以和胃降逆，伍人参、甘草、大枣以扶正达邪。其严谨科学的配伍体现了小柴胡汤和解少阳、调理气机、扶正以祛邪的内涵。其他的和解剂，皆师其法而加减化裁，如调和肝脾的四逆散、逍遥散、痛泻要方；调和肠胃的半夏泻心汤、黄连汤；调和肝胆的蒿芩清胆汤等。外公认为，和解之法的组方均属补泻兼施、苦辛分消、寒热并用，以调理气机为宗旨，郁结者疏之，滞窒者调之，横恣者柔之，蕴热者清之，从而达到扶正散邪、调和阴阳之目的。这也即是外公将和解法概括为"和为扶正，解为散邪"的真正含义。

4."和解法"重在调理血气

"血气者人之神，不可不谨养"，而血气贵在疏通，所谓"血气不和，而病乃变化而生"。正如朱丹溪所说："气血冲和，百病不生，一有佛郁，百病生焉。"因此，气血失和是疾病的基本病理变化。而在气血条达中，又以调畅气机为要。气机的升降出入，是人体维持正常生理功能的保证。外公在深入理解《内经》气机升降思想的基础上，以和解法调理脏腑的气机升降，使之通畅顺遂，达到扶正祛邪、平衡阴阳的目的。和为扶助正气，是有调补气血的作用；解为散邪，不仅解除外邪，且使郁滞之气血疏通调畅，起到祛邪的作用。因此，和解法重视调理气机是其重要的作用机制之一。

5.调和气血，重在调理肝脾

在脏腑气血的条达中，外公特别强调肝脾二脏的调和通达。

调和肝脾，当以调畅气机为要。凡肝气失和者，外公常用"和肝汤"治疗。该方是在逍遥散的基础上，不仅加补气之党参，且加用行气之香附、苏梗；而其常用的"滋补汤"则在八珍汤基础上加用官桂、木香、陈皮等，亦是调理气机之用。

调和肝脾，有气血之辨。有偏气分者，有偏血分者，气分有虚有郁，血分有瘀有虚，均当辨析。气血之中又有阴阳，且有在脾在胃的不同，故肝脾不和之证须具体分析。偏于血分者宜用逍遥散或和肝汤加减；偏于气分者，则多为肝胃不和，宜用柴胡疏肝散或和肝汤加陈皮、半夏、砂仁、白豆蔻之属。肝火伤及胃阴，加用沙参、生地、麦冬等。外公认为，内伤杂病多有肝脾气血失调之变，虽然六淫七情夹杂为患，病情错综复杂，必须密切注意肝脾不和这个常见的病机变化。

6. 善用和法，创制"和肝汤"

方源："和肝汤"为外公自创的经验方，为《太平圣惠和剂局方》"逍遥散"化裁而成。外公在此方的基础上加用党参、香附、苏梗、大枣四味药，使其和中有补、补而不滞，既保留了逍遥散疏肝解郁、健脾和营之内涵，又加重了培补疏利之特色，从而拓宽了逍遥散的用途。

组成：当归 12g，白芍 12g，白术 9g，柴胡 9g，茯苓 9g，生姜 3g，薄荷 3g（后下），炙甘草 6g，党参 9g，苏梗 9g，香附 9g，大枣 4 枚。

"和肝汤"的组成有 3 个特点：其一，本方以当归、白芍为君药，养血柔肝。肝为刚脏，体阴而用阳，以归、芍阴柔之品涵其本。其二，本方以柴胡、薄荷、苏梗、香附为臣药，柴胡、薄荷疏肝以解郁，加入苏梗、香附不仅降肝之逆，且能条达上、中、下三焦之气。四药合用，有疏肝解郁、行气宽中之功，即所谓"肝欲散，急食辛以散之"，以辛散之剂遂其性。其三，本方以参、苓、术、草四君为佐药，甘温益气，健脾和胃，既遵仲景"见肝之病，知肝传脾，当先实脾"之旨，又收"肝苦急，急食甘以缓之"之用，达到以甘温缓急杜其变的目的。上述特点使"和肝汤"成为一个调和气血、疏肝理脾、体用结合、补泻适宜的方剂，在临床上广泛应用于肝脾失和的病证。

主治：肝郁血虚，脾胃失和，两胁作痛，胸胁满闷，头晕目眩，神疲乏力，腹胀食少，心烦失眠，月经不调，乳房胀痛，脉弦而虚者。

加减原则：以肝郁脾虚，气血失调为主证，根据兼证的寒热虚实加减用药。

四、典型医案

1. 肠癌泄泻（直肠癌术后放疗副反应）

张某，男，40 岁。2005 年 3 月 10 日初诊。患者于 2005 年 2 月 2 日行直肠癌根治术，病理报告示高分化腺癌。于 2 月 22 日开始放、化疗，遂出现腹泻，伴白细胞下降，前来就诊。患者 10 天来乏力口干，气短懒言，恶心纳差，大便次数多、量少、每日 4～7 次。查血常规示白细胞 $3 \times 10^9/L$。舌红苔薄白，脉细缓。诊断为肠癌泄泻（直肠癌术后放疗副反应），属脾虚证。治以益气养血、健脾和胃。方拟滋补汤加减。

处方：党参 9g，茯苓 9g，白术 9g，炙甘草 6g，当归 9g，熟地 9g，白芍 9g，官桂 3g，陈皮 9g，木香 3g，大枣 4 个，生黄芪 15g，枸杞子 10g，麦冬 10g，焦神曲 6g。14 剂，水煎服，每日 1 剂。

二诊：药后腹泻次数减少，每日 2～3 次，仍感乏力、盗汗，食量稍有增加。查血常规示白细胞 3.5×10^9/L。原方有效，继服前方 14 剂，水煎服，日 1 剂。

三诊：大便已正常、偏软，食欲差，纳少，舌洁，脉细缓。血常规示白细胞 3.2×10^9/L。仍以滋补汤调理，加生薏苡仁、浮小麦各 15g。

处方：党参 9g，茯苓 9g，白术 9g，炙甘草 6g，当归 9g，熟地 9g，白芍 9g，官桂 3g，陈皮 9g，木香 3g，大枣 4 个，枸杞子 10g，麦冬 10g，生黄芪 15g，焦神曲 6g，生薏苡仁 15g，浮小麦 15g。15 剂，水煎服，服 3 天停 1 天。

按语：患者因直肠癌术后，气血亏虚，放疗为热邪损伤，耗气伤阴，脾气虚则脾失健运，水谷混杂而下，以致发生泄泻。"脾胃为后天之本"，泄泻造成水谷精微不能吸收，而致后天失养，故乏力气短；脾主运化、胃主受纳，脾胃受损，津液化生不足，不能上承，故口干；胃气上逆则恶心；气血亏虚，故见白细胞减少。病位在中焦，病性属气血亏虚之虚证。

癌症的放、化疗，不可避免地合并放射性反应与损伤。放、化疗过程中，对机体正常组织带来不可避免的损坏，白细胞下降是最常见的症状之一。放、化疗后，机体出现的症状多属于"热毒伤阴"所致，故治疗上多以清热解毒、益气养阴为主。脾胃为后天之本、气血生化之源，大病术后气血受损，继而放、化疗，更伤津耗气，损伤脾胃。该患者已进行放、化疗 5 次，腹泻、气短、懒言为气虚之象，面色失华、白细胞减少为血虚之征。外公用滋补汤治之，寓在气血双补、脾胃同调。方中四君子汤合生黄芪健脾益气；四物汤合枸杞子、大枣补血；以陈皮、木香、焦神曲行气消食和胃，故可见患者药后腹泻止。患者在放、化疗过程中，通过中药配合，改善机体气血失衡的状态，使血细胞维持在正常水平，使放、化疗得以继续进行。外公在临证中非常重视保胃气，提出"大病必顾护脾胃"，本案就是一个很好的例子。

2. 胃脘痛（慢性浅表性胃炎）

张某，女，56 岁。2005 年 12 月 22 日初诊。患者 3 个月来，一旦饮食稍有不适，即出现左上腹隐痛，到北京朝阳医院消化科做胃镜检查示慢性浅表性胃炎；腹部 B 超示脂肪肝，肝多发囊肿。查甘油三酯 370mg/dL。服西药效果不佳。患者现腹痛，口苦，纳可，厌油腻，二便调；舌质红，苔略厚，脉弦平。诊断为胃脘痛（慢性浅表性胃炎），证属肝胃不和。治以疏肝和胃。方拟和肝汤加减。

处方：当归 9g，白芍 9g，党参 9g，北柴胡 5g，茯苓 9g，陈皮 10g，香附 6g，炒白术 9g，法半夏 6g，焦神曲 6g，苏梗 6g，大枣 4 个，佛手 6g，砂仁

5g，白豆蔻 3g，炙甘草 6g，薄荷 5g（后下）。12 剂，水煎服，每日 1 剂。

复诊：患者药后腹痛缓解，食纳可，二便调，仍自觉脐周不适、恶心，时头晕，舌苔白，脉平缓。继用和肝汤加减调理。

处方：当归 6g，白芍 6g，陈皮 10g，法半夏 5g，茯苓 12g，薄荷 5g（后下），香附 6g，炙甘草 5g，干姜 2g，焦神曲 6g，苏梗 6g，大枣 4 个，莱菔子 6g，郁金 6g，炒谷芽 15g。12 剂，水煎服，每日 1 剂。

按语： 肝主疏泄，肝气郁滞不疏，气机阻滞，逆乘脾胃，胃失和降，不通则见上腹隐痛；肝胆互为表里，肝气郁滞，久郁化火，肝火上炎，则口苦；舌质红，苔略厚，脉弦平，均为肝胃不和，久郁化火之征。外公认为，止痛离不开芳香行气类药，如藿香、佩兰、石菖蒲、焦神曲、焦麦芽等；急性疼痛用承气汤，一般痛可用郁金、香附、苏梗、薄荷、吴茱萸等。上法可加焦神曲、焦麦芽以健脾消食。

此案因饮食不调引起胃脘痛，用和肝汤疏肝和胃治之。方中柴胡、薄荷、香附、佛手、郁金、半夏疏肝解郁，理气止痛；芍药、甘草和中缓急止痛；当归、大枣养血和血调中；党参、茯苓、白术健脾培中；砂仁、白豆蔻、陈皮、苏梗温中化湿，行气止痛；焦神曲、炒谷芽健胃消食。全方理气和胃止痛，对肝胃不和型慢性浅表性胃炎确有良效。

3. 消渴

高某，男，46 岁。2005 年 12 月 12 日初诊。患者诉 1 个月来乏力困倦，门诊查餐后 2 小时血糖为 29.6mmol/L。服用拜糖平、金芪降糖片等治疗，未见明显疗效。现症见乏力困倦，主食每日 6 两，大便干燥，唾液多，察其舌苔稍腻，脉平缓。中医诊断为消渴（脾肾两虚证）。西医诊断为 2 型糖尿病。治以补气培元。方拟四君子汤化裁。

处方：太子参 15g，茯苓 10g，炒白术 10g，陈皮 10g，生白芍 6g，炙甘草 5g，当归 6g，炒谷芽 15g，焦神曲 6g，竹茹 10g，麦冬 10g，柴胡 5g，生黄芪 10g，山茱萸 10g，大枣 3 个，薄荷 5g。15 剂，水煎服，每日 1 剂。

二诊：服药 15 剂，患者诉药后下肢乏力好转，大便 2～3 日 1 次，睡眠可，舌苔薄腻，脉缓。测空腹血糖为 18.9mmol/L。前方有效，效不更方，继续补气培元，服前方 15 剂。

三诊：服药 15 剂，患者诉药后乏力好转，仍困倦，有饥饿感，二便调，睡眠可。测空腹血糖为 15.4mmol/L。前方有效，继服前方，生黄芪改为 15g，加枸杞子 10g。20 剂，水煎服，每日 1 剂。

按语：四君子汤出自《太平惠民和剂局方》，为治疗气虚的总方，加陈皮名为五味异功散。四君子汤主在补气健脾，强健中焦。本案患者既往糖尿病史6年。脾为后天之本、水谷气血之海，饮食通过脾的转运，化为精微物质，才可为人体所用。脾虚四肢百骸失养，则乏力困倦；唾液多，苔腻，均为脾气虚之表现。乏力困倦为主症，脾气虚弱是病因所在。方中加黄芪、当归、白芍益气养血和血；炒谷芽、焦神曲和胃防滋腻；外公拟此方还寓有补中益气汤之意。患者病程较长，元气亏虚，故治以补气培元，从培补后天之本入手，加强脾脏的运化功能，继而改善全身症状。一般治疗糖尿病分上、中、下三消，针对肺燥、胃热、肾虚立法，外公认为在治疗糖尿病时，补肾不如补脾。《慎斋遗书》谓："先天之气赖后天以助之，后天之气赖先天以资之。"外公抓住本案患者脾气虚的主证，采用健脾补气培元，取得很好的疗效。

4. 发热

赵某，男，79岁，住院号1887。患者有慢性咳喘史30余年，两周前因复感风寒引起发热，咳喘加重，门诊以"慢性喘息型支气管炎急性发作；阻塞性肺气肿；肺源性心脏病，心功能不全，肺功能不全"收住院。

入院体检：T38.6℃，P88次/分，R21次/分，BP16/10.7kPa。半卧位，精神弱，面色潮红，头灼热无汗，颈静脉怒张，桶状胸，剑突下可见心尖搏动，心律齐，心率88次/分，心音远，双肺布满哮鸣音及湿啰音，双下肢水肿。

实验室检查示白细胞$16.2×10^9$/L，中性粒细胞87%；血气分析示低氧血症。

入院后给予吸氧、静脉滴注抗生素及对症治疗，体温下降，第二天体温达39.2℃，心率112次/分。血气复查示呼吸衰竭。病情危重，下病危通知。由于体温不退，以冰袋物理降温，并急请外公会诊协助治疗。

外公诊察病人并追问病史。患者发热已持续两周，体温波动在38.5～39.6℃之间，曾用多种抗生素效果不佳，病情加重。视患者半卧位，精神差，面色潮红，唇指发绀；咳声低，喉中痰鸣，喘促气不接续，动则尤甚；口干，但不欲饮水，手足冷，身微恶寒，不痛；不恶心，无呕吐，5天未排大便。舌质嫩红，苔滑微腻，脉细数。

辨证：本虚标实，气阴两虚，外感表邪不解，肺气不利。

治法：扶正固本，益气养阴，解表宣肺化痰。

处方：西洋参6g，北沙参10g，麦冬10g，浙贝母10g，芦根15g，白茅根15g，淡豆豉10g，生甘草10g，瓜蒌仁15g，炒栀子5g，桑叶10g，薄荷3g（后下），白前 10g，白茯苓 12g。3 剂。

二诊：药后患者头部、身上有微汗出，咳喘、气短、心悸有好转，体温有下降趋势，精神较前明显好转，仍觉口干、咽干、咳痰不爽。听诊两肺喘鸣音减少。脉较前有所缓和；舌质嫩微红，苔薄白润。在前方基础上加重育阴清热药物，兼以调和胃气。

处方：西洋参 6g，北沙参 10g，天冬、麦冬各 10g，玉竹 15g，百合 15g，白茯苓 15g，炙甘草 10g，苏梗 6g，桔梗 6g，浙贝母 10g，白前 10g，化橘红 10g，海浮石 15g，炙枇杷叶 6g，炒山药 15g。3 剂。

三诊：体温已降至正常，咳喘明显减轻，能吐出少量痰液，双肺无哮鸣音，唯食欲欠佳。仍治以扶正化痰和中。

处方：西洋参 6g，北沙参 20g，麦冬 10g，法半夏 10g，白前 10g，炙枇杷叶 6g，化橘红 6g，白茯苓 12g，炙甘草 6g，海浮石 15g，百合 15g，玉竹 10g，丝瓜络 6g。3 剂。

四诊：患者精神好，食欲增加，白细胞 $8.4×10^9$/L，血红蛋白 110g/L。病情平稳，继上方西洋参易党参，加生姜、大枣益气养阴、和中调理巩固。

按语： 本案患者年高体衰，患慢性咳喘多年，机体抗病能力很差，因复感外邪而高热不退入院。经用大量抗生素药物及冰袋物理降温等方法，但体温不降，以致发展为呼吸衰竭，心功能不全加重，病到垂危之际。外公会诊后认为正虚邪实，正不胜邪，邪陷深入，而呈危候。外公在益气养阴又固其本的同时，兼以解表宣肺除邪，以鼓舞汗液解出。邪随汗解而体温下降，后又经调理而收功效。外公在分析病情时指出，类似这种扶正祛邪的方法前人早就有很好的经验，如"人参败毒散""参苏饮""加减葳蕤汤"等，就是很好的例证。

著名医家喻嘉言曾说："伤寒病有宜用人参入药者，其辨不可不明。盖人受外感之邪，必先汗以驱之，唯元气大旺者，外邪始乘药势而出。若元气素弱之人，药虽外行，气从中馁，轻者半出不出，留连为困，重者随元气缩入，发热无休……所以虚弱之体，必用人参三五七分，入表药中少助元气，以驱邪之主，使邪气得药一涌而出，全非补养虚弱之意也。"外公所拟标本兼治、扶正祛邪、领邪外出之方，正是基于古人"正气不存，邪将焉去"的邪正观，使得正气得充，而祛邪有力，使高热已持续两周的垂危患者得以转危为安。

5. 咳嗽

咳嗽为肺系疾病的主要证候之一，在《中医内科学》中分外感咳嗽与内伤咳嗽两大类。外感咳嗽又分为风寒袭肺、风热犯肺、风燥伤肺三型。内伤咳嗽又分为痰浊蕴肺、肝火犯肺、肺气虚弱、肺肾两虚等多种证候。然而在临诊中，外公要求既要熟记书本理论，又要灵活掌握，以求融会贯通。

案 1 吴某，男，15 岁。1998 年 4 月 20 日初诊。患者因上呼吸道感染引起咳嗽不止，咽痛，痰色稀白，鼻塞不通，脉弦平，舌苔薄白，听诊双肺呼吸音稍粗。

处方：桑叶、桑皮各 10g，杏仁 10g，桔梗 10g，菊花 8g，生甘草 6g，连翘 10g，前胡 10g，薄荷 5g（后下），白前 8g，莱菔子 6g，芦根 10g，鱼腥草 10g。6 剂，水煎服。

按语：风寒袭之，则皮毛洒淅，客于肺中，肺开窍于鼻，主呼吸，故鼻塞、咳嗽治以解表宣肺，方用桑菊饮加减。方中用莱菔子通气化痰，鱼腥草消痰止咳。服药后，表解咳止病愈。

案 2 王某，女，61 岁。1998 年 6 月 9 日初诊。患者原有气管炎病史，近两月来又发咳嗽少痰，胸闷不适，纳食不馨，胃胀，大便干，数日不行，脉弦细，舌苔厚腻。

处方：陈皮 10g，法半夏 10g，茯苓 10g，炙甘草 6g，大瓜蒌 15g，炒枳壳 6g，苦杏仁 10g，炙枇杷叶 6g，炒苏子、炒苏梗各 6g，白芥子 6g，莱菔子 6g，前胡 6g。6 剂，水煎服。

二诊：服药后，大便得通，咳嗽减轻，再拟前方加减。

处方：陈皮 10g，法半夏 10g，茯苓 10g，炙甘草 6g，炒枳壳 6g，炙枇杷叶 6g，杏仁 10g，麦冬 6g，前胡 5g，苏子 6g，莱菔子 6g，白芥子 6g。6 剂，水煎服。

服后咳止。

按语：此例辨证关键在于舌苔厚腻，纳食差，为中焦湿阻明显，病本在湿，标在咳，方用二陈汤加味降气燥湿化痰。方中用瓜蒌、杏仁、炙枇杷叶能润肺化痰，通利上焦肺气，上窍开发则咳解。

案 3 赵某，女，43 岁。1998 年 4 月 14 日初诊。患者患慢性咽炎数年，时发时止，近 1 个月来咽痛、咽干、咽痒即咳，咳则不止，咳甚则胸痛，痰少色白，服中西药治疗均无效，纳食及二便均正常，脉弦平，舌苔薄白，咽红充血。

处方：炙紫菀 10g，白前 10g，炙百部 10g，陈皮 10g，苦桔梗 6g，炙甘草 10g，荆芥 5g，苏梗 5g，炙枇杷叶 6g，玉蝴蝶 5g，麦冬 10g，胖大海 6g。6 剂，水煎服。

二诊：服药后咳嗽减轻，胸痛止，继以前方去荆芥、苏梗，加诃子肉 6g，玉竹 10g, 6 剂, 水煎服。

咳嗽缓解。

按语：本案患者因感受风寒之邪，邪气留恋不去，而引起咳嗽不止。气机痹阻则胸病。因患者外感急期已过，病咳缠绵，故治疗当以调和肺气为主，宜用《医学心悟》止嗽散加减。患者服药后得以缓解，后又以前方加诃子肉以敛肺消痰，服药后病愈。

案 4　周某，男，70 岁。1998 年 2 月 17 日初诊。患者自诉有慢性支气管炎史，近 1 周来因受凉引起咳嗽、少痰胸闷、气短、全身乏力，脉弦滑，舌苔薄白。

处方：陈皮 10g, 茯苓 10g, 法半夏 6g, 炙甘草 6g, 荆芥 6g, 桔梗 10g, 苦杏仁 10g, 白前 10g, 炙百部 10g, 炙紫菀 10g, 前胡 6g。10 剂, 水煎服。

二诊：服药后咳嗽减轻，再拟前方继服 6 剂，则患者咳嗽缓解。

按语：本案患者素日肺气虚损，又感受风寒，方用止嗽散和二陈汤并用，辛温宣散，化痰止嗽，药后病除。

咳嗽在日常生活中为常见的病证。《素问·咳论》曰："五脏六腑皆令人咳……"《河间六书·咳嗽论》曰："寒温燥湿风火六气皆令人咳。"汉代张仲景所著《金匮要略》的"肺痿肺痈咳嗽上气篇"与"痰饮咳嗽篇"是将咳嗽作为其他疾病的一个证候来讨论的，而后世则以咳嗽作为一个病名或病候的一门来讨论，如《备急千金要方》《外台秘要》《医宗金鉴》等历代医学著作中，均以咳嗽作为一个疾病单元进行论述。

咳嗽作为一个证候或一个病证来讨论，均无可非议，主要是审证求因。我们在临床中抓住主要表现，经过辨证，治疗得当而痊愈。不论是外感或内伤引起咳嗽，均与肺有关。肺气通天、合皮毛，以下降为顺，胃气亦以和降为顺，正如《素问·咳论》曰："此皆聚于胃，关于肺，使人多涕唾而面浮肿气逆也。"因此，治肺不得遗忘调理胃气，肺主肃降，胃主和降，具体用药，重点在二陈汤和止嗽散二方中。止嗽散出自《医学心悟》，方中荆芥辛而微温，祛风解表，宣肺利咽；百部、紫菀二药能润肺止咳，且温而不热，润而不腻；桔梗、白前均能祛痰止咳，为一升一降，不论属寒、属热，皆可使用；陈皮降气化痰，甘草缓急止咳，调和诸药。全方能宣通肺气，温而不燥，润而不腻，能宣能肃，能升能降，无论外感或内伤引起的咳嗽，均以此方为基础进行加减。二陈汤出自宋代《太平惠民和剂局方》，治一切痰饮为病。方中半夏辛温，体滑性燥，用以行水利痰；痰因气滞，气顺则痰降，故以陈皮利气；痰由湿生，湿去则痰清，故以茯苓渗湿；中不和则痰涎聚，又以甘草和中补土。四药相配，以达到和中降气化痰之功。在临床上，两方配合应用，每能收到满意疗效。

五、用药配伍特色

外公对《伤寒论》《金匮要略》进行考据求源、引经据典的研究，每篇都有撰写的讲稿。他认为，中医只有在深刻领会仲景学术的基础上，才能融会贯通，灵活运用。而"阴阳自和，必自愈"是对所有疾病治疗原则的高度概括；阳明病是里热燥火为患的疾病；少阴分寒化、热化两类，寒化有四逆汤、白通汤、通脉四逆汤、真武汤、附子汤、桃花汤、吴茱萸汤、麻黄附子细辛汤8方；热化有黄连阿胶汤、猪苓汤2方。治喘有桂枝加厚朴杏子汤、麻黄汤、小青龙汤、葛根芩连汤、麻杏石甘汤、白虎汤、大承气汤、大陷胸丸、苓桂术甘汤、真武汤、十枣汤、瓜蒂散、三物白散、小柴胡汤，分别适用于不同的病证。

外公对古方学以致用，所谓师其法而不泥其方。如小柴胡汤为和解剂，是少阳病的代表方剂，既用于外感病又用于内伤病，还用于泌尿系统病、月经病，应用范围很广，但脾虚、湿温者慎用。痰饮分痰饮、悬饮、溢饮、支饮4种，可选用苓桂术甘汤、己椒苈黄汤、大小青龙汤、五苓散及二陈汤等。外公用方同时有所创新，如酸枣仁汤治虚烦不得眠，取竹皮大丸中的竹茹、白薇加入，对阴虚脏燥失眠效果显著。外公虽精通《伤寒》，但主张经方和时方合用，以满足疾病谱的发展需要。如根据三焦辨证，上焦用桑叶、菊花、连翘；中焦用藿香正气散之类；下焦用大定风珠、三甲复脉汤等。

外公擅治多种疑难杂症，尤对呼吸、消化及心脑疾病有独到之处。如治疗咳嗽发热者用桑叶、桑白皮、菊花、薄荷、杏仁、桔梗、连翘、芦根、荆芥、白前、牛蒡子；肺气失宣者用苏叶、苏梗、杏仁、炙枇杷叶、前胡、桔梗、陈皮、茯苓、法半夏、炙甘草、炙桑皮、荆芥、白前、炙紫菀、炙百部、麦冬、薄荷。哮喘属虚者用淡干姜、茯苓、桂枝、炒白术、北细辛、五味子、炙甘草、法半夏、炒苏子、党参、麦冬、炙紫菀、白前；表虚者用炒苏子、陈皮、法半夏、炙甘草、北细辛、前胡、桔梗、桂枝、厚朴、干姜、太子参、百合、麦冬、五味子。咳血肺热伤络者用太子参、麦冬、生地、熟地、百合、川贝母、桔梗、炙甘草、白芍、北沙参、玉竹、炙紫菀、知母、南藕节、炙枇杷叶；肺燥阴伤者用百合、生地、玄参、川贝母、甘草、桔梗、麦冬、白芍、当归、仙鹤草、藕节、杏仁、炙紫菀、芦根。黄疸者用茵陈、郁金、黄柏、土茯苓、泽泻、车前子、连翘、枳壳、赤小豆、焦三仙。胁痛者用柴胡、黄芩、郁金、半夏、枳实、大黄、白芍、茵陈、川楝子、大豆卷、连翘、生姜；眩晕者用天麻、钩藤、石决明、怀牛膝、生杜仲、首乌藤、石斛、茯苓、泽泻、牡丹皮、玉竹、白菊花、薄荷；或钩藤、薄荷、竹茹、麦冬、羚羊角粉、茯苓、枸杞子、生稻芽、百合等。

另外，胃痛虚实夹杂者用香砂六君子汤，肝胃不和者用和肝汤化裁；痞满者用温胆汤化裁；泄泻脾虚者用参苓白术散，肝脾不和者用痛泻要方，厥阴下痢者用白头翁汤等；腹痛少腹久痛者用和肝汤加台乌药、熟地，右下腹痛者用逍遥散加鸡血藤、台乌药等。心悸者用生脉散、桂枝甘草汤合麦味地黄汤；心痛者用和肝汤加瓜蒌、半夏、郁金、陈皮等。中风者疏通经络用大秦艽汤、小续命汤、独活寄生汤，活血行痹用桃红四物汤、补阳还五汤，息风化痰用镇肝熄风汤、建瓴汤、天麻钩藤汤，滋补扶正用地黄饮子、六味地黄汤、天王补心丹等。以上均据症选方用药，灵活加减化裁，故而疗效显著。

外公善用和解法，以调和脏腑气血，平衡阴阳水火及寒热虚实、气机升降出入，达到扶正祛邪目的。代表方剂有小柴胡汤，还有调和肠胃的五泻心汤，和调肝脾的四逆散、逍遥散，常用于调其疏泄失常所致的肝胆或肝脾不和之证，如慢性肝炎、胆囊炎、更年期综合征等。他自创的和肝汤就是从逍遥散化裁而来，药用当归、白芍、党参、茯苓、白术、柴胡、香附、薄荷、苏梗、大枣。此方和中有补、补中有疏，体用结合，补泻得当，用于治疗肝脾气血失和所致的各种疾病，如肝胆病、脾胃病、妇人脏躁等。本方可视证加减，肝炎加茵陈、黄芩、栀子、虎杖、五味子；胆石症、胆囊炎加郁金、鸡内金、枳壳、川楝子；慢性胃炎加陈皮、半夏曲、砂仁、白蔻仁、炒谷麦芽；更年期综合征加郁金、百合、麦冬、浮小麦；乳腺增生加大瓜蒌、青橘叶、蒲公英等，验之临床，疗效颇佳。

外公在临证时，首先判断胃气之有无，治疗时注意顾护胃气，对体壮者祛邪即是保护胃气，虚弱者不忘胃气为本。选药属中气虚弱用党参、黄芪、白术、甘草、大枣以补之，佐神曲、陈皮之补而不滞；中焦虚寒用干姜温中，佐山药、玉竹、石斛以防刚躁之性；湿盛者用薏苡仁、茯苓、苍术以燥之；中脘气滞用佛手、香橼、陈皮理气不伤阴；胃阴虚有热用沙参、石斛、知母清之，胃燥者用玄参、麦冬、玉竹润之。外公还注意用药剂量少、药味少，少用苦寒，常加入陈皮、木香防其碍胃，加入炒谷芽、生稻芽、焦神曲等以助运化。

外公在运用方药中，坚持辨证合理，用药少而力专，主张一病一方。外公很少用贵重药品，力求简、便、廉地解决问题。选择方剂方面，如补中益气汤为治气虚清阳下陷之方，其中黄芪可用至15～20g，而升麻、柴胡最多不超过3g；四君子汤为治气虚的基本方，可加味组成很多方剂应用，扩大了治疗范围；止嗽散治外感后久咳，常加苏梗、薄荷、炙桑皮，肺热加芦根、炙枇杷叶、连翘，痰湿加茯苓、半夏、苏子、杏仁、白芥子，阴虚加北沙参、麦冬、百合；六味地黄汤加荆芥穗、南藕节、车前子治尿路感染所致血尿，效果良好。

运用药物方面，外公治咳常用麻黄、清半夏、紫菀、白前、百部、诃子、杏仁、苏叶、陈皮、前胡、贝母、苦桔梗、芦根、桑白皮、白果等；按性能分，宣肺有麻黄、荆芥、苏叶、桑叶、牛蒡子、桔梗，肃肺有桑白皮、苏子、莱菔子、葶苈子、枇杷叶、杏仁、厚朴等。止血药喜用炭类，温经用炮姜炭、侧柏炭、艾叶炭、伏龙肝，清热用地榆炭、大黄炭、黄柏炭、藕节炭，化瘀用血余炭、蒲黄炭，升阳走表用白及炭、煅龙牡等；此外，对于生炙甘草、生炙麻黄、荆芥、丹参、紫草、姜类等，也运用巧妙，独具匠心。

诉笔追思感念丛生，不忘初心继续前行

我叫刘新桥，1975年1月出生于北京的中医世家，继承家学，为方氏医学第四代传人。我毕业于北京中医药大学，1996年7月参加工作，曾先后从事中医内科病房、急诊、门诊工作。2009～2012年作为国家级第四批跟师继承学员，随外公方和谦教授和姚乃礼教授学习。临床工作主要以内科杂病为主，兼及常见的妇科、外科及儿科疾患。我喜爱研究内科疾病中的心脑血管、呼吸、感染、消化、肾病等疾患；曾在国内核心期刊发表论文3篇，主持局级科研项目1项。

我从小因父母工作繁忙，家里条件差，所以，从咿呀学语开始就生活在外公家。从那时起，我就随着哥哥、姐姐们一起称呼他为爷爷，三十多年从没改变。随着时间的推移，这已不仅是如何称呼的问题，在我心中，他早已比我的亲爷爷更亲了。而他老人家也一直把我当亲孙子看待，应诊、待客常常伴随身旁。

记得小时候，外公的工作很多，每天要到很晚才能回来，但回来后总要抽出些时间，给我们姐弟讲故事，教我们背一些古诗词和古文。《滕王阁序》《出师表》等文章，就是在那时被囫囵吞枣地记住了，虽然我们并不能知道其深刻含义，但在无形中培养了对古文的兴趣，以至于在后来的学习中，减少了许多困难。稍长，外公就要求我们背诵中医基础读物，如《汤头歌诀》《药性赋》，培养我们对中医的兴趣，授我们一技之长。但随着时代的变迁和客观条件的变化，最终只有我继承了他老人家的衣钵，学习并从事了中医事业。

在我学医初始，外公就对我说："医者，总司苍生之命。行医之人当胆大心细，智圆行方。万不可马虎大意，草菅人命。""习医之人，要专、博互补。对经典著作要精益求精；不得死守一隅，要博学多识，广闻强记；要多临诊，以求实效。""要在理解中求变化，在变化中求发展。""读书要活，不可死于句下。要读活书、活读书。"这些话是我终生铭记的格言。外公不仅是这么教我的，同时也是这么做给我看的。在我随他侍诊的近二十年的时间，每时每刻都能看到他身体力行的榜样行动。在他行医 60 余年的时间内，一部《伤寒论》始终不离左右。他常说："方氏医学，是发源于《伤寒》，根植于《内经》。""仲景学说是临床医学，《伤寒论》字字珠玑，要在实践中学习，领会它每句话的意义，并在此基础上不断体会《内经》的含义。"外公精通中医四大经典著作，旁及各家学说，有着深厚的中医学功底；同时对于西医学也有着浓厚的兴趣和深厚的认识，在治疗时，也常使用一些疗效比中药好的西药。他常说："医学的目的就是简、便、廉、捷地治好病人，哪个药效果好就用哪个药，心中不要固执于中西医界限的划分。"而这些认识，对于一个八十多岁、新中国成立前就已从事中医工作的老中医来说，是多么不易的事情呀！这种实事求是的精神，又是多么值得我学习终生的呀！

如今，外公已经离开我 11 年了，再也不能指导我读书、临证了，但他的这种学习、实践的精神没有逝去；这种求新、求变、不断发展中医的愿望没有逝去。在外公这种精神和愿望的鼓舞下，我作为他的外孙，将尽我所能继承好方氏医学，传承好中医传统，为中医事业的发展添砖加瓦。

肺燥阴伤咳难愈，止咳润肺疗效佳

据统计，感冒后咳嗽约占亚急性咳嗽的 20%，由于其病因病机复杂，故临床上容易失治或误治。西医学认为，感冒后咳嗽多为病毒感染后呼吸道变态反应性炎症，可短期应用白三烯受体拮抗剂治疗。我根据外公的经验，运用止咳润肺汤治疗感冒后咳嗽肺燥阴伤证，临床疗效满意。

其西医诊断标准参照中华医学会呼吸病学分会哮喘学组拟定的《咳嗽的诊断及治疗指南（2009版）》中感冒后咳嗽的诊断标准：①呼吸道感染的急性期症状消失后，咳嗽仍迁延不愈。②咳嗽多表现为刺激性干咳或咯少量白色黏液痰，通常持续3～8周。③胸部X线片检查无异常。

其中医诊断标准参照《中药新药临床研究指导原则》风燥伤肺证及肺肾阴虚证中医证候诊断标准确定：①主症：咳嗽，干咳无痰或痰少而黏，偶有痰中带血丝。②次症：咽痒，咽干，气急，鼻干，欲饮，舌质红。③舌苔薄白或薄黄，干而少津，脉浮或紧或小数。具备主症及次症中两项，同时参考以上舌象、脉象即可诊断。

止咳润肺汤由炙麻黄4g，苦杏仁10g，前胡10g，白前10g，炙百部6g，紫苏叶6g，紫苏梗6g，苦桔梗6g，广陈皮6g，法半夏6g，炙甘草6g，麦冬10g组成。制成免煎颗粒剂，每次1袋，30℃左右温开水冲服，每日2次，每次100mL。疗程7天。

西医治疗感冒后咳嗽多采用镇咳药、抗组胺药或白三烯受体拮抗剂等对症治疗，但疗效欠佳，部分患者产生不良反应。中医学认为，感冒后咳嗽临床表现为气急、干咳少痰、咽痒，病机多为外感风寒、风热、风燥之邪，经治疗后外邪已去，正气耗伤；或外邪未尽，正气已伤。外公认为此类咳嗽多属肺燥阴伤，多由邪羁留，肺之气阴耗伤，宣肃失职，发为咳嗽。治疗上单用止咳化痰法效果欠佳，强调润肺止咳的重要性。止咳润肺汤是外公治疗感冒后咳嗽肺燥阴虚证的验方，临床观察结果显示，以本方治疗感冒后咳嗽肺燥阴伤证，总有效率达93.3%，且治疗组咳嗽、咳痰症状及临床证候改善效果均优于对照组。方中炙麻黄辛温，可宣肺止咳，为君药。杏仁止咳平喘，降气润肺化痰；前胡降气化痰；白前降气止咳祛痰，共为臣药。百部润肺下气止咳；苏叶解表散寒，镇咳化痰；苏梗发散风寒，宣肺止咳；桔梗味苦、辛，性平，能宣肺利咽，祛痰排脓；陈皮理气健脾，燥湿化痰；半夏燥湿化痰，降逆止呕，共为佐药。甘草清热解毒，祛痰止咳，调和诸药，为使药。诸药合用，有宣有肃，能升能降，共奏润肺降气、止咳祛痰之功，用于治疗肺燥阴虚型感冒后咳嗽，药证相符，故疗效满意。

降脂汤方简便廉，血管内皮得安康

降脂汤是外公临床治疗高脂血症（痰浊阻遏证）的临床经验方，由广陈皮30g，焦神曲15g，莱菔子15g，郁金10g，焦山楂10g组成，方中陈皮具有理气健脾、燥湿化痰的功能。山楂甘、微温，健脾活血通络，化浊行气散瘀，为消化油腻肉食积滞之要药，既可直接入药，又可水煎代茶饮。神曲甘、辛、温，消食和胃。郁金具有活血、行气解郁之功。莱菔子消食除胀，降气化痰，朱丹溪称赞其"治痰有推墙倒壁之功"。方中陈皮、莱菔子、郁金三味相伍，升降相合，梳理气机，化浊行气散瘀。本方组方严谨，标本兼顾，共收健脾化痰、降浊之功，对高脂血症有较好的临床效果。我曾经和同事共同研究探讨了降脂汤对高脂血症患者血管内皮功能及超敏C反应蛋白的影响。

高脂血症的诊断标准按照《中国成人血脂异常防治指南》的标准判定，符合下列条件之一者为血脂异常：血清甘油三酯（TG）$\geq$ 2.26 mmol/L，总胆固醇（TC）$\geq$ 6.22 mmol/L，高密度脂蛋白（HDL-C）$\leq$ 1.04 mmol/L，低密度脂蛋白（LDL-C）> 4.14mmol/L。中医痰浊阻遏证参照《中药新药治疗高脂血症的临床研究指导原则》：①主症：形体肥胖，头重如裹，胸闷，呕恶痰涎，肢麻沉重。②次症：心悸，失眠，口淡，食少，舌胖，苔滑腻，脉弦滑。

将60例原发性高脂血症患者，随机分为治疗组和对照组各30例，治疗组采用降脂汤方配方颗粒，每日1剂；对照组口服辛伐他汀，每次20mg，每日1次。两组实验期间不得服用其他降脂药物，接受相同健康教育、清淡饮食，疗程均为8周。

观察血脂水平采用放射免疫法测定血内皮素（ET）、硝酸还原法测定血清一氧化氮（NO）、双抗体夹心酶联免疫吸附测定法测定超敏C反应蛋白（hs-CRP），并进行血管内皮依赖性血流介导的舒张功能（FMD）的检测。研究结果表明，治疗后两组TC、TG、LDL-C明显降低，HDL-C明显升高，治疗后组间差异不明显；两组ET-1和hs-CRP明显降低，NO和FMD明显升高；治疗组ET-1和FMD与对照组比较差异显著。结论：降脂汤能改善患者的高脂状态，明显改善血管内皮功能，降低血浆hs-CRP水平。这可能是其降脂作用的机制。

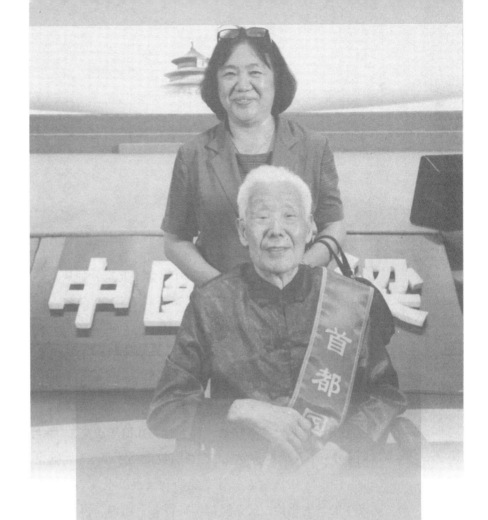

宗裕民
（1925 年 3 月—2019 年 4 月）

颂橘草堂创医方　泽被婴童悦脾汤

宗又芳
（1954 年 8 月生）

传承耕耘承父志　海外行医美名扬

　　我的父亲宋祚民，1925年3月出生于北京，师从京华名医孔伯华；1946年考取中医资格后，挂牌行医。父亲杏林耕耘70余载，始终以为患者解除病痛为己任，毕生恪守恩师辨证论治与因病施药两条原则，坚持遵循经典与临床实践相结合，在继承前人经验的同时，大胆创新，自创止泻散、悦脾汤、生血糖浆等适用于临床的方剂及剂型，在温热时令病、血液病、心肌炎、肾病、中风、肺炎、脑炎、厌食、婴幼儿大脑发育不全、脑积水等内、儿科各种疑难杂症的临床使用中，取得显著疗效。其著有《孔伯华医集》，参与主编《中医症状鉴别诊断学》《小儿血液病学》《乙型脑炎证治手册》《大脑发育不全》等著作；在《北京中医》《中医杂志》等专业期刊及报纸上发表论文数十篇。同时，为了岐黄之术的薪火相传，父亲坚持课徒授业，亲传、再传的弟子大部分已小有所成，用中华传统之方剂为患者解除病痛。徒弟们以"颂橘草堂"为堂号送给父亲，以赞其为中医事业传承发展做出的贡献。父亲生前更是自豪坦言："通过课徒授业，使我感到是我的延伸，是我为病人服务时间的延伸，病人得到治疗，我的心情十分愉快！"现在每每回想起父亲的谆谆教导，总是激励我和师兄弟们用中医学在为人民健康服务的道路上不断奋进前行。

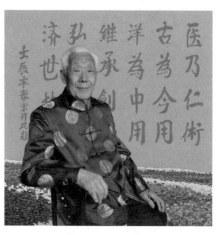

◎　图9　宋祚民先生

少有凌云志，厚积待薄发

父亲 13 岁时，我的奶奶因患急性痢疾未能得到及时诊治而突然去世。奶奶故去后不久，父亲又遭横祸，摔伤了左腿腿骨。爷爷请来的"江湖医生"，用未经消毒的大铁针进行治疗，致使父亲伤口化脓而留下终身残疾。接踵而来的两次伤害，深深刺痛了父亲的心，也让他发下宏愿："如果我日后当了医生，一定要掌握真本领，绝不草率行医，更不能把人命当成儿戏！"

两年后，完成 10 年私塾课业的父亲在爷爷的赞同下，到北平国医学院学习。北平国医学院是中国现代一所较为完善的私立中医教学机构，由"四大名医"中的孔伯华与萧龙友两位先生倡议主办，始建于 1930 年，结束于 1944 年，历时 15 个春秋，共开设 11 个班级。建院时，孔伯华先生任院长、萧龙友先生任董事长。父亲有幸成为该院最后一班毕业生，并且在学习期满时，与佟知箴、张以德、杨稚青一起，在孔伯华先生生日当天，叩头拜师，正式成为先生的入室弟子。

受当时条件所限，本地学生只能走读，父亲每天便以一辆破旧的自行车代步。20 世纪 40 年代初期的北京，仍然在日寇的铁蹄之下，当时社会极为混乱，除了西直门是晚上 9 点关闭以外，其他城门均是早早关上。那时的国医学院在阜成门内，父亲住在安定门外，每天放学后，他必须毫不耽搁地骑车直奔西直门，出城后，只有火车道旁一条空无人烟、没有路灯的窄窄土路，骑在这样的路上，本已是提心吊胆，更为可恨的是，路旁的蒺藜经常把车胎扎破，父亲就只能推着车艰难前行，每每到家已是夜半。冬日的一天，寒风刺骨、河流封冻，放学已经是 8 点多钟，父亲想抄近路，穿过护城河回家。谁知有人为了逮鱼，在冰面凿了一个又一个大洞，由于天气寒冷，洞口表面结上了一层薄冰，不明就里的父亲骑车在冰上前行，自行车前轮一下卡进冰洞里。父亲摔了出去，一头撞在河沿上……等摔得头昏脑涨的父亲缓过神儿，爬起来用尽力气将车子从冰窟里拽上来，慢慢走回家，已是次日凌晨。

出行已是如此困难，吃饭问题更是让父亲发愁。由于国医学院没有食堂，学生必须从家里带饭，夏天还好说，带个凉窝头、拿块腌咸菜，中午就着碗白开水，吃饭问题就算解决了。可到了冬天，冻得硬邦邦的窝头没有地方加热，根本咬不动。为此，父亲和师兄弟们商量，每天就到学校旁边胡同口的豆腐摊买一碗老豆腐，把窝头掰成块儿，泡在里面吃。那时的豆腐摊没有座位，兄弟几个就蹲在旁边吃。那时的北京风沙极大，无处闪藏的他们，每天就是就着风沙，在寒风中吃完午餐。艰苦的环境，不但没有阻挡父亲的学习热情，反而养成了他坚韧不拔的性格、吃苦耐劳的习惯。在初期的行医生涯中，父亲每天走家串户、风尘仆仆，也是泰然处之，平淡安然。

当时在国医学院授课的老师，均是孔伯华院长四处奔走约请而来的中医大家，如主讲儿科的瞿文楼、主讲黄帝内经的曹仲洲、主讲温病学的张菊人、主讲伤寒论的陈慎吾等。这些先生不但学识渊博，而且临床经验丰富，在名家荟萃的知识殿堂里，父亲如鱼得水，每天刻苦学习、孜孜以求。初时接触古典医籍，文章艰涩难懂，授课老师要求大家要努力背诵，尽量多念、多记。父亲觉得一个人背诵过于枯燥，同时也不利于记忆，就和同桌约定，每人每天回家必须背诵三条，次日到校后互相提问、互相补充背诵，如此一来，背诵效率果然大大提高。《内经》《伤寒论》《难经》等众多经典，都是父亲上学时全篇背诵下来的，及至年迈仍能出口成诵，无一错漏。

背诵典籍，不过是初窥中医之门径，父亲在课堂上更是认真听讲。他总说：背诵的时候很多不能够理解，但听老师讲课，就能理解大部分，比如说"太阳之为病，头痛项强而恶寒"，其中的"强"字在这里读作"僵"，僵就是不能随意、不柔和；"恶"字在这里读作"误"声，恶寒就是怕冷。当老师讲到这里时，会告诉学生为什么强、什么是恶寒，更是用中医取类比象的方法进行解释。比如发热怕冷，是"淅淅恶寒"，老师就会告诉你说，就像小鸟刚出壳时，羽毛还没有干，哆里哆嗦的样子，就是淅淅恶寒。如此形象的比喻，让学生们马上就记忆深刻，永远也忘不了。

为了能够尽快将老师所讲授的课业融会贯通，父亲每天到家后，总要把当天所学的课程重新复习一遍，对照典籍再进行理解背诵，之后再预习第二天要学习的课程，从不间断。寒来暑往、秋收冬藏，四年的学习生涯转瞬即逝，父亲以优异的成绩毕业，并有幸拜入孔伯华先生门下继续学习，随先生抄方，反复体会、揣摩，遇有不明之处，记在一旁，有机会再向恩师求教，恩师总是耐心解答。侍诊 3 年，耳濡目染，父亲对中医之道所悟日渐深刻。每每谈及此处，父亲总是饱含深情地说："那个时候每日亲聆恩师教诲，深受耳提面命之益，终生难忘。"

孔伯华先生是一位医德高尚、医道深邃、医理渊博、医术精良的现代名医，不仅临床经验丰富，而且医疗作风严谨，在辨识病症，因疾下药方面，均有独特建树。他常常告诫弟子，不可泥古不化，要博采众长、唯贤是取，不可浅尝辄止。且先生对患者一视同仁，凡登门求助者，无论地位高低、资财厚薄、老叟黄童、轻症顽疾，均精心调治，一丝不苟，对家境贫寒的患者，更是分文不取并代付药资。孔师对父亲的影响至深，在父亲70余载的行医生涯中，始终恪守恩师教诲，以谦逊好学为美德、以为患者解除痛苦为己任，努力钻研中医传统理论，注重结合实践，不断探索，为人更是惜老怜贫，无论贫幼贵贱，均坚持第一时间为患者诊治，终成一代大家。

初试露锋芒，济世始悬壶

父亲独立接诊的第一位患者，是母亲家中的一位亲戚，初次应诊就取得了良好的效果，更加坚定了父亲治病救人的信心和决心。那是在1945年，当时父亲还在孔伯华先生的医所实习抄方，母亲家人捎来口信，说亲戚突患脑炎，病势垂危，已经昏迷3天，水米未进，想请父亲前往诊治，看看还有没有希望。当父亲赶到时，患者已经是穿好寿衣，停放在榻上。父亲仔细观察，发现患者面色如土、双目紧闭，脉搏极其微弱，呼吸时断时续，无论是在患者耳边大声呼叫，还是用手指掐按其人中穴，均毫无反应。患者病情如此危重，应该从何处下手呢？父亲想起曾有一次随孔师去会诊的经历，患者症状相似，当时孔师是以芳香开窍、清热解毒之法，用新鲜西瓜汁化融安宫牛黄丸给患者灌入，待患者逐渐清醒后用生石膏、鲜九节菖蒲根、金银花、连翘等数十味中草药调配治疗，最终令患者转危为安，痊愈出院。想到此处，父亲便试着用孔师的方法给患者调治，这位亲戚也是奇迹般地痊愈了，且没有留下任何后遗症。父亲的这次初试，被亲戚的街坊邻里口口相传，逐渐有患者开始上门求医。父亲边应诊，边向孔师请教，开出的方子常有效验，得到患者的一致称赞，都说"果然是名师出高徒，不愧是四大名医孔伯华的传人"！父亲在为邻里诊病的过程中，逐渐摸索出一些诊治经验，为其日后独立悬壶应诊，打下了坚实的基础。

北平国医学院因为未被政府批准备案，学生毕业后必须再经考试院进行考试，取得合格证书后，方可开业行医。父亲在1946年通过了北平考试院举行的特种中医师考试，开始正式悬壶应诊，走上了独立工作的道路。那时父亲刚满

21 岁，既无丰富经验，又缺乏深刻理论，更无社会声誉，找上门来看诊的患者很少。为了不断增加临证经验，父亲就走家串户，寻病送医，有时遇上十分清贫的患者，也免收诊费或倒贴些药资。随着时间的流逝，父亲也在百姓中积累了一些声誉，前来求诊的患者逐渐多了起来。在隆冬腊月的一个深夜，北郊索家坟有位急性腹痛吐泻的患者，出现虚脱昏迷，病势危急，去大医院看病没有钱，加上交通又不方便，其家属匆匆跑来敲门求医。父亲一听，立即相随而去。天黑风大，道路凹凸不平，许多地段无法骑车，中间还有一段地雷区，他们便时而骑行，时而步行，绕过地雷区，又越过两道冰河，才到了患者家中。经过诊视、救治，这位急病患者终于转危为安。患者家属感激不已，而在父亲看来，这不过是尽了一名医者的本分罢了。

1949 年的八九月间，为了准备迎接新中国成立活动，解放军某师军乐队的号手们住进了父亲家的南屋，那时父亲刚搬到德胜门外北河沿的住所不久。解放军纪律严明，每天打扫院子，为老百姓担水，给父亲留下了很好的印象。有一天夜里，父亲发现，有位小战士不睡觉，在院子里来回转圈，不停地走动，开始还以为他在巡逻，可见他不但没带枪，还用手托着脸，不停地深吸气，父亲非常纳闷。等到天亮，父亲便问一位姓袁的号长，才知道那个小战士是因为牙疼，睡不着。父亲便毛遂自荐地说："我是中医大夫，用针灸给他治一治吧。"号长听了很高兴，连忙把战士带到了父亲居住的北屋，在扎了合谷、颊车等穴后，小战士立刻就不疼了，第二天又针了一次，腮肿也消了，很快就参加训练去了。周围的人们渐渐知道这里有一位宋大夫，医术特别好。连十四区区政府和北郊公安分局的工作人员，有病都找父亲。

1950 年左右，北郊农村流行各种传染病，尤其在冬季，小儿麻疹合并肺炎者非常多。这种病现在看来不算什么大病，但在当时死亡率很高，对儿童健康威胁甚大。父亲参加了政府组织的医疗小组，每天白天去巡诊，送医上门，晚上回来，参加政府组织的政治学习和业务学习。这些不仅让他在政治觉悟上有了很大提高，而且还比较准确地摸索到一些预防和治疗小儿麻疹合并肺炎的规律。那时，他每天顶风冒雪地奔走于患者家中，不但受到患者及家人们的赞誉，也得到了政府有关部门的肯定，被北郊十四区政府指定为卫生委员会委员，后来还保送他参加了卫生部主办的中医进修班和西医预防医学班的学习。这两次学习使他的中医知识更加丰富，并且还学习了一些西医理论与诊治技术，掌握了一些西医诊断手段。学习结束后，父亲被聘任为北郊区公安分局医生。也就是从那个时候开始，父亲的声誉日隆。

联合诊所悟真谛，设立病房开先河

在父亲前半生的经历中，有两段特殊的经历虽鲜为人知，但却是父亲为医疗事业发展做出的积极贡献，凝聚了他的无数心血。

第一段经历是在新中国成立初期，父亲积极响应党的号召，率先创办了德胜门联合诊所，成为北京中医行业的楷模。当时，政府开始对个体营业的医务人员进行集体化改造，号召个体医生联合开业，走集体化的道路。许多个体行医者都在观望、等待，尤其是一些拥有较多病人的大夫，更是采取不闻不问的策略。而父亲因为曾经担任过北郊区公安分局医生，与政府工作人员接触较多，更是在政府保送下参加了卫生部医学班的学习，对中国共产党为劳苦大众谋幸福的认识非常深刻。他觉得既然党发出了号召，就一定要积极响应。

此时的父亲，在当地已经小有名气，每日应诊者众多，他马上找到我的舅舅吴振国大夫商量，两人一拍即合，又联合了佟知箴、曲溥泉、李全民和西医魏大夫共同开办诊所。大家积极性非常高，没地方，就在德胜门外道边，租了两间小门脸房；没器具，就利用家里的诊桌，大家各尽所能，为诊所置办各种用品。而父亲从家里拿的东西最多，只要是联合诊所需要而家里又有的，他统统贡献出来。忙碌之余，大家就坐在一起订立诊所的规章制度。众人拾柴火焰高，就这样，在国家没给一分钱，也没有任何赞助的情况下，仅仅用了几天的时间，就组织成立了德胜门联合诊所。这也是北京最早的四个联合诊所之一，父亲被推选为所长。

联合诊所由于是初创时期，没有经验可以借鉴，大家就边摸索边干。每天除了在诊所给病人看病以外，还给本地区的老百姓做些预防工作，如种牛痘等。有些病人病情比较重，或出门不方便，请人来说一声，诊所的医生就抽时间上门出诊。随着开办诊所的时间越来越长，父亲逐渐悟出了"联合"的真谛。"联合诊所"，就是要大家联合起来，起到一个基层医院的作用，解决附近百姓和工作人员的医疗问题。因为每一个人的医疗技术水平和能力是有限的，可能擅长治疗这类疾病，但可能对另一类疾病的治疗就不太有把握，所以要把大家联合起来，互相取长补短，这样既可以解决患者的病痛，又能够互相促进，共同提高，从而更好地服务于患者。这也坚定了父亲要将个人经验广为传播，与同道交流的决心。

德胜门联合诊所的医生医疗技术好、对病人认真负责，信誉度不断提高，附近国家机关的工作人员也来看病。每天患者非常多，常常忙得吃不上饭。那时候值班不分昼夜，二十四小时都看病，不管白天、晚上，只要有病人来找，开门就请到里边看病；需要出诊，医生抬腿就得走。而最累的就是出诊了。有一次轮到父亲出诊，一上午骑着自行车跑了几十名患者的家，看了这家看那家，累得连吃饭的时间都没有，回到诊所，一屁股坐在椅子上就睡着了。

当时麻疹流行，人们都怕这个病，因为死亡率很高，尤其是麻疹合并肺炎、脑炎，如果治疗不及时，出疹不畅，很快就会死亡。诊所的医生不出诊时，就坐在一起研究如何治疗这个病。大家集思广益，把治疗方案反复修改，治疗的效果越来越好，很受患者的欢迎。许多人病好以后，送来锦旗，还写了许多表扬信，寄送给上级医疗管理部门。

由于联合诊所的服务模式比较符合当时的社会需求，上级医疗管理部门非常重视，常常来巡视，了解诊所的工作情况。当时的北京市市长彭真，还亲自到父亲创办的德胜门联合诊所视察。卫生部也邀请苏联的医学专家来参观。父亲把联合诊所的创办及工作情况向他们介绍后，得到了苏联专家的赞扬，说这个办法有利于发展医疗事业，应该推广。经过报纸、电台宣传，全国各地卫生部门派人到德胜门联合诊所参观学习，来看看联合诊所是怎么白手起家，又是如何开展医疗及预防工作的。至此，德胜门联合诊所的模式，在全国推广开来。1956年，在北京举行的庆祝社会主义改造胜利大会上，身为德胜门联合诊所所长的父亲，作为先进代表被特别邀请登上了天安门观礼台。

第二段经历，是父亲在北京市中医医院工作期间设立病房，创设立中医儿科病房之先河。父亲调入北京市中医医院儿科工作时，儿科只有门诊而无病房，慕名而来找父亲看诊的脑病、传染病及急性热病患儿很多。一方面，很多人住得很远，看病要往来奔波；另一方面，这些疾病也需要随时观察，进行方剂调整。在这种情况下，父亲萌生了开设儿科中医病房的想法，并在院领导的大力支持下，成功创建。儿科病房共设置病床30张，收治需要住院的患儿。父亲每天带着徒弟查房，观看患儿情况，及时给予汤药治疗。病房的开设既免去了家长的奔波之苦，又为患儿早日康复提供了保障，受到家长的普遍欢迎。

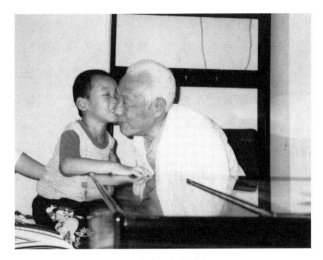

◎ 宋祚民与小患者

遵循经典勤思考，总结经验创医方

父亲始终谨记孔伯华先生"观书者当观其意，慕贤者当慕其心"的教诲，在行医过程中，坚守辨证论治与因病施药两条原则，既遵循经典，又大胆创新，运用中医理法方药治疗现代疑难病。

一、经典妙用施治九法

通过临诊实践，父亲将自己的体会与经典理论反复印证，总结出一套完整的理论思路，提出了经典妙用施治九法。

（一）提壶揭盖法

本法为朱丹溪创制之法，寓意"以升为降"。肺主气，通于卫表，外邪侵袭皮毛，首先犯肺，肺气失于宣达，会诱发咳嗽；肺气不降，则上逆作喘。肺主治节，为水之上源，治节失调，则聚液为痰。津液可以气化，润肤泽毛，肺气不利，失其宣降，清肃之令不行，则中焦升降气机受抑。脾为生痰之源，肺为贮痰之器，痰壅于上，水注于下，"气上郁者必无小便，气闭阻者亦无小便"。痰湿阻滞，三焦、膀胱气化不行，津液输布运行失常，水道不利，则小便短少；水湿下注，则两腿浮肿。单纯渗利于下，则肺郁痰喘，肺气受郁不行，治节水津之力难施。因此，临床辨证为肺失宣降，三焦失利。

治则：宣肺利气，畅达三焦。

处方：芦根、白茅根、麻黄、细辛、杏仁、生石膏、桑白皮、葶苈子、苏子、苏梗、石菖蒲、川郁金、地龙、黄柏、五味子、鱼腥草、茯苓、车前子。

由此，开宣利肺，痰喘见平，肺气施布水津，脾之气机输运升降恢复，下焦膀胱气化及三焦气化水道得以畅通。

（二）逆流挽舟法

张仲景在《伤寒论》中用葛根汤治疗太阳、阳明合病之下利病，开创了逆流挽舟治法的先河。至清代喻嘉言始立"逆挽"之名。此法常用来治疗痢疾初起，有发热之表热，又有里急后重的症状，以人参败毒散为代表方。此法为治疗下利开创了新的方法和思路，对后世医家有重要的启发和影响。父亲今用其法，而未采用其方。他认为，此法正适合于治疗当前所谓的肠型感冒。此病宜治其表，不必治泻利，表解里自和，而泻利自止，因谓之逆流挽舟。适应证为外感时邪，发热便溏，恶心呕吐，或腹痛便下味臭，尿黄少，舌红苔白厚腻或薄黄，脉浮滑数。

治则：清邪疏表，佐以芳香化浊。

处方：芦根、白茅根、菊花、蝉蜕、生石膏、金银花、连翘、淡豆豉、荆芥、佩兰叶、败酱草、六一散。

此病机为外感风寒湿杂邪，内因饮食不洁，导致表郁不宣，肺气布津受抑，汗津不宣，邪热内迫，脾失健运，清气不升，协热下利，并入大肠作泻。外不宣通，里气失和，因之以疏表为主。肺主皮毛，肺与大肠相表里，表气宣通，汗津出，外邪得以宣越，使其下注之邪由津气运卫达表，汗出热退，里气见调，其泻亦止。此即逆流挽舟之法。

（三）增水行舟法

增水行舟法出自《温病条辨》。由于阳明气热灼津，津液枯耗，津液减少，以至于大便闭结不通，犹如无水船舶不能行驶，无水舟停。治宜滋养津液，使大便通行，服增液汤，便通即可。服后仍不排便，应在增液汤的基础上加用荡涤秘结之品，即增液承气汤。增液汤由玄参、麦冬、细生地组成，增液承气汤为增液汤加大黄、芒硝。父亲常讲，小儿与老年人在生理、病理及用药上有许多相似之处，尤其是便秘。本治疗方法，亦适用于老年习惯性便秘，如果在悦脾汤的基础上临床加减用之，效果更胜一筹。

（四）釜底抽薪法

本法源于《内经》，成熟于东汉张仲景之《伤寒杂病论》，属于"八法"中的下法或是清法。父亲认为，气之清者上注于肺，浊者下注于胃肠。由于肺热炼液为痰，而痰涎壅滞，出现喘促不宁；因肺热痰壅而肺失清肃，肺气不降，肺与大肠相表里，大肠传导转输不利，胃肠实热，腑气不通，腹部胀满，出现大便秘结。胃肠实热上蒸，势必使肺气更为壅滞。治宜泻胃腑，清肺痰，护津液，除积化滞，消胀定喘。

处方：①一捻金：黑丑、白丑、大黄、人参、槟榔、朱砂。②五虎汤，即麻杏石甘汤加茶叶；麻杏石甘汤加三子养亲汤。

肠胃清，腹满除，则大便畅通；肺气降，痰涎化，则咳喘平，可谓之釜底抽薪之法。现代医家谨守中医辨证原则，取各家之长，师古而不泥古，临床上对本病多有发挥，应用更为广泛。

（五）截流固源法

此法用治多汗。一般汗出多分为昼日汗出为阳虚，夜间汗出为阴虚。白天汗出称之自汗，夜间汗出称之盗汗，治疗时，自汗当益气固表，盗汗当养营敛阴。同时还有邪居膜原、正邪交争之战汗；五脏病精气外泄，液脱、阳脱津散，汗流如珠之油汗，皆属于常见之症。而在临床还可见汗出超于寻常，头身见汗、胸背潮湿或双手汗出，甚至汗滴如水洗、自汗淋漓、劳则汗剧、日更衣数次、双脚发凉、舌质淡红、舌体胖大、脉大虚弱，证属气阴两虚，津液亏损。父亲指出，营行脉中，卫行脉外，营卫失调，营弱卫强，卫气剽悍，卫阳外越，则迫津汗出。治当协调营卫，先截外泄迫津之汗，以免久伤津气过多而耗液；复敛阴液，再固脾益胃，生化津液之源。方用调卫和营截汗汤或桂枝龙骨牡蛎汤。

处方：生牡蛎、浮小麦、生白芍、五味子、诃子、白术、甘草、泽泻、金樱子、麻黄根、生黄芪、防风、生山楂。

方药分析：生黄芪、白术、防风为固本之法，升脾气，健脾止汗。盖津液之生成、水津之输布，皆依脾气之运输协调，三药共奏固汗源、求根本之功。生牡蛎、浮小麦、麻黄根、诃子、金樱子、白芍、五味子为截流之法，用以固摄津液，和阴敛阳而止汗，使阳气外散得收，是谓截汗出之源。泽泻，《神农本草》记载其"味甘寒，主风寒湿痹，乳难，消水，养五脏，益气力，肥健。久服耳目聪明，不饥，延年轻身，面生光"。泽泻行水，选择而泻，有水湿则泻，无水湿则有补益的作用。生山楂化饮食，健胃，行结气，消痰化瘀；甘草益气和中，调和诸药，是为佐使药。身之汗源在于胃与肾，泄之于表，实乃胃之津液及肾之精气亏乏，故汗证病浅者，多伤胃之津液，而有耗气伤津之症，病久者，伤肾之精气，恐有损精耗液之弊。因多是病症迁延日久，观其脉证，邪正交争之象不显，非外邪所致，实内伤之病，当此之时，宜急治以截流之法，先止其汗，后调其津液之源，以固汗源求根本，是谓截流固源。张仲景著《伤寒杂病论》立"保胃气，存津液"之大纲，叶天士发"留一分津液，则有一分生机"之感悟，历代前贤不仅在外感病的辨证中重视津液，在各种内伤杂病的施治中更是以此为重。

（六）滋胃津益肾液降虚火法

老年人患津液不足者多见，属年老胃家津气不充，运化不畅而病，胃脘痞闷不舒，进食后即打嗝，气机上逆，进而胃燥而津伤，脾供胃之津液不足，导致燥气化火。症见面色晦暗失泽，发枯目涩，腕肘皮肤干皱粗糙，口腔溃疡作痛，大便秘结，小便短少。因年老气血虚衰，津液匮乏，不得上乘，上源失布，故头面失濡；津液失于上济头面，清窍失濡，津液不能充肤泽毛，故发枯而肌肤甲错；脾为胃行其津液不足，引起胃燥津伤，虚火上炎，见口腔溃疡反复不愈；津少失润，则大便秘结，小便短赤。治以清降虚热，滋养津液。

处方：天花粉、乌梅、麦冬、石斛、生石膏、知母、细生地、赤芍、生甘草、竹叶、川牛膝、荷叶。

方义：天花粉、乌梅酸甘化阴，石斛、麦冬生津养液，共奏敛阴液、生津液之功用。生石膏、知母、细生地、川牛膝为玉女煎方参其中，以益胃津、补肾液、滋阴降火，清口疮止痛，引火下行。赤芍、生甘草、竹叶导赤散之意，清小肠、利小便，导热外出。荷叶清凉芳化，清利头目。因病之本在于津液的匮乏，失于淖泽而产生虚火，经滋养胃津肾液降虚火，既治本又治标，标本兼顾而获效。

（七）育阴潜阳补脑充髓法

目得血而能视，手得血而摄。当今无论年轻、年老皆手机、电视、电脑不分早晚昼夜，久视则伤血，用脑过度则耗精伤神，精亏则液少，液少则脑髓不充，导致精神不振、头昏健忘；液少则津气匮乏，面失泽而萎黄，肤失润而干枯，发失濡而脱落，津液不上充而口干舌燥，心慌气短，失眠多梦，腰酸腿软，不耐久劳，纳食不香，大便不调、时干或溏干不定，饮水多，则尿多或尿频，饮水少，则尿黄短少，冲、任、带、经脉失调，月事延期、时见带下。进而心肾不交，水火失济，心液肾精两亏，脾胃运化不畅。辨证为伤津耗液，肝阴虚，肾精亏。治以育阴潜阳，益肾充髓，调奇经八脉。

处方：生龙骨、生牡蛎、生石决明、杭菊、杭芍、北沙参、麦冬、五味子、何首乌、桑椹子、石斛、龙眼肉、黄精。

《灵枢·决气》云:"液脱者,骨属屈伸不利,色夭,脑髓消,胫酸,耳数鸣。"非补充心血及肝肾之脏所能及,急需以育阴潜阳、补脑充髓、还津充液、调理奇经八脉为治。

(八)开鬼门

此法出自《素问·汤液醪醴论》。开鬼门中"鬼"通魄,门是指体表的汗孔。大凡夏季,暑与热皆地气上蒸之气,因吸受致病,必伤人气分,气结则上焦不行,有升无降,肺气愤郁,其气上逆,肺司清肃,气津闭郁,失肃化之权,发为气逆、胸闷、作咳诸症。夏天贪凉,久居空调寒冷之处,卫气久受寒袭,卫阳不得宣越。肺主皮毛,不得宣达、施布津气,故见畏冷无汗。暑病当汗出勿止,此无汗而闭郁于内,蕴热上蒸于咽喉,喉痹失音作痛,形成内郁暑热,而外寒闭阻,可见淋巴结肿大、关节肿痛,俗说暑月伤寒,内热外寒,属于外寒包内火,表里皆郁而不达。治之之法则欲先宣利肺气,令肺施肃降之权,而后开鬼门放邪外出。

处方:芦根、白茅根、麻黄、细辛、杏仁、苏叶、苏子、桑皮、前胡、枳壳、生石膏、佩兰叶、丝瓜络。

方义:芦根、白茅根清肺卫表里;麻黄、细辛、苏叶行表里之寒;杏仁、桑皮、苏子利肺降气,止咳化痰;前胡、枳壳畅胸利气;石膏、佩兰叶、丝瓜络清热祛暑。淋巴、关节肿大加蒲公英、橘叶清热解毒之品。俗云:冬不用石膏,夏不用麻黄,应有是病而用是药,不应以季节而定论之。通过清肺、利咽、透表,卫气见行,肺气宣达,表气得越,因汗而解。当今之时,空调、冷食大行于世,内外皆夺。遇此暑月伤寒者将多,得病之因当谓之为空调病。暑月本南方心火当令,腠理宣蒸,玄府开泄,阳气发于外,身内阳气不足。人群体质改变,面黑色斑、皮肤少汗是为外观,中焦寒、上焦闭,长此以往,阳气损于内,中上二焦运化宣降失常,渐至伤及下焦阳气,三焦枢机不利,而致肩背拘紧不舒,头项强痛,身体困重,胸闷气短,咽中不利,脾胃不调,甚则发为心悸心痛,头痛眩冒,男子腹胀、腰脊酸痛,女子月经不调诸症。处方之时,当辨其是否为空调、冷食之应也。此为抛砖引玉,医者当为此注重之。

(九)洁净府

此法也是出自《内经》。"净府"是指膀胱,是饮证的治疗方法。洁净府,是通过利小便,把聚积在体内,如关节、脏腑里面的水饮排出体外。《素问·灵兰秘典论》云:"膀胱者,州都之官,津液藏焉,气化则能出矣。"林亿注云:"藏津液,若得气海之气施化则溲便注泄,气海之气不及则闷隐不通,故曰气化则能出矣。"说明下元肾气，对膀胱所藏津液，起到施化注泄功能，下元之气为肾气，司开阖，主全身之水液，通过膀胱可泌津排浊。肺为水之上源，肺气施布受抑和气机受阻，脾运输津液不畅，三焦气化失利，气不化液，膀胱注泄功能失调，闷隐不通，不得泌津排浊，则水湿内停，留蓄净府，则见浮肿、少腹胀满、小便不利。王冰注云："洁净府，谓泻膀胱水去也。"治宜温阳化水，通利小便，恢复其正常注泻功能，蓄藏津液。常规方用五苓散，即猪苓、赤术、茯苓、泽泻、桂枝，以淡渗利湿、行水消肿。

父亲临床习惯用方：萹蓄、瞿麦、抽葫芦、冬瓜皮、地肤子、路路通、防己、细辛、大腹皮、茯苓、车前子、泽泻。以此畅利三焦，行膀胱之气，淡渗水湿，通利小便，清涤膀胱，洁净其腑。

二、悦脾汤的临床实际应用

在临床中父亲发现，一些小儿常见疾病，如发热、腹泻等，如今竟成了疑难病，过去大多是药到病除，现在却是久治不愈，甚至药量增加到与成年人无异，仍收效甚微。父亲认为，这主要是人体逐渐产生了抗药性的结果。鉴于此，父亲针对新情况、新问题进行梳理，依据自己数十年临床经验，研制了一些适用于临床的方剂及剂型，如小儿平热散、止泻散、悦脾汤及心肌炎1、2、3号方；还有治疗血液病的生血糖浆及育血1、2号等，临床使用后效果满意，有的还列入《中国药典》投入生产。下面以悦脾汤为例与诸位同仁分享。

悦者，喜也。悦脾者，即使脾悦，乃令呆滞之脾土喜悦，而行正常之升清、运化、统血等功能。悦脾汤专为调理中焦脾胃而设，是调脾之基础方剂。本方加减可治疗多种疾病。中医学认为，脾为后天之本，胃为水谷之海。胃气盛则受纳如意，脾气旺则运枢自如。脾胃协调，则清气得升，水谷精微输布五脏六腑、四肢百骸；浊气得降，糟粕下行大肠，浊液下输膀胱。诸多病因损伤脾胃，脾胃失调，枢机不利，百疾顿生。因此，脾胃功能正常与否，对常人及患者均是十分重要的。悦脾汤即为调理中焦脾胃而设，无论何疾，只要其具有脾胃功能失调之证，即可以本方加减治之。

组成：藿香、苏梗、竹茹、佛手、焦四仙、天花粉、乌梅、砂仁。

功用：调脾和胃，升清降浊。

主治：脾胃失调之厌食、呕吐、腹痛、腹胀、腹泻、便秘、夜啼、汗证等。

方解：本方以藿香和中，芳香化湿，为主药。藿香辛微温，入脾、胃、肺经，为和中之要药。《本草正义》言"藿香芳香而不嫌其猛烈，温煦不偏于燥热，能被动除阴霾湿邪，而助脾胃正气"。苏梗畅气和胃，升降枢机；佛手醒脾和胃，行气止痛；砂仁芳香醒脾，行气开胃，为方中辅药。天花粉清热生津，乌梅敛津健胃，二药合用，酸甘化阴。竹茹清胃止呕，焦四仙消食导滞，为方中佐制之品。全方具有调理脾胃、升降枢机、促进脾胃运化功能的作用。

加减：厌食者，加玉竹、鸡内金、莲肉。呕吐者，加半夏、刀豆子、陈皮等。腹痛者，加木香、丁香、高良姜、炒白芍等。腹泻者，加苍术、炒薏苡仁、茯苓等。便秘者，加决明子、生何首乌、肉苁蓉、鲜藕等。腹胀者，加大腹皮、厚朴、枳实或枳壳等。夜啼者，加钩藤、蝉蜕、乌药、高良姜等。衄血者，加藕节、棕榈炭、仙鹤草、茜草等。汗证，加生黄芪、煅牡蛎、浮小麦等。

（一）运脾开胃

临床主要用治厌食证，症见厌食，或不思饮食，甚则拒食，强迫进食可引起恶心呕吐，面黄消瘦，倦怠乏力，手足心热。舌红苔白或见剥苔，脉弱或细。厌食患儿多以运化功能失调为主，故其治疗"贵在运而不在补"，常用药有藿香、苏梗、竹茹、佛手、焦四仙、天花粉、乌梅、砂仁、鸡内金、玉竹、莲肉等。

【验案举隅】

何某，女，5岁。患儿纳少，无食欲近3年。现消瘦、面色萎黄，头发稀疏，时有腹痛，大便偏干、2～3日1行，易感冒，每月感冒两次以上，体重仅13kg。舌淡红，苔薄，脉细弱。中医辨证属脾胃失调，治宜运脾开胃。

处方：藿香10g，苏梗10g，竹茹10g，佛手10g，焦四仙各15g，天花粉12g，乌梅6g，砂仁6g，鸡内金6g，玉竹10g，决明子10g。

服上方7剂，患儿食欲明显好转，原方不变，又服7剂，患儿食欲大开，腹痛消失，大便转软，1日1行，面色转红润。嘱家长要适当控制小儿食量，以防食滞。又开7剂，2日服1剂。半月后，患儿明显见胖，体重有所增加，自服药后，未患感冒，饮食正常。

按语： 脾胃为后天之本，小儿生长发育全赖于脾胃运化水谷精微，以滋养全身各脏腑及四肢百骸。脾胃失调，不仅会出现厌食等受纳运化功能失调的症状，还会影响小儿的生长发育，如本例患儿年5岁，厌食已3年，体弱多病，身体瘦小，低于正常体重的28％。对于此类患儿，重要的是开胃、助运化，调理脾胃，而不能应用大剂补药。此阶段饮食的调理亦十分重要，不宜服用寒凉之品，也不可因小儿胃口已开，而予大量鱼肉等食物。此类对小儿脾胃功能的恢复十分不利，且容易引起病情反复。因此，厌食患儿在一定时间内，要忌食寒凉。

（二）醒脾和胃

临床适用于呕吐者，症见呕吐、纳差，腹痛隐隐，二便不畅，面色苍黄，鼻头青暗，舌淡红，苔白厚腻，脉弦滑。此型呕吐为脾湿不运，胃气上逆所致，故应治以醒脾和胃，降逆止呕。常用药有藿香、苏梗、竹茹、佛手、焦槟榔、姜半夏、砂仁、刀豆子等。

【验案举隅】

于某，女，11岁。患儿半个月前，1次食雪糕5支，此后胃脘不适、呕吐，初为胃内容物，后为清涎，日吐3～5次不等，常在食后1小时即吐，伴食欲不振、头晕头沉、倦怠乏力，大便3～4日1行。曾服胃复安、维生素B₆、乳酶生等药，效果不佳。患儿舌淡红而润，苔白腻，脉滑微弦。证属脾湿中阻，胃气上逆。治宜降逆和胃，醒脾化湿。

处方：藿香10g，佩兰10g，竹茹30g（先煎），苏梗10g，佛手10g，焦槟榔6g，姜半夏6g，砂仁6g，刀豆子6g，陈皮6g，生姜2片。

患儿服药半日，自觉心中见舒。第二日起，未再呕吐。第三日，恶心消失，似有食欲，头晕减轻。又服4剂，诸症皆消。为巩固前效，前方减竹茹为10g，去刀豆子、生姜，再予5剂调理善后，痊愈。

按语：呕吐一证，多见于饮食不洁或饮食不节之后，又以夏季多见。脾为湿脏而喜燥，夏季炎热多湿，病邪易犯脾经。此患儿惧炎热，而1次啖雪糕5支，寒凉之物入腹而伤及脾胃之气，脾运不健，胃气上逆而反，故见呕吐、胃脘不适等。湿浊上扰清阳，而见头晕、头沉、舌润而苔腻。因此，以降逆和胃、醒脾化湿为大法，加刀豆子、姜半夏、陈皮以加强降逆止呕功用；以佩兰佐藿香，芳香化湿；以生姜温中止呕燥湿，故呕渐止。本方在煎煮时，应注意将竹茹先煎20分钟，再入他药煎煮；服药时可少量频服，为防呕吐之法，煎服法得当，则事半功倍矣。

（三）温脾止痛

临床主要应用于脾胃虚寒之腹痛证，如肠痉挛、胃溃疡等，症见腹痛，以脐周、脐上、脐下部位为主，不欲进食，食则痛甚，喜按，得温则舒，面色萎黄，便溏，舌淡红苔白，脉沉弦。常用药有藿香、苏梗、竹茹、佛手、焦槟榔、砂仁、木香、丁香、高良姜、白芍、甘草等。

【验案举隅】

齐某，男，12岁。患儿腹痛半年，以胃脘部为主，喜温喜按，空腹及食后疼痛加重，腹胀，食欲不振，大便溏薄，臭味不大。胃镜检查示浅表性胃炎、十二指肠球部溃疡。曾服三九胃泰、乐得胃等治疗，未见明显效果。患儿面色萎黄，气池晦暗，舌淡红，苔白，脉弦细。证属脾胃虚寒，气滞作痛。治以温中行气止痛。

处方：藿香12g，苏梗10g，竹茹10g，佛手12g，焦槟榔6g，砂仁6g，丁香6g，木香6g，大腹皮10g，高良姜6g，半夏6g，炒白芍10g，甘草6g。

服5剂后，胃脘痛明显减轻，纳食仍不佳，大便溏薄，舌淡红，苔薄白，脉弦细。继服5剂，胃脘痛消失，纳食增加，腹胀消失，大便成形。

1个月后，患儿因饮食不节，再次出现胃脘痛，但其程度及时间均较前减轻、缩短，伴纳呆、干哕，舌红苔白，脉弦细弱。此为脾胃本弱，饮食不节，更伤脾胃，再以温中和胃，佐以导滞。

处方：藿香12g，苏梗10g，竹茹10g，佛手12g，焦四仙各15g，半夏6g，砂仁6g，大腹皮6g，枳壳3g，丁香3g，黄连3g，鸡内金3g，大黄炭3g。

服药1.5剂，胃脘痛止，服完5剂，纳食渐转正常，干哕消失，无其他不适。舌淡红苔白，右脉仍弦。上方加生薏苡仁18g巩固之。患儿又服27剂后，到原医院复查胃镜示原溃疡及胃炎征象消失。

按语：本例患儿经胃镜检查诊断为浅表性胃炎及十二指肠球部溃疡，西药治疗半年，疗效不明显。病属中医学"胃脘痛"范畴，一般分为脾胃虚弱、肝郁乘脾、气滞不通、瘀血内阻等型。本例患儿属脾胃虚弱型。其自幼喜食冷饮之物，损伤脾胃，中焦运转枢机不利，气滞中焦，不通则痛，故表现为胃脘疼痛、纳呆、腹胀、面色萎黄、气池晦暗，均为脾胃虚弱之象。采用温脾调中止痛法治之，诸症渐减。治疗期间，患儿饮食不节致病情反复，观其舌脉，仍为脾胃虚弱所致，故在原法之上，佐以消导而收效。

（四）补脾止泻

临床适用于脾虚型泄泻，症见大便黄稀或溏薄，日行3～5次，或有腹部隐痛，纳呆，倦怠乏力，面黄，气池暗，舌淡红苔白，脉濡滑。常用药有藿香、苏梗、竹茹、佛手、焦山楂、乌梅、茯苓、苍术、防风、生薏苡仁等。

【验案举隅】

纪某，女，7个月。两个月前，患儿家长以肉松喂患儿，从此患儿大便转稀，1日3～5次。前日夜间受寒，昨日大便10余次，黄稀便，有泡沫，伴纳少，腹胀，不吐，舌淡红，苔薄白，指纹淡红。证属中焦虚寒，脾失健运。治以补脾温中止泻。

处方：藿香 6g，白术 6g，苍术 6g，茯苓 10g，防风 6g，乌梅 6g，炒薏苡仁 10g，苏梗 6g，佛手 6g，干姜 3g。

服药 3 剂，精神好转，大便次数明显减少，日仅 1 行，仍为溏便，再以上方加莲肉 6g，煅牡蛎 15g。又服 4 剂，大便成形，1～2 日 1 行，腹胀消失，纳食增加，予小儿启脾丸，每次 1/3 丸，日服 3 次。服 10 天后，患儿一切正常。

按语：腹泻一般可分为伤食、脾虚、湿热、肾阳虚等证型，结合小儿的生理特点，临床以脾虚型及伤食型泄泻最为多见。此小儿年方 4 个月，家长便喂以肉松，损伤其本不足之脾胃，致脾失健运，清浊不分，下走大肠而泄泻；又加腹部受寒，腹内脾胃及大小肠等脏器受寒，而加重腹泻。今采用补脾温中止泻之法，乃提纲挈领之法，故以悦脾汤加白术、苍术、茯苓健脾补脾，干姜温中补脾，后又加煅牡蛎收敛固涩，使病情日渐好转，终得痊愈。

（五）养脾润燥

临床应用于脾阴不足，胃津亏乏，腑气不畅之便秘，症见大便秘结，或如羊屎状，1 日 1 行，或数日 1 行，伴厌食，或口干欲饮，烦急不安，尿少，舌红少苔欠津，脉细数。常用药有藿香、苏梗、竹茹、佛手、焦四仙、天花粉、乌梅、石斛、砂仁、鸡内金、生何首乌、鲜藕。

【验案举隅】

贾某，男，4.5 岁。患儿自幼人工喂养，大便素干，时常 1～2 日 1 行，每每临厕努争，解下数枚粪球，家长时以开塞露、小儿牛黄散用之，并不久效。患儿平素烦急易躁、尿黄，舌红少苔欠津，脉细数。证属阴津不足，腑气不畅。治宜养脾滋阴，润燥通便。

处方：藿香 10g，苏梗 10g，竹茹 10g，佛手 10g，焦四仙各 10g，天花粉 15g，乌梅 3g，砂仁 6g，鸡内金 6g，决明子 10g，生何首乌 10g，肉苁蓉 10g，鲜藕 10g。

服 7 剂后，大便已 1 日 1 行，且为软便，烦急好转，再进 14 剂，并嘱患儿少食鱼肉类，多食水果、蔬菜等。4 年便秘，服药 21 剂而愈。

按语：便秘一病，有虚有实。临床中，尤其儿科临床中，纯虚证或纯实证的便秘较为少见，以虚实夹杂者居多，故治疗宜标本兼顾，扶正祛邪，是为大法。此患儿自幼便秘，常用泻下之品，如牛黄散等，此类药多苦寒，久用必伤阴津，使阴液愈加不足，胃肠无津液以润滑、蠕动，无水行舟，故见便秘。治疗大法当为养脾滋阴，润燥通便。生何首乌滋脾之阴，润胃肠之燥，润下通便；鲜藕益胃生津通便；肉苁蓉润肠通便。此类药物加入调中之悦脾汤中，使其具有生津润下之力，患儿服药3周而愈。

（六）健脾行气

临床适用于脾失健运，湿滞气阻之腹胀，症见厌食、腹胀，食后尤甚，肠鸣作声，大便不调，舌淡苔白腻，脉滑。常用药有藿香、苏梗、竹茹、佛手、焦槟榔、大腹皮、厚朴、枳实、枳壳、砂仁等。

【验案举隅】

杨某，男，7岁。患儿初诊时，腹胀月余。患儿平素纳少，不思饮食，面黄体瘦。入夏以来，一次饮冷后，出现腹胀，食后尤甚，肠鸣作声，大便溏薄而少，舌淡，苔白略腻，脉濡滑。证属脾失健运，湿阻气机。治以健脾祛湿，行气消胀。

处方：藿香10g，苏梗10g，竹茹10g，佛手10g，焦槟榔6g，砂仁6g，大腹皮10g，厚朴6g，陈皮6g，枳壳3g，炒莱菔子3g。

服药1剂后，时有矢气出。服药2剂后，腹胀明显减轻。3剂服完，腹胀消失，但仍有纳少、便溏。上方去厚朴、枳壳、大腹皮，加生谷芽、生稻芽各10g，生薏苡仁30g，白术10g。又服10剂，纳少、便溏诸症皆消，痊愈。

按语： 腹胀本为临床一个症状，可兼见于许多脾胃疾病中。若以腹胀为所苦，则可视其为一病而治之。腹为人身之中部，内有脾胃肠等脏腑，故腹胀多责之于中焦，气滞不行，腹积气而胀，故行气法为治疗腹胀之正法。

此患儿平日即有不思饮食、面黄体瘦等症状，说明患儿素体脾胃虚弱，中气不畅，升降失调，脾湿不运，湿阻气机，气滞肠胃而见腹胀，自当采用健脾行气法，脾健则胃和，中焦枢机运转自如，湿邪自化，气机畅行，则腹胀自消。以悦脾汤调中，加大腹皮、厚朴燥湿行气消胀，莱菔子、枳实消食导滞下气，故1剂矢气出，2剂胀减，3剂腹胀消。但患儿脾胃尚弱，仍有纳少、便溏，故再加健脾调中之品，以消腹胀之病源。

（七）滋脾清热

临床适用于阴虚内热型夜啼症，症见夜寐不安，哭啼少泪，后夜尤甚，五心烦热，口干欠津，舌红少苔或花剥苔，脉细数。常用药有藿香、苏梗、竹茹、佛手、焦四仙、天花粉、乌梅、钩藤、蝉蜕、玄参、灯心草等。

【验案举隅】

季某，男，1岁。患儿近1个月每至夜半夜间啼哭，呼之不应，10～20分钟则止，烦急，夜卧不安，伴见手足心热、纳少，唇红，舌红苔白略黄，脉细数。证属脾胃阴虚，心肝有热。治宜滋阴调脾，清心平肝。

处方：藿香 10g，竹茹 10g，佛手 10g，焦四仙各 10g，天花粉 15g，黄精 10g，麦冬 10g，北沙参 15g，乌梅 6g，玄参 15g，灯心草 3g，菊花 10g，薄荷 10g，钩藤 10g，蝉蜕 3g。

服 3 剂后，夜啼时间较前缩短，拍哄三五下即可止住，烦急亦减轻，黄苔脱去，呈现花剥苔，故前方去菊花、薄荷，加鳖甲 10g（先煎），生地黄 10g，以滋阴。又服 3 剂，夜啼止，仍见夜寐不安。继服 3 剂，夜寐安，烦急消失。再服 3 剂，患儿一切正常。

按语：小儿夜啼为儿科临床常见病证，病因可分为寒、热、虚、惊 4 个方面。《丹溪心法》云："小儿夜啼，此是邪热乘心。"《婴童百问》云："夜啼者，脏冷也。"因此，临床夜啼又可分为脾脏虚寒、心经积热、阴虚内热、惊邪乘心等型。脾为后天之本，脾气充盛则可以后天养先天，使正气充足，不受邪干。脾虚则正气不足，易为邪乘，而为发病之内因。悦脾汤为调脾之剂，故以此方加减治疗夜啼，当为治本之正法。本例患儿为阴虚内热型，故在悦脾汤中加入养阴清热之品玄参、沙参、麦冬等，治之有效。在阴虚之象较甚时，又加以补阴重剂而显效，再服而愈。

对于其他几个类型的夜啼，亦可使用悦脾汤加减治疗。脾虚寒者，可加温中之高良姜、干姜、乌药、香附等。心经积热者，加竹叶、炒栀子、莲子心、黄连等清心经火热。惊邪乘心者，加柏子仁、珍珠母、灵磁石、生石决明等安神定心镇惊。此外，由于小儿脏腑娇嫩、神情怯弱，无论病发何型，均可适量加入蝉蜕、钩藤以镇惊安神。蝉蜕治疗夜啼为历代医家经常使用，大量临床实践证明，蝉蜕确为治疗夜啼的一味妙药。

（八）统脾摄血

临床主要用于脾不统血，血不循经之各类出血疾患，如紫癜（肌衄）、鼻衄、尿血、便血等，伴见面色萎黄，倦怠乏力，自汗盗汗，纳少，唇舌俱淡，苔白，脉濡弱。常用药有藿香、苏梗、佛手、焦山楂、天花粉、乌梅、砂仁、茯苓、生黄芪、黄精、仙鹤草、茜草、藕节、槐花等。

【验案举隅】

孙某，女，8 岁。患儿时有鼻衄 1 年，略碰鼻部即有血出，血色淡红，堵塞即止，磕碰之后，皮肤亦可见瘀斑，伴见纳少、乏力、挑食、体弱易感。望其面色萎黄不华，气池晦暗，头发枯黄，唇舌皆淡，苔薄，脉弱。查血小板 81×10^9/L，血红蛋白 105g/L。证属脾虚失摄，气血不足，治宜统脾补脾，益气摄血。

处方：藿香 10g，佛手 10g，天花粉 15g，乌梅 6g，黄精 10g，茯苓 12g，焦山楂 10g，砂仁 6g，生黄芪 15g，仙鹤草 30g，茜草 10g，藕节 10g，棕榈炭 10g。

服药 5 剂，其间无鼻衄，下肢紫斑渐消退，原方不变，又服 21 剂，患儿面色明显红润，唇舌红，纳食增加，近 1 个月无外感，无鼻衄及紫斑，复查血小板 150×10^9/L，血红蛋白 120g/L。1 年后，偶遇患儿家长，述小儿一切正常。

按语：在血液病的治疗中，统脾摄血法是十分重要的大法，临床十分常用。中医学认为，脾为后天之本、主统血、主运化，是气血生化之源。脾虚则气血化生不足，气虚则统摄无权，气行则血行，气滞则涩，气虚则血弱，故稍有磕碰，即可皮肤见瘀斑。此患儿症状、体征较为典型，气血均不足，故补脾以统摄血液，益气以率血行。补脾养血，当以徐徐滋养之，不可急功近利，故服药月余而收效。

（九）和脾调解

临床适用于小儿感冒后期，余热未净，脾胃已伤，症见低热、心烦、纳少或口干欲哕，手足心热，舌红少苔，脉略数。常用药有藿香、苏梗、竹茹、佛手、焦四仙、鸡内金、天花粉、乌梅、砂仁、竹叶、连翘、沙参、白薇。

【验案举隅】

吕某，女，3 岁。发热感冒 3 天，经治疗发热已退，目前不烧不咳，不流涕，但见烦急，纳少，手足心热，尿黄，舌红少苔，脉滑略数，咽红。中医辨证属余热不尽，脾胃已伤，治以调和脾胃，继清余邪。

处方：藿香 10g，苏梗 10g，竹茹 10g，佛手 10g，焦三仙各 10g，天花粉 10g，连翘 10g，金银花 10g。

服上方 2 剂，患儿心烦明显减轻，纳食有所增加，再进前方，焦三仙加至各 24g，又服 3 剂而愈。

按语：小儿脏腑娇嫩，正气不足，易感外邪，且易化热化火。火热之邪，时伤脾胃，故小儿外感之后，时邪虽减，但脾胃多已受损，故出现纳少、乏力、倦怠诸症。因此，时邪外感，当以清热解表。恢复期时，要调脾和胃、扶正祛邪，则"正气存内，邪不可干"，并且较少出现病情反复。

（十）调脾止汗

临床主要适用于小儿汗证，自汗、盗汗皆可用之。症见自汗盗汗，倦怠之力，不思饮食，大便干或溏，手足心热，面黄消瘦，舌淡红少苔，脉细或弱。常用药有藿香、苏梗、竹茹、佛手、生黄芪、黄精、浮小麦、淫羊藿、生牡蛎、焦四仙、天花粉、乌梅等。

【验案举隅】

孟某，男，2.9岁。患儿多汗1年余。1年来，家长发现小儿特爱出汗，白天、夜间均出，尤其白天稍活动则大汗出，伴见倦怠乏力、纳少，大便略干，1日1行，舌淡红，苔少欠津，脉弱。中医辨证属脾胃失调，气阴两虚，治宜调脾止汗，益气养阴。

处方：藿香10g，苏梗6g，佛手10g，焦三仙各10g，天花粉10g，乌梅10g，鸡内金10g，生黄芪10g，生牡蛎15g，浮小麦15g，黄精10g。

服药3剂，患儿汗出明显减少，玩耍时倦怠易疲亦减轻，效不更方，再进7剂。患儿汗止，大活动后有汗，已属正常，夜间入睡不再出汗，纳食仍较少，舌淡红，苔薄白，脉较前有力。前方去焦三仙，加生谷芽15g，生稻芽15g，以助脾胃之气。1周后饮食如常。

按语：汗证为临床较常见的病证，可夹杂在许多疾病中，亦可独立为病。中医学认为，自汗为气虚，盗汗为阴虚。此患儿自汗、盗汗均可见到，故知其为气阴两虚。但从症状轻重观察：患儿自汗较重，故以气虚为主，从大便及舌苔看，亦有阴虚之征。因此，处方以悦脾汤加生黄芪健脾益气，固表止汗。加黄精以养脾阴，生牡蛎、浮小麦收敛固摄止汗。此患儿汗出一证，非一日所致，故服3剂汗减，10剂后汗止。此后还须调养脾胃，以助生化之源，脾胃之气旺盛则汗证不再反复。

综上所述，应用悦脾汤加减治疗小儿脾胃及杂证诸病的某些类型，疗效颇好。所谓"有是证用是药"，体现出中医辨证论治的思想。此次仅总结10个方面，尚不足以概括全面，悦脾汤还可加减治疗一些其他疾病，尚待进一步总结整理。

课徒授业传薪火，老骥为霞尚满天

为了祖国的传统医学代代相传，不断发展，父亲非常愿意将自己的医理医技整理出来，分享给同道中人，传授给年轻一代。他认为，讲大课、学术交流、座谈研讨、课徒授业等多种方式，都是继承挖掘、发展弘扬中医事业的重要方法，不仅可以传授自己的经验教训，总结自己的心得体会，同样可以博涉同辈的某些成就，无形中更增长了自己的知识，从而又充实了临床操作的内容，有利于促进中医科研工作的开展，是将中医临床、理论、科研三者结合为一体的佳境，是教学相长、博采众长、医治病患、弘扬中医中药事业的捷径。

1957年，父亲进入北京中医学校师资研究班进修学习，第二年又被选派到卫生部举办的南京中医学院温病师资班学习，结业后欣然接受了领导的安排，正式调入北京中医医院中医学校任教员，在应诊之余课徒授业，开始了近10年的教师生涯。

父亲初到学校时，每天站在讲台上，看到下面的学生年龄与自己相差无几，甚至有些进修生比自己还大几岁，心中不免有些紧张，尤其害怕学员提问题，总担心答不上来，下不了台。于是，他每天抓紧一切时间读书，尤其是在上课的前一天，一定要把第二天要讲的内容反复看几遍，把与之相关的内容搞清楚。父亲总是告诫我们说："老师给学生一杯水，自己就要预备一桶水。中医是中国传统文化的一部分，内容中有许多的字已经不常用，或者已经不是原来的意思，而要结合文中意义来讲解，就必须具有深厚的古文功底。所以，平日要多读书，弄懂弄通再教授他人，不可以有丝毫懈怠，否则就是误人子弟。"父亲是这么说的，也是这么做的。他上过10年的私塾，对中国的传统文化有相当的基础，但是他觉得远远不够，又跑到新华书店买来相关的字典、词典、大辞典等工具书，放在手边随时查阅，把这些资料写进教案或教科书上，做到讲课时随时可用。

父亲最先教授的是中医基础学和温病学。对于初学者而言，中医基础理论比较难懂，而且枯燥，父亲也觉得不好讲。那么，怎么才能讲好课呢？他就回忆起当年在国医学院当学生时，老师讲课的情景。父亲受到启发，马上行动起来，将行医10多年遇到的病例写在小卡片上，并分门别类，用曲别针别在一起，备课时，将需要的抽出来夹在教科书中，讲课时随时用。这种方式非常受学员的欢迎，不仅听课有兴趣，而且都非常认真地记笔记，下课后，父亲常常被学员围住，请他解答问题。因为都是一些临床的问题，父亲回答自如，早将开始时害怕学员提问题的心理负担抛到了脑后。就这样，他很快就成为受学员欢迎的教师。

20世纪60年代初期，父亲为北京市西医学习中医进修班第一、二期的80多名医疗骨干，讲授中医基础与临床。这批西学中班的学员后来有许多人成为中医界的名家，如危北海、周耀庭、温振英等。除了课堂学习外，父亲还要负责带这些学员到医院实习。在实习过程中，父亲结合见到的病人，讲中医的辨证论治，因地、因时、因患者的情况施教，学员感到收获非常大。

直到 1966 年，学校停止招生，将教师根据其专业特长分配到各医院科室。父亲被分配到北京中医医院儿科，从事中医临床、教学工作。在北京中医医院工作的 20 多年间，他除了每日出门诊给小儿看病外，还为北京市郊区县中医脱产进修班讲授中医诊断学；为北京市名老中医著作研究班讲授温病学；为中华医学会北京分会主办的儿科进修提高班讲授临床课；为北京中医医院举办的多届中医进修班讲授儿科及温病学等；还受聘为北京第二医学院先后 6 个班的学生系统讲授中医学概论；除此之外，他还曾多次应邀去吉林、辽宁、内蒙古、山西、河北、河南、安徽等地讲学。

除了课堂讲授，父亲还课徒授业，解惑答疑，用中医传统的治学方法，为岐黄薪火相传贡献自己的力量。父亲一生中杏林春满、桃李天下，许多医院都有他的学生。他还收了一些中医传承的徒弟，收的第一个徒弟叫吴普增。当时正值 20 世纪 60 年代初期，密云地区"乙脑"流行，病人的死亡率很高，惊动了市政府。北京市卫生局从市里抽调了一中一西两名医生到密云地区指导治疗工作，其中的中医大夫就是父亲，而吴普增是密云县医院的中医大夫。县里指派吴普增跟随父亲左右，照顾他的生活。吴普增每天跟在父亲身旁查房、治疗，有时还要提着小药箱下村入户，为村民巡诊。吴普增总是拿着笔记本边走边记，不知不觉跟父亲学了不少治病的经验。每当回到住处，吴普增给父亲打水洗脸、打饭、铺床等，勤快而麻利。父亲十分喜爱这个年轻人，抽空就给他讲课，还将他绍到中医进修学校学习，使吴普增获益匪浅。当吴普增提出要拜父亲为师时，父亲毫不犹豫地一口答应下来。父亲回到学校后，吴普增就经常到学校听课，并通过父亲认识了学校的许多老师，学到了许多中医理论与治病经验，为后来成为密云县医院中医科主任、密云当地的一方名医打下了深厚的基础。

1990 年，北京开展老中医经验继承工作，父亲作为指导老师收我为徒，同时收李建为徒，共学习 3 年，并荣获北京老中医经验继承工作三等奖。2003 年父亲入选全国 500 名老中医药专家，参加第三批全国老中医药专家学术经验继承工作，李建作为国家级徒弟入选，我作为市级徒弟入选，继续跟父亲学习 3 年。结业时，父亲荣获优秀带教老师。此次仅有 6 名学员获得优秀学员的称号，李建是其中之一。取得这样的成绩，父亲非常高兴。

2004 年 11 月，父亲在前门东侧炎黄国医馆隆重举办了"行医六十周年"纪念大会，同时举行了收徒仪式，收宋瑾、张维广、叶明、杨景海、贾少林、李辛、叶茂茂、刘玉超、汪蕾等为徒。国家中医药管理局、北京市中医管理局、北京中医药学会的领导前来祝贺，孔伯华之子孔嗣伯送上"师承孔门，哑科独步"的贺词，原国家中医药管理局胡熙明题写"国医名师，杏林楷模"的贺词，与会人员200余人，场面热烈而隆重。会后，相关媒体做了大量报道，引起同道的广泛关注。

除了讲大课、课徒授业，父亲还经常将自己总结的临床经验、体会写成文章发表，以使同道中人共同提高，救治更多的病患。父亲于1961年在《中医杂志》发表《对小儿肺炎辨证论治的体会》；1983年在《山东中医》发表《中西医结合治疗小儿白血病方案的探讨》；1986年在《北京中医》发表《血液病治疗撮要》；1985年在《辽宁中医》发表《小儿心肌炎的辨证论治以及风湿性心脏病心房颤动伴雷诺氏综合征》等专题论文。尤其是父亲自创悦脾汤这一调脾方剂，在临床运用时常因人因时而异，加减治疗多种脾胃疾病，效果极佳。其门徒李建将悦脾汤总结归纳为《悦脾汤临床应用十法》一文，几家大型的医学杂志社的编辑听说是父亲总结的经验，纷纷表示希望能发表。父亲了解到《中级医刊》是面向广大基层医务人员的杂志，读者十分渴望得到上级医师的学术指导后，就让李建将文章交给《中级医刊》登载，并指导李建等人撰写了中医常见病讲座二十余讲，交给《中级医刊》刊用。正如父亲所希望的，许多同道及基层医务人员来信来电咨询应用悦脾汤的细节，并将父亲的经验应用于临床，均收到较好的效果。

父亲行医70余载，一生只为耕耘，不讲名利，只重收获，只求能以更多的时间和精力，投入到医治病患当中，奉献到中医药事业的进一步传承与发展中。他先后担任北京中医医院儿科主任、中华全国中医学会儿科委员会理事、北京中医学会儿科委员会主任委员、北京中医学会常务理事、北京市第一批名老中医专家、全国第三批老中医药专家学术经验继承工作指导老师，并被聘为北京中医研究所顾问、《北京中医》杂志编委、《中级医刊》特邀编审，中华全国中医学会儿科委员会顾问、北京中医学会顾问等；先后荣获北京市卫生局颁发的"从事中医工作三十年"、中国中西医结合研究会颁发的"培养中西医结合人才贡献"奖、中国中医药文化博览会授予的"百名专家"称号、北京市中医管理局颁发的"北京市老中医工作中作出突出贡献"奖、北京中医药学会颁发的建会五十周年"中医药工作贡献"奖、首都医科大学颁发的"从事中医教育工作三十年"、全国第三批老中医药专家学术经验继承工作优秀带教老师等多项荣誉。

承继先人志，普救含灵苦

我是宋祚民的女儿宋文芳，出生于 1954 年 8 月，毕业于北京中医学院（现北京中医药大学）。自 20 世纪 70 年代参加工作起，一有时间和机会我就跟随父亲出诊抄方。父亲与我，既是父女，更是师徒。父亲一生做事认真、坚持，做人诚恳、善良，我耳濡目染，获益良多。父亲手把手的言传身教，是我最大的精神支柱与鞭策鼓励。目睹父母经年累月、勤奋努力地为病患服务，无论是得到救治后病人的千恩万谢，还是面对新生儿稚嫩可爱的小脸，都让我感觉到父母所做的是一份崇高而神圣的工作，也奠定了我要学习和继承他们的事业的信念。2008 年，我完成了老中医药专家学术经验继承的三年学业，正式确立了与父亲的师承关系，领取了北京市中医管理局的师承结业证书，在继承父志的道路上又迈进了一大步。

父亲做任何事情都非常认真，从不敷衍了事。记得以前有一位同事给我一张纸条，上面写满药名，都是一些不常用的药，有些连听都没听说过，我打电话将药名讲给父亲听，等我下班回家时，看到书桌上、地板上都摆满了书，有《本草纲目》《中医药大全》《中药大词典》等，父亲把查到的产地、性味、归经、作用一条条写得清清楚楚。当我把资料拿给同事时，她惊讶而又充满崇敬地说："我问过好几个人了，没有一位像你的父亲这样认真答复的，你的父亲真的太伟大了。"

熟知父亲的人都知道，他是一位走在时间前面的人。因为无论他做任何事，如出诊、开会、去电视台录影等，甚至在家里吃饭，从不因为他是老专家、是长辈而摆谱让大家等他。老专家出诊有公车接送，说好七点半来接，父亲七点钟就已经在路边等待了，寒来暑往、风霜雨雪皆是如此。为了照顾老邻居，父亲坚持在德外医院出门诊。因为医院离家很近，他谢绝了车辆接送，每次都是自己走过去。8 点钟开诊，他七点半就坐在诊室中。如果有病人 7 点钟就到了，下一次他就六点半坐在那里等候患者。如此往复，最终的结果是 5 点多钟天还黑着的时候，病人就在医院大门外排队等他。正因为父亲心怀坦荡，诚恳待人，以一种医者父母的善良之心，去拯救每一位患者，所以得到所有人的尊敬与爱戴。曾有一位看自行车的老大爷，儿子因车祸去世，儿媳妇因贪污坐牢，老伴给人洗衣服，老两口艰辛地抚养着一个 6 岁的孙女，而这个孩子又得了白血病。每当孩子来看病的时候，父亲从不收取诊费，还出钱给孩子买药。这样的事例，在我随他出诊抄方时见到过很多很多。当看到血友病的患儿被父亲治愈、长大结婚生子，抱着孩子来看父亲的时候；当家长带着小时候被父亲救过一命、长大后考上大学的孩子来给父亲鞠躬报喜的时候；当那些被父亲治愈或者病情有所好转的患者前来由衷感谢父亲的时候……我常常被这些场景所感动，更能感受到父亲那种发自内心的喜悦与快乐，以及满满的幸福感——那种用任何金钱与物质，都换不来的幸福感。人生能够达到如此崇高的精神境界，也是父亲能够以 90 多岁高龄，还在忘我地为中医事业奉献的动力。父亲无论是在平素生活中，还是在教导我们时，都经常这样自勉："中医药学博大精深，是华夏文化的重要组成部分。吾于杏林埋头耕耘数十载，所学虽为沧海一粟，所为乃尽百分努力。能为病家驱除疾病，为中华传统医学之传承不遗余力，所带来快乐，吾愿足矣。"

作为父亲的学生、女儿，父亲"学无止境"的谆谆教诲，"待人谦和"的做人风格，"治病救人"的执着信念，"继承发扬"的永恒夙愿，是激励我在为人民健康服务道路上不断前行的动力。在工作中，我始终坚持全心全意服务于患者，退休后在马来西亚行医及从事中医方剂咨询工作至今，为中医药在海外的传播做出了积极的贡献。在中国中医药出版社的支持下，我将父亲多年的临床经验进行归纳整理，于 2001 年与同门李建共同编著出版了《中国百年百名中医临床家丛书——宋祚民》一书。该书基本如实反映了父亲在中医学术上的一些观点和临床经验，以便后人学习。父亲精于望诊，我在随他看诊及自己独立诊病过程中，也逐渐归纳总结了一些望诊经验，通过长期观察与总结婴幼儿指纹与疾病的外在表现，应用于临床诊病，可以说是百验无错，对婴幼儿疾病早发现、早预防、早诊断起到良好的作用。

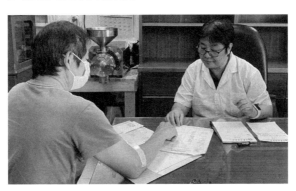

◎　宋文芳在诊病

"哑科"诊疗重研判，做好望诊第一关

　　临床医学上，儿科之所以称之为"哑科"，在于5岁以下婴幼儿语言表述能力尚未完善，即使有痛苦之处也是难以述说，且因看诊时惧怕心理而哭闹，导致脉象紊乱，使医生无法正确判断疾病所属，故而称为"哑科"。明代医士方贤著书《奇效良方》说："小儿虽受阴阳二气成其形，气尚未周，何言有脉，直至变蒸候尽，阴阳气足，方可看脉。"所以，自古中医诊断婴幼儿疾病多用中医四诊中的望诊来诊视病情。中医学认为"有诸内者，必形诸外"，作为辨别疾病的四诊，将"望诊"放在首位自有其道理。我认为，小儿望诊重在望形态与望指纹两个方面。

一、望形态

　　如果几个月的婴幼儿耳朵发红，有热烫感；或者不时用手指挖钻耳朵，手足心发热，口唇突然鲜红，口水流不停；或者大便干燥秘结，中医学认为是脾经有热气，胃中有积食，是身体积热要生病的先兆，应即刻减少食量及烘烤煎炸食物，吃些有助于消化的食物及山楂丸、消食导滞丸之类，以消除积滞，通便防病。另有一些孩子喜欢趴卧睡觉，除了习惯外，多因肠胃不舒服，由腹痛或消化不良所致。中医学认为寒凉伤脾，故要避免食用寒性食物，注意腹部保暖。如果孩子平日眼睑是单眼皮突然变双眼皮，或者双眼皮变深，中医称为"鸡眼带"，也是身体健康出现了某些问题，要生病的一种先兆，应引起家长的注意。人在正常情况下，眼结膜应该是白色的，孩子眼结膜突然呈现乌蓝色，且日常生活中表现出胆小、惧怕声响、害怕陌生人，或者夜晚睡觉时经常无故突然啼叫哭闹，多属受到惊吓，中医学认为是"内风"，可以服用保婴丹、小儿惊风散等镇惊安神药物，或者找医生咨询服药。如若孩子生病发热，体温升高，但是面色红润、精神好，照常玩耍，食量不减，胃口好，说明其所患不会是十分严重的恶性疾病；如若发热体温高或者体温不高，但见到面色萎黄、食欲不振、精神萎靡、昏睡不起，说明可能病情严重，病况发展不良，应当引起足够的重视。因为很多疾病的初期都会出现发热的表现，如病毒性肝炎、肾炎、肺炎、血液病等，如果发热刚退，切忌即刻停止服药，因为热退只能说明病势高峰时段刚过，病已向好发展，并不代表病已痊愈。况且如今的病毒感染会有夜热早凉、反复发作的现象，中医称之为"余热未净"，如不注意穿衣节食，病情会出现反复，即《内经》中讲述的"食复""肉复"。

二、望指纹

望指纹，是对5岁以下婴幼儿观察诊病时的辅助方法，在儿科疾病临床诊断方面，有很好的实际指导意义。通过观看指纹的颜色、形状等，可以为医生提供诊断疾病的依据。《幼科全书》云："紫热红伤寒，青惊白是疳，黑时因中恶，黄即困脾端。"《中医诊断学》将其总结为浮沉分表里、红紫辨寒热、淡滞定虚实。指纹是拇指与食指开口处（也称虎口）延伸至食指尖的脉络，分"风""气""命"三关，即食指近掌部的第一节为"风关"，第二节为"气关"，第三节为"命关"。指纹只显露在风、气两关病属轻浅，尚可治；如果穿过命关，古人称"透关射甲"，显示病势凶险，要抓紧诊治为好。关于指纹形态，《医宗金鉴·幼科杂病心法要诀》指出："去蛇吐泻来蛇疳，弓里感冒外痰热。"这是说指纹弯曲向手掌心，为外感寒热，向掌外弯曲，应属内伤脾胃积热，向着拇指指纹变粗，为上吐下泻之恙，向着食指变粗，患有厌食、偏食、疳积之症。另外，指纹呈鱼骨形分叉，多见于饮食过量的伤食现象；如若食指、中指、无名指、小指四个手指第二节皆有红纹如水字样，多为脾胃虚弱，消化吸收营养欠佳。这类孩子通常会很消瘦羸弱，易感外邪而生病，久则易影响生长发育。

耕耘志岐黄，传承与发扬

父亲一直教导我，对前人的经验应该继承和遵循，但更应该发扬。发扬才是最好的继承。一味墨守成规，不敢越雷池一步，只能使传统失去光彩。一定要根据患者的体质特点、生活习性、饮食习惯等诸多情况组方遣药，方可药到病除。

我退休后在马来西亚行医及从事中医方剂咨询工作，积累了良好的声誉。更让我自豪的是，我用自己的医术改变了当地人对中医中药只是用来补养调理身体，起到保健长寿作用的固有思维。我们都知道，中医辨证论治的哲理思维、中药的科学合理应用、针灸推拿的神奇功效、气功疗伤健身的作用，在中华民

宋祚民 宋文芳

族几千年繁衍不灭、生生不息的过程中起到了重要的保驾护航作用，而利用中医中药治疗各种急慢性疾病、各类疑难杂症已经是中医界各医家所能掌控的了。在新冠肺炎疫情在全世界范围内蔓延肆虐的今天，中医学在新冠肺炎患者的治疗中又发挥了巨大的作用。我坚定地认为，病毒感染千变万化，而不变的是辨证施治的理论与用药精准的技巧。下面就以在疫情期间我为一名马来西亚急性热病患者的诊治过程为例与诸君分享。

黄某，男，14 岁。2020 年 5 月 1 日就诊。患者高热不退，体温 39 ～ 40℃，因疫情期间病人不可出门，由其母亲拍照代述。现咽喉肿痛，无咳，大便秘结，舌苔黄厚腻，食欲不振，饮水咽痛。此属中医学疱疹性咽峡炎。中医辨证属肺胃热盛，上攻咽喉。治以清肃肺胃，清热解毒。

处方：芦根、白茅根各 20g，野菊花 10g，板蓝根 10g，蝉蜕 5g，浙贝母 10g，玄参 20g，金银花 10g，连翘 10g，生石膏 20g（先煎），地骨皮 10g，防风 10g，荆芥 10g，炒鸡内金 15g，炒麦芽、炒稻芽各 15g，陈皮 10g，蒲公英 15g。水煎 4 剂，每隔 4 小时服 150mL，24 小时不间断，中间饮热米汤。

二诊：5 月 3 日。药后高热渐退，大便出。前方去生石膏、地骨皮、防风、荆芥、炒鸡内金、炒麦芽、炒稻芽、陈皮。增加紫花地丁 6g，草河车 10g，锦灯笼 10g，山慈姑 10g，桔梗根及叶各 10g，淡竹叶 6g，射干 10g。4 剂，每日 1 剂，水煎服。

4 天后，患者热退、咽峡肿消而痊愈。

按语： 因本病为舌苔黄腻、大便秘结之脏腑实证，故首诊方药以清热解表、清肠泄热为主，取釜底抽薪之意，便通胃热散，高热之因不在。继而加重清热解毒之力取效。父亲一直强调"治是症，用是药"，也就是说治病要抓住根本，辨清脏腑，认准用药才能治好病。患者在很短的时间内痊愈后，患者的母亲惊呼："原来中医治病也是如此神速见效，以后就用中医来治病！"

马来西亚称之为"蚊症"的登革热，当地的疗法为退烧药加止痛药加饮热开水，严重的住院，不重的在家等待自愈。至于全身骨节酸痛、厌食疲倦等后遗症，更是听天由命。我用中医药治疗该病，就可以使病程缩短，症状快速缓解，不留任何后遗症，并在我的临床诊治中验证已久。我用自己所能做到的事实，向世人展现祖国传统医学文化的魅力，是我继承父志，为发扬光大中医事业所做的最好奉献。

我的工作也得到了中国驻马来西亚槟城领事的肯定，在 2020 年国庆中秋双节到来时，领事馆的领导和同事们特地前来慰问，对我为当地华人及外国友人健康所提供的帮助表示感谢，同时盛赞我为中华传统中医药文化在国际的传播做出的积极贡献，希望我可以继续用祖国的传统医学为更多的人送去健康，也让更多的外国友人从了解中医文化开始了解中国，认识中国！

宋祚民 宋文芳

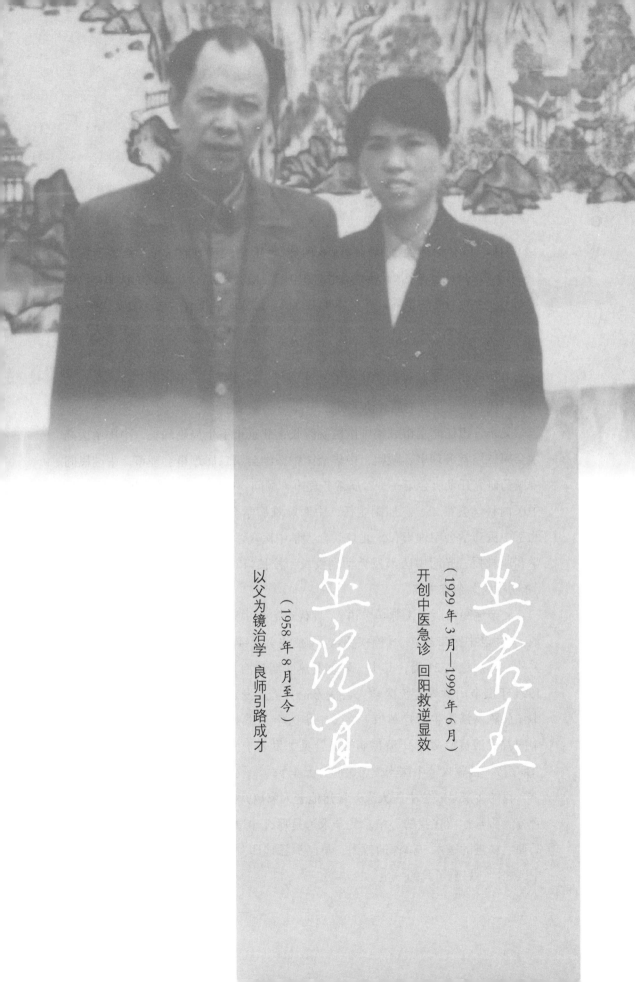

巫君玉

（1929 年 3 月—1999 年 6 月）

开创中医急诊 回阳救逆显效

巫镜宜

（1958 年 8 月至今）

以父为镜治学 良师引路成才

"医心自有怡神处，理到圆融效到佳"。这是父亲巫君玉于"瓣杏斋"作《有感》中的一句，从中不难看出他对中国传统医学包括传统文化的认识，已经达到了一个相当高的境界，亦可体味出行医、做人所应持有的达观态度。

我的父亲巫君玉，字钝初，别署筠宇，汉族，中共党员，江苏无锡人；教授，主任医师；全国第一批 500 名老中医，国家中医药管理局第一批全国老中医药专家经验师承制导师；北京市劳动模范，北京市先进工作者，北京市第八届人民代表，北京市七届政协委员。

父亲曾担任北京市鼓楼中医医院院长，北京市卫生局副局长，中国中医药学会第二届常务理事、顾问，中华全国中医学会第二届理事会理事，中国民间中医药研究开发协会第一、二届常务理事、顾问，中国医学基金会第一届理事，中医内科学会第二、三届副主任，中医疑难病学会第一、二、三届主任委员，北京中医药学会副理事长，北京联合大学中医药学院顾问，以及北京中医药大学客座教授，光明中医函授大学副校长、校长，北京光明中医学院副董事长，《光明中医》杂志主编。

父亲编写出版了《脉学今语》《现代难治病中医诊疗学》（主编）、《瓣杏医谈》《名老中医带教录》《痢疾明辨》（校注）、《钝初吟集》等著作。其发表有关外感热病论文 21 篇，其中《外感发热前期辨治》发表于《中医杂志》，并获1994 年旧金山世界传统医学大会优秀论文奖。发表消化系疾病论文 24 篇，其中《茵陈蒿汤为主治疗黄疸》在《中华医学杂志》1956 年第 10 期发表，为新中国首批治黄疸文章；《溃疡病辨证管见》发表于《北京中医杂志》，所组验方"溃疡散"被收入《中国当代名医验方大全》。

我的父亲是一位中医大家，虽然他老人家离开我们已经 20 多年了，但他的音容笑貌永远留在我的心中。父亲永远是那么伟岸。他那严谨的学风、高尚的品德、精湛的医术、谆谆的教诲，早已深深地印刻在我的脑海里，引领我走进中医之门，影响了我的一生。

年少行医济世，独辟蹊径活人

父亲 1929 年 3 月出生于江苏无锡，幼年多病，12 岁从师陆治中、杨亭习医，17 岁便开始悬壶乡里。行医之初，恰逢家乡霍乱流行，死了很多人，有的甚至全家都不能幸免。而当时的老中医在治疗霍乱病人时，要么"用四逆以运阳"，要么"用辛开以通神"。这些方剂的使用，从传统的中医理论来看没什么问题，但实际疗效却非常差。父亲对此看在眼里，痛在心上。他既哀被霍乱夺去生命的人，亦叹传统中医疗法于此病的无能为力。

经过仔细的观察和思考，父亲发现了问题之所在。对于像霍乱这类吐泻交作从而大伤津液的疾病，中医传统的医治机理是正确的，但由于从就医、诊断、开方，再到买药、煎煮，这一系列环节耗费了大量时间，而汤药喝下去后还要有一个缓慢的吸收过程，因此，应对来势汹汹的霍乱，传统疗法正所谓鞭长莫及，远水难解近渴。父亲认为，前辈们治霍乱的思路虽然正确，所用方药也是灵验的，但却在"路径"上出了问题。基于这种判断，他在治疗霍乱时另辟"捷径"，以输液的方法及时补充患者体内失去的水分，待患者"阳神回复、液敷血行"时，再施以芳香醒胃、辟秽化湿之药，用不了半天，病情就会大有好转。当年，经父亲亲手医治的霍乱病人均得以痊愈，而年仅 17 岁的他也因此享誉乡里，并为以后的行医之路打下了坚实的基础。

父亲 19 岁时，与同道组织了"国医砥柱社"无锡分社，自己担任推行主任，发起同道之间学术交流，为阐扬传统医学尽一分力量。1951 年，父亲组织"工农联合诊所"，1952 年扩大为"安镇联合诊所"，任所长，并任"安镇区卫生工作者协会"副主任兼秘书。1954 年，父亲毕业于中央卫生部北京中医进修学校，同年 9 月由卫生部录用于卫生部机关卫生处直属第六医院工作，先后从师王慎轩、余无言、杨济生等。

开创中医急诊，回阳救逆显效

中医临床要想走上科学的研究发展之路，首先必须改变坐堂行医的单独模式，在医院中设立中医科，在与西医的结合当中体现出自身的优势。1954年，父亲从中央卫生部北京中医进修学校毕业后，进入卫生部机关卫生处直属第六医院工作，正式建立了部属综合医院的第一批中医科。

父亲深知，只有中医科还不够，还应当建立中医病房，如此方能改变中医门诊仅限于开方抓药、针灸、拔罐作坊式的工作模式，进而将中医学的临床实践纳入科学的范畴。中医病房是中医学科研究必须具备的条件之一，它的建立有助于全面系统地观察患者病情的变化和中医的治疗效果。1958年，父亲所在医院与北京市第六医院合并，于是父亲与同道创建了北京市综合医院中第一所中医病房。中医病房的建立，为中医走向规范化、科学化、现代化创造了良好的条件。

在日常生活中，人们普遍认为中医疗效缓慢，因而有所谓"急病找西医、慢病找中医"的说法。特别是对于急重症，觉得只有西医才具备更加快速、可靠的疗效。父亲则认为，中医在危重病人的抢救、治疗方面有着独特的优势。

1981年，父亲调任北京市鼓楼中医医院院长。任期内，他首创中医急诊科，探索中医急诊治疗，在临床中提高了疗效，缩短了病程，在中西医结合抢救危重病人方面迈出了可喜的一步。

我到鼓楼中医医院后，父亲让我选择在急诊工作。他说：要成为一名合格的大夫，就要能够在各种环境、各种情况下看好病。急诊有病情急、突发病情多的特点，就是再辛苦也不能有丝毫的懈怠。在急诊工作中，要能够在第一时间发现患者病情的变化，并做出及时抢救，才能使很多危重病人转危为安。10多年的急诊工作，大大提高了我对危重病人的应急处置能力，同时也让我具备了作为一名医生所应有的职业道德素养。一次，我突然听到诊室外有人摔倒的声音，马上跑出来查看，原来是其他诊室的一位患者刚做完青霉素皮试，突然晕倒了。我立即对该患者实施抢救，当时这位患者的血压为零，生命指征全无，好在抢救及时，才挽回了一条鲜活的生命。

我在临床工作中遇到疑难的、自己解决不了的病例，就向父亲请教，往往都能让我茅塞顿开。一次，一名 50 多岁的女患者因快速房颤来诊，经抢救治疗后，房颤已纠正，但患者就是感觉胸闷心悸。我用炙甘草汤治疗 1 周无明显疗效，后经父亲指导加用了通心气、调畅气机的药以后痊愈。

1997 年，鼓楼中医医院在二级甲等中医医院评审期间，急诊科首当其冲，要接受评审团对诊治疾病、抢救病人及医护配合等多方面的考核，我被选为考核对象。当时我心里有点紧张，怕自己水平不够，搞砸了，而父亲对我说："这是你展示自己医疗水平的机会，除非你真的不行。"还好，考核成绩优秀，在全院评审总结大会上，得到了评审领导的表扬。事后，父亲也夸赞我"是一名合格的医生了"。

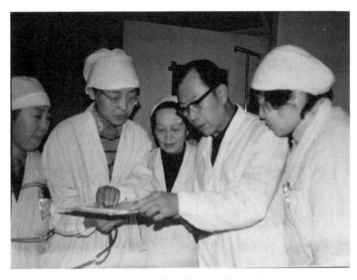

◎　巫君玉在急诊查房（左一为巫浣宜）

"文革"落难不惧，医心不改为民

在 1966 年开始的那场"文化大革命"中，无数知识分子受到冲击，父亲也未能幸免，我们全家随父亲被遣送回老家无锡安镇。收入没有了，生活上的窘迫可想而知。然而即使身处如此艰难的环境中，父亲仍行医不辍，以豁达的胸襟坦然面对残酷的现实。

在无锡老家，父亲的医德和医术之高是出了名的，十里八乡的病人都来找他看病，有时忙得连休息的时间都没有。然而，他却不收病人一分钱。

我对中医的认识就是从那时开始的，那年我 9 岁。父亲从一名中医科主任变成了农民，虽然不能在医院上班行医，但每天一早，都有患者围堵在我家门口，或直接进入家中，等待父亲的诊治。母亲早早就下地劳作去了，门是开着的。时间久了，因为疗效好，来看病的人越来越多。有时，我早上睡眼蒙眬地起来，就能看到屋里屋外都是人，场面很是壮观。当时父亲看病不被允许，所以，父亲白天能躲就躲，夜晚才看病人。他不在家的时候，有的病人就坐在我家门槛上，说是要沾沾"仙气"，这样病会好得快。他们把父亲看作仙人，可见他的医术和医德之高。

那时候我就觉得父亲很伟大，在人生不如意的时候，还能用自己的医术帮助别人解决病痛，受到父老乡亲们的尊重。这对我幼小的心灵有着深深的触动。我励志长大以后，要像父亲一样，当一名中医，治病救人。

历史终究是要向前发展的。凭着对国家前途、对中医事业美好未来的信念与憧憬，父亲度过了他人生中最艰难的岁月。

完善教学体系，发展基层中医

中医的发展经历了数千年，其传承模式除家传、师徒传授、自学成医外，学校教育对中医的发展壮大发挥了重要作用。行医之外，父亲十分关心中医院校的人才培养，针对当时教学中存在的问题，呼吁改变教学方式，增加文史哲课程。他说："中医理论是与古文、史、哲同步产生、同步发展和相互渗透的，从《内经》《难经》《伤寒论》等汉以前著作中已明确显示，抑或也可从《礼记》《史记》《荀子》《管子》《韩非子》《春秋繁露》等史、哲书籍中得到反证，学习研究中医理论，势必应参考文、史、哲中的有关记述。仅以文为例言之，中医古籍用古汉语记录已众所周知，如果只懂现代汉语，就无法理解中医古籍语言的所指，如此，连敲门砖还没有，如何能学习研究中医理论？又如，古哲学对中医理论的形成有巨大影响，所用辩证法本来是共同的，像《墨子·经下》'五行无常胜，说在多'的论述，不就是中医学运用五行理论的原则之一吗？如今各个中医院校课程中的内经、伤寒、金匮授课时，分别为 70 到 110 学时之间，并且真正的授课时间还要为其他课程所挤兑。在本科 5 年学习时间中，此种课时本是微乎其微的了，还有兼并这些课程的争论，有人主张将内经并入'中医基础学'，将伤寒、金匮并入'内科学'，中医的最高学府将中医的经典著作放到选读地位，与学府之名极不相称，使人产生是不是学习中医的疑问；从将中医学院列为理工学科招生看，从 7 年制的学习课程将前两年是学数、理、化教程看，可见教学领导部门就违背了中医学的传统，是以中医与西医院校通例对待来制定教学方针的。毛主席提出中国革命要与中国国情相结合，小平同志更提出要建设中国特色社会主义，所以，教学领导部门在中医教学上不结合中国国情，没有'中国特色'的教学方针必须考虑改变，增加文、史、哲的内容，压缩现代医学课程。"

1984 年 12 月，光明中医函授大学成立，父亲欣然受聘，历任副校长、校长。"函大"更名学院后又任院长、副董事长、《光明中医》杂志主编，是学院的主要领导人之一。

父亲积极支持"光明中医"教育，尤其关注农村和基层，反复强调为农村、基层培养不走的、就地扎根的中医大夫。"函大"成立之初，面对中医人才缺乏的严峻现实（1984 年北京市中医不到 3000 名），父亲认为"函大"和一般的学校不一样，其开办就有独特的目的，即为农村和基层培养一批具有中医理论、能看病的中医大夫。"函大"编撰高等中医教材，再通过"函大"教学网和学员使中医的精髓得以传播，对中医事业是一件好事。

父亲对中医临床实践与中医理论学习相结合的重要意义有独到的深刻体会，强调要积极贯彻"寓医理于临床"的教学方针，钻研中医理论，提高临床疗效。他认为，中医事业发展的标志体现在临床疗效和学术水平的提高。中医在历史长河中之所以能够不断发展，就是因为它能够治病救人，为人类做出了贡献，因而赢得了人民群众的信赖。由此，治疗效果当为中医的生命线。如果一所中医医院的疗效不高，或一个中医大夫不能为患者治好疾病，则必然会"门庭冷落"，久而久之就会被人们所遗忘。

父亲认为，临床疗效与学术水平紧密相关。中医药人员在未经临床之前，所接受的仅仅是前人和师长的学问与知识，欲真正掌握并运用这些知识，则必须通过实践。时代的推移，社会的变迁，气候、地理等外在环境和人类本身起居饮食、劳作、情绪等主客观方面的变化，对病因、病机、发病和转归等都有着很大的影响，仅仅因袭前人的经验，肯定是不够的。因此，朱丹溪有"古方今病不相能"之说；张仲景在"勤求古训、博采众方"和大量临床实践中，总结出了《伤寒论》这部皇皇巨著；叶、薛、吴、王等前贤又在《伤寒论》的基础上，结合自己的临床实践，创立了温病学说。此皆符合"实践，认识，再实践，再认识"的辩证发展规律。父亲强调，为提高治疗效果和学术水平，中医药工作者应当不断总结临床经验，不断深化对疾病的认识，不断发现新的有效治疗方法。

父亲始终认为，我们接受了先人的临床经验和由他们升华的中医理论，其不足之处，势必要由我们自己去寻觅、创造和补充。而恰巧就在这些不足之处，维系着中医学术发展的生命线。之所以要寻觅、要创造、要补充，与其说是要"补前人之不逮"，不如说是"形势之所迫"。换一种看法，也可以说是先人在中医学术这个大戏台上留给我们一片广阔天地，任我们去发挥各自的主观能动作用。这当然必须严肃从事，因为这是学术，是关系着人命的学术。

热心带教传承，以身作则垂范

为使中医学后继有人，获得发展的原动力，国家中医药管理部门决定以"师带徒"的传统形式，开展老中医药专家学术经验的继承工作。

父亲是全国首批 500 名国家级名老中医，他深知中医近百年来走过的是一条崎岖不平的道路，甚至曾面临被取缔的危险。要想使中医在现代社会中生存和发展，必须遵循中医内在的规律，保持中医自身特色。中医有自己独特的思维方式和价值观念，发展中医绝不能照搬西医模式。

父亲积极响应国家号召，从繁忙的工作中抽出大量时间和精力，以认真严谨的态度做好"师带徒"工作。

对于多数学生来说，要想学好中医首先要熟练掌握文言文，唯其如此，方能在浩瀚的中医典籍中遨游。因此，父亲在一开始便要求学员加强对古汉语的学习，同时也鼓励他们多读一些传统文化经典著作。在临床教学上，父亲从"四诊"开始，结合不同病人的特点，耐心细致地引导学员体会其中的玄机。他还不定期地举办专题讲座，分析疑难病例，解答典型问题，收到了很好的教学效果。

父亲不但医术精湛，而且师德高尚。无论行医还是教学，他都能以身作则，率先垂范。在他病重住院后，仍不忘带教重任，特将历年教学心得整理成《名老中医带教录》出版。该书融入了父亲多年治学的参悟和丰富的临床经验，也展现出他对中医经典精深的学术造诣。他在该书"弁言"中写道："余添为国家首批 500 名老中医以来，深感需有以副命，故向近期间相随诸同学收集当日所谈，或就其自行整理之笔记而修词之，或就余所忆而条札之，以问答格式统为一集……此集之作，纯出乎个人于临床 50 余年工作中之见解，自为机杼，不受门派之囿，一以使随学者之治病能有效用为目的，故望仍须以各人之学为基而参考之可矣。"字里行间，渗透着父亲对事业的无私奉献精神，对学生的谆谆教诲，对中医事业后继有人的殷殷期盼。

我作为第二批国家级老中医药专家学术经验继承人，师承父亲巫君玉，抄方的积极性更高了，利用休息时间跟诊，接触的病例范围更加广泛，也大量积累了自己的临床经验。当年的几则跟诊笔记，记录下了我跟父亲随诊的点滴。

1997 年 1 月 5 日

张某，女，80 岁，主诉发热 3 天。患者诉先畏冷、恶风，后面色潮红，全身发热，体温可达 38℃左右，继而周身汗出，不需服退烧药症状可缓解，伴有口苦。脉浮滑，苔白舌红。抄方的学生们都认为是小柴胡证，但父亲说是桂枝汤证，开桂枝汤加减 3 剂，症痊愈。

之后父亲向我们讲解了两方的区别：桂枝汤证为恶风、发热、汗出等，其中尤以脉浮缓、汗出为要点；小柴胡汤证为微发热，而恶风寒，所谓的往来寒热、口苦咽干、胸胁苦满、脉弦，多数患者无汗，少数头面有汗，汗不为主要症状，口苦也不是主症，要和其他症状结合起来看，其余的不同之处书中已有明确记载。

1997 年 4 月 8 日

患者徐某，高热后不思饮食半月余，伴头晕，不欲睁眼，周身无力而嗜卧，面色萎黄，舌苔白腻厚、中光，舌质红，脉滑大数。曾多次就诊于多家三甲医院，症不见好而来诊。观其以前治疗方药多为健脾祛湿类。父亲仔细观察了该患者的眼睛，发现其双眼睑眼白有自下至上的红丝，又摸了摸患者的手心，劳宫穴热，则辨证为脾胃湿热，损伤阴分。用药在健脾祛湿的基础上加用清热的六一散 20g，佩兰 10g，连翘 10g，虎杖 15g，忍冬藤 25g，以及养胃生津、滋阴除热的石斛。服用了 5 剂后，患者症状明显好转。父亲说，《灵枢经》有记载"诊目痛，赤脉从上下者，太阳病；从下上者，阳明病；从外走内者，少阳病"。此患者初始为高热，热退后出现一系列症状，是太阳、阳明合病，损伤阴分。以前的治疗是患者不思饮食、乏力，急于健脾，忘了太阳、阳明经还有热，故疗效不佳。

1997 年 5 月 5 日

今日跟师诊一病人，诉头晕 6 年余，舌质暗有瘀斑，苔黄，脉涩紧。父亲诊脉后说，此人血压高，血黏稠度高，一测血压，为 190/100mmHg，患者拿出以前的化验单，也证实了血黏稠度高，血流变为三级高脂血症。父亲还说，脉涩紧的患者多数有高脂血症，血脂一高，血管弹性就差，脉必紧，血黏稠度高，血流不畅，脉必涩。

1997 年 8 月 11 日

张某，男，16 岁，主诉低热 1 年。患者自去年 9 月患腮腺炎后高热，体温达 40℃，经治疗后高热已退，低热至今。每天中午体温开始升高，达 37.2℃，傍晚体温达 37.4℃，纳可，大便略干、日 1 行，手足心热，畏冷，时有膝关节及腰部疼痛。近两日因外感后略有咳嗽。化验生化全项，抗 "O"、血沉等未见异常。舌苔根黄，舌质红，脉弦。辨证为湿热气滞在少阳太阴。

处方：连翘 15g，忍冬藤 30g，佩兰 12g，六一散 18g（包煎），炒柴胡 10g，白花蛇舌草 30g，苍术 10g，香薷 8g，青皮、陈皮各 10g，炒栀子 10g，丝瓜络 10g，杏仁 10g，前胡 10g，法半夏 10g，通草 6g，砂仁 6g（后下）。

5 天后再诊，体温未见升高，波动于 36.6～36.9℃之间，苔薄白略少，质红，脉滑大。再治气阴。

处方：北沙参 25g，南沙参 25g，太子参 30g，五味子 5g，麦冬 15g，青蒿 18g，炙鳖甲 10g，煅龙骨、煅牡蛎各 30g，紫草 10g，苦参 8g，丹参 15g。

7 剂后，患者痊愈。父亲说此病例第一方妙在六一散配通草，可清热利水，散表皮热。第二方是热退后注意滋阴清余热。

诗画写心言志，笔墨会友传情

在人们的眼中，很多名老中医不但医术精湛，对中华传统文化的浸淫也颇深。父亲便是这样的名老中医。

在繁忙的工作之余，以诗书画会友。父亲经常与三两同好相聚，吟诗作画，还将自己在京北一套不大的寓所命名为"瓣杏斋"，在并不宽敞的屋内，耸立着塞满了各类典籍的书柜，墙壁上到处挂着出自父亲的书画作品——苍润秀劲的文徵明行书、意境脱俗的泼墨山水。他对诗词和书法尤其偏爱，几十年来创作了近千首近体诗词，其中以七言居多。他将这些诗稿整理后请好友冯其庸再行筛选，最终余426首，以《钝初吟集》刊行。父亲在该书"自序"中写道："诗言志，固矣，然叙事、写景、达情均可出之于诗，是在乎言志外者；余自弱冠习韵以来，常藉诗以见鸿爪，则志、事、景、情莫不赅矣。"

冯其庸对父亲的诗作赞赏有加，他曾说："君玉不仅是名医，更是诗人。他写诗很有功力，而且十分勤奋。所以后来，并非为了看病，往往为了诗，为了书画，也经常在一起……他在这样忙碌的情况下，居然积下了厚厚的一大本诗集，而且诗写得极好，我就自愧不如。我看现在大学教授中能有这样功力的人也不会很多。"冯其庸以一首七绝作为《钝初吟集》的代序："已是杏林第一俦，吟诗又见月当头；平生风味陶彭泽，雨暴风狂立乱流。"此诗展现了这些大家刚正不阿的品格与洒脱飘逸的性情。在"瓣杏斋"中，还挂着一幅父亲的书法作品，内容是他早年作的一首诗："闻说故园春早来，几从天外揽思回；轻寒十里龙山路，柳映青溪雪映梅。"这首诗寄托了父亲内心深处淡淡的乡愁，意境唯美。

诗歌可以言志达情，书画亦可怡情养心。透过父亲的诗书画，既能看到老一辈中医大家深厚扎实的国学功底，又能窥见中医文化与中华文化的同根同源。中医学本身就是中国传统文化不可分割的重要组成部分。从一定意义上说，中医的发展方向关乎中华传统文化发展的命运，而弘扬中医文化应该是中华文化伟大复兴的理性选择。

这正是：参透岐黄宇自清，逍遥济世亦从容；留得瓣杏乾坤在，不羡人间利与名。

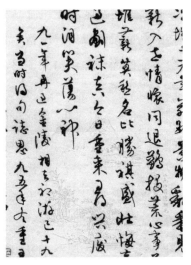

◎ 巫君玉墨迹

望闻问切互参，舌脉见解独到

父亲乃中医大家，行医数十年，其中积累的丰富中医理论研究心得与临床经验，不啻一座宝藏，等待我们去深入挖掘，努力传承。

中医经典理论是古人长期实践的总结，中医与儒、释、道共同构成了中华传统文化的主干，四者相互参证、相互渗透。因此，父亲认为，只有具备深厚的传统文化功底，才能真正领悟到中医典籍的精髓，并在此基础上不断创新，推动中医学科的发展。他自己正是这样做的。

父亲长期潜心研究中医经典著作，颇有心得，然而他主张师古不泥古，同时兼取各流派之长，经反复论证后运用到临床。

他非常注重实际疗效，在临床中运用整体观念，强调"望、闻、问、切"务必详尽。他的脉案水平极高，还曾以力学、流变学之理，以肌肤、血管、心搏之变化来阐释脉象之变化。在脉诊、舌诊方面，父亲都有独特的见解。现举例如下。

一、脉诊

1. 孕脉

医书中涉及脉学的表述，均谓滑为孕脉。然而就滑脉来说，肥胖湿盛者有之、痰盛者有之、发热者亦有之，在临床上又如何鉴别呢？父亲认为："盖孕脉之滑，确乎如珠走盘，搏指圆利而续续以来，三指不移而指下如循琅玕；他疾之滑，或滑而大，或滑而数，或滑而浮，可与外证之不同而分见、兼见，且必无孕脉之圆利分明、断续均匀之感。"

《内经》中说妇人"少阴脉动甚者妊子也"，而少阴有心肾两者，是指心还是指肾呢？心则在寸，肾则在尺，到底是哪个？历来注家以少阴为肾者居多，父亲则认为："妇人肾脉动甚之见于孕，多在七十至九十日后，此时已寸关尺三指俱见矣，不独肾也。妇人之肾脉独滑者，多主疾，或为带下赤白，或为月经量、期不调等，孕脉之动，初见一指时往往在寸，或在左，或在右，此时早则停经后四十二三日，迟则不逾六十日，逾六十日则兼见于关，七十至九十日后，则兼见于尺而三指俱见。这些都曾反复证之于孕检者。孕检仅可于停经后四十五日至六十日间测得阳性，过此亦多转阴者，以四十三日见寸脉之动甚而判断其为孕者甚多，间有孕检阴性者亦确。"

1979 年，父亲从无锡返京之初，他的一位故友郑某的儿媳停经 45 日，在市某医院孕检，结果为阴性，可父亲把过脉之后认为是怀孕。对方半信半疑，并没有太过留意，结果导致流产。1 年后复孕时，43 日再到该医院孕检，结果仍为阴性，父亲察脉后仍认定为怀孕。这次他们相信了，对孕妇细心照料，得足月产一女。由此父亲认为："旧注以为肾者，盖只可概言于七十日至三月者也，旧时以三月而判孕否，已属不易，盖风气闭塞故也。求其所以先见于寸之故，窃以为为胞宫因月经初停而盛，心以生血之故而应。肺朝百脉，脉盛则肺气必亦盛而后始可副之，拟之近代生理，则心肺功能之适应初孕需养乎。是以左、右寸之或先，俱可以卜孕也。"

孕脉之滑，如珠走盘，而到了 3 个月左右，则往往兼有盛象，体格健壮的孕妇尤其如此。这种圆利之脉，亦可见于并未怀孕的健康妇女，当其经潮前一二日间，也有此脉象，就不能判断为怀孕，其理则与初孕者相同。

2. 滑脉

妇女非孕而右尺滑大，其在月经之疾，多为由肾热而致不调，而带下者十之七，求其因则或为湿热下注，或命火过盛，是可于余症求证之；其不滑而大者，则虚矣。

寸脉搏指，滑而大，或者上入鱼际，往往是心脏瓣膜病变所引起的心脏增大，也可以是高血压性心脏病之心脏增大，然非必见者，需分清病之深浅，浅则见者少，而到了心气不附，体虚而衰，则见者亦少，而且滑象也很不明显了。

男子滑见于右尺，往往为阳痿、早泄，或无子等，亦往往兼见大脉，对于嗜酒而湿热下注者尤其多见。

3. 弦脉

弦脉不得见于右三部，右手为肺、胃与脾、大肠与命门之位，为气息出入、化物传输之用者多；弦见于寸，为肝热、肝火扰肺；见于关，为肝气横逆干乎脾胃；见于尺，为肾阳之亢而烁阴，因为肝火也属于相火，这些都不是好现象。尤以弦之见于关者，多情绪暴躁，心情不畅，没有新怒，有久郁，这种情况尤以妇女为多见；寸弦可见咯血、上气；尺弦可见性动过多。

弦脉兼紧或兼沉紧，多动脉硬化，如按之不绝者尤甚，就像是《内经》所说的真弦脉。有痛者亦见弦脉，均属血管之紧张度增加而来；唯血少而见弦脉兼小兼细者，则为血管适应血容量之少而收缩之故。

4. 长脉

脉长有长寿之说，此近乎太素之谈，实则不然者多。一般偏瘦的人脉多弦长，并不能说是长寿的特征，如结核病之消瘦者脉可长达尺后甚远，又怎么能说是寿长者呢？

5. 濡脉

濡脉属浮纲，其体象为浮而无力，微细两象兼备，《三指禅》等脉籍中以"如水飘衣"来形容，主气虚伤湿之疾，循古训之理绎之，明为表气不足，湿邪外袭之义，故见于夏秋外感湿邪，或暑病之湿胜于热者等病。"水面飘衣"，衣沾濡而软，故亦以浮而软或微为主象。浮主表，浮而无力，表气伤于湿也明矣。若里湿，自有虚、软等脉可见，此犹从气虚一线为言。若湿而寒化，则沉迟、沉紧之脉见；若湿而热化，则滑数之脉可见。脉随症变，表里自有区分，不能一概而论，以为凡湿病脉必濡。

二、舌诊

父亲认为，舌诊之要有四：一是苔之色及其厚、薄，二是舌色，三是舌形，四是苔舌之燥、湿度。

就燥、湿而言，湿属水湿，合苔色而别其寒、热，其间有腻、黏、垢、滑之分，燥为津少或津伤，至其轻重难辨处，需以手指扪察之。滑为湿之最盛者，递次而腻而黏，为其湿与热合或湿化热之不同程度，自燥而反递，则为湿向寒化或湿轻重之程度。但轻与重之分，需参苔之厚、薄而后始可定。

苔色以白、黄、灰三者为主，白寒而黄热，白表而黄里，苔色灰，进而可为酱色、黑色，兼察其燥、湿度而分其热或寒，灰、酱均属寒湿或痰瘀，但深浅有所不同。黑色主病则有大相径庭者，燥而黑者热之极，滑而黑者寒之极。各色苔之厚、薄，为邪之重与轻。

舌色淡嫩与苍老，分属虚与热，淡而少华者虚，苍而坚者热；舌形之瘦、敛坚者，热而或阴虚，痿软而薄者，虚之在脾或气。这些都是就一般情况而言，有时也会有例外。舌边齿痕，多认为是脾虚。此说自 20 世纪 60 年代以后比较盛行。脾虚固然会有此舌象，然而必须是舌形之痿软或薄及色淡者才能认为是脾虚，否则有不虚者在，如果舌形胖大而色赤，则为脾之热，兼有发硬则为心、肝之热；胖大之舌壅于齿侧，必然会有齿痕，但并不一定是脾虚。

舌光红，多认为是阴虚或热伤血、伤营，而不知痰饮之盛者亦见此舌，关键是痰饮者必润滑；痰饮之在脾、胃，气、血不得滋生，胃失养而导致舌光，况且痰饮之成于津液，津液不盛而舌光且红，就像水盛于胃而反口渴、渴不引饮，都是因为胃中失养的缘故。唯反渴不引饮者兼见光红而润之舌，则病情就比较重了。

舌红刺之在尖者，为心肺之热，其或满布于舌面者，在时证则三焦之蕴热，在内伤则为肝经与心之热，亦有脾热入营、元气化火者，则多夹白润之苔；苔白腻而厚、中见有红点夹于其间者，则属湿火。

舌边之黑，肝病居其首，月经痛者亦可见，心脏病、跌仆亦然。曾见一小肠痉挛患者亦见此舌，是总属于夹瘀之故。需要注意的是，并非上述病必见舌边黑，而见舌边黑者上述病居多。舌边黑之轻者为淡紫或略见紫色，江南医称紫气，瘀之甚者则为黑色。1979 年曾见一多发性血栓患者，腹腔、心血管、脑系均有，下肢不能行，腹痛、心区痛，舌侧舌面均散布紫块紫点，经服大量化瘀药后，舌黑渐退而腹痛得解，下肢亦渐能活动。科中一护士，肝区痛、经痛，舌黑满布，1966 年前治半年不减，1979 年父亲返京后继续给其服化瘀药 4 个月，舌黑退而症除。可见此类舌黑之瘀不是数日数剂能够解除的。

舌诊在临床诊断中非常重要，在绛舌、苔燥或光无苔时，决不可投温热之品，当然还需要从苍老与淡嫩之间来分辨。红嫩者是伤及营血，红绛者是热之盛，温热之邪在气分而盛时，热迫营而营热，然邪未入营，舌色多绛而苔见燥或黄，迫邪入营，则苔渐退，舌色始犹绛，及其阴伤则嫩红而光，然而其无论入营与否，绛、嫩与否，忌温燥则是一样的。

苔之黄润无根，未可便作热看，当兼求于虚；苔之白润微罩黄，亦未可便作热看，湿邪久郁气分而不化者多此苔，当以温化为治。

尊古不泥业精，发展创新效宏

在多年的医疗实践中，父亲广泛地吸取了《内经》《伤寒论》《温病学》的理论精华，形成了自己独特的学术思想，并通过长期、大量的临床实践，积累了丰富的经验。

他擅治急性热病及消化系统病，善用经方，常运用丹溪气、血、痰、火、湿、食六郁之论治疗慢性肝病，以托毒生肌之法治疗溃疡病，以大黄治疗上消化道出血等。另外，在治疗疑难杂症方面也独树一帜。

一、温热病

父亲对于各种细菌或病毒性感染的高热不退或不明原因的持续低热，都有独到的见解及治疗方法。

一是相对性。邪气太过与机体抗邪能力大小有关，正气足则不发病。六淫的属性与机体邪性的敏感性，风、暑、火属阳，寒、燥、湿属阴，其因兼夹之邪而转化其属性者另当别论。人体对六淫的敏感度亦因个体差异而不同，如湿体、痰体人则易为湿邪所伤，火体则易为火、暑之邪所伤，阴虚者易受风邪，阳虚者易受寒邪等，故邪性与个体敏感度的不同，在发病中亦存在相对性、辩证性。

二是外邪化热。自六经辨证言，始于太阳，至阳明之初而止；自卫、气、营、血辨证言，始于卫而止于气初；自八纲辨证言，始于表实，经过表虚，至里热之前。临床依据者为症状，症状之综合为证，证既表示了发病层次，亦指导了治疗，故辨证论治为必循之法。初起病时之恶寒、体痛、头项强痛、脉浮紧、无汗，为表实证，其间恶寒无汗是要点，据之可用较强烈之发汗剂，如麻黄汤；渐而恶寒发热、汗出恶风，脉转浮大（缓），其中汗出恶风是表虚证要点，可据而用较缓之汗剂，如桂枝汤，此期变证：如无汗恶风而发热甚重，可用大青龙，解表而兼清热；或热甚耗伤津液则用葛根汤，等等。

三是不囿于寒温流派，中病是求。对中医学中寒、温学说及其流派，应该视为学术的历史发展，而不应受其限制，要以"是证""是理"为归依，而定出"是方""是药"，其最大目的是疗效。

1991年2月初治一患者，高热50余日，曾用大剂银翘、清营及各种抗生素不效，会诊中因阳明证见，而兼发白㾦，诊为伏暑晚发，汗湿郁表，用苦辛芳化解肌，停各种西药，3剂即平。此案为伏邪变法者。

1984年11月间，住院患者刘某，发热恶寒，寒轻热重，身楚咽痛，10日不解，曾用安乃近、复方新诺明及青霉素静点，体温高时可达40℃，入院时体温38.2℃，咽痛而舌红苔少，虑及热伤津液，而着眼于清热保津，仿银翘加生地、玄参方，益入白虎法，用全银花30g，连翘20g，荆芥穗10g，淡豆豉10g，蒲公英12g，野菊花20g，前胡10g，生地10g，麦冬10g，玄参10g，石膏15g（先煎），知母10g，生甘草6g。迭进2剂，一日4次服完，入暮时体温反增至39℃，审得病后始终无汗，药后亦无汗，明是表闭邪无去路，建议原方去前胡、麦冬、石膏、知母，加羌活10g，防风10g，牛蒡10g，薄荷10g。一剂得汗而热退，凌晨体温降至 37.1℃。此后调理 4 日而愈。此亦因表卫未开之故。

二、咳嗽

本病临床以咳嗽为主症，伴有畏寒、头痛、鼻塞、咽痒、声哑及发热等症状，应该包括在中医学的外感咳嗽范围内。中医学的咳嗽门中，常以外感咳嗽和内伤咳嗽两类分述。所谓外感咳嗽，是指伴有表证的咳嗽，表证是恶风（或恶寒）、发热、头痛、身痛的总称。以之对照急性支气管炎是符合临床的。当然，初起以表证面目出现的疾病很多，如肺炎、上感、流感、麻疹、猩红热、伤寒、部分肾炎等都有此种现象。父亲指出，其中凡有咳嗽而伴表证的，在中医学中都可用类同的方法治疗，即"异病同治"。

（一）气候方面的辨证

天气四时的气候不同，春风、夏热、秋燥、冬寒，此其常规。本病既好发生于气候变化之时，就必然是受到四时气候的影响，也因此而划在外感咳嗽范围中。病有表证，就要用疏表、解表的药，但证之临床，对不同的表证用千篇一律的处方是要碰壁的。其原因除了机体功能的不同而外，就是气候不同的问题。夏天感受湿邪的表证，与冬天感受寒邪的表证发病症状迥异。

大凡表证无汗，头痛，身痛重，恶寒重，痰少而白，脉浮紧，苔薄白，多为风寒。主方可用杏苏散、金沸草散。

畏风发热，头痛有汗，痰少胸痛，口干，咽痛，脉浮大或浮数，舌红，苔白或黄，为风热。主方可用桑菊饮、银翘散。

口鼻干燥，唇燥，咽痒，形寒，毛立，咳声清亮，干咳无痰，甚则痰中夹血丝，胸痛，舌尖边红，苔涩或黄，脉浮数或浮涩，为燥邪，多见于秋季西风初起之时。主方可用桑杏汤，或加减清燥救肺汤。

湿邪为咳，痰多易咳，咳声重浊，胸痞，泛恶，头重如裹，形寒不甚，发热不扬，有汗而黏少，苔多白腻，脉多濡滑略数。主方可用藿香正气、三仁合二陈。湿邪好犯脾胃，故本病肺胃同病者多见。

父亲指出，以上就常规气候而言，对异常气候变化也要注意，假如在天高气爽的秋天而连续下雨，则湿邪亦可出现。这就是"客气加临"的问题，用药就必须跟着加减，其他可以类推。

（二）咳嗽和吐痰情况的辨证

本病初起伴有表证时，往往咳嗽无痰，一二日后，可吐出少量稀痰或黏稠痰，此时咳之仍然不易，到痰出易咳时，若发热已退，往往是向愈的表现，若仍发热而痰质浓稠，要注意并发肺炎。在常规情况下，大体上可将本病全程划分 3 个阶段，治疗上要各有其侧重点，才能收效较快。

第一阶段时，表证方见，咳嗽无痰，要疏表宣肺，此时要根据其感受外邪的不同分别给药。

第二阶段，表证渐退，痰不易咳，要肃肺化痰，此期除湿邪为病者外，不妨增用点润药，如杏仁、瓜蒌仁、冬瓜仁之类，而应该少用镇咳药或不用镇咳药。因为邪郁于肺，痰不出则邪无从占，如果使用带有拟可待因作用的药物如川贝母、浙贝母等，或许可止咳几小时，但终究要咳出这些痰才会好。咳嗽的机制之一，是机体要排除肺内异物，痰是异物之一，已经变成痰的液体如果不去掉，反而不利。在此情况下，祛痰是应该考虑的，此时用川贝母、浙贝母，不如用枇杷叶、旋覆花，可以直接从痰的分泌处起作用。当然药是要随症使用的，如果患者干咳频繁，以至于不能休息，而且痰少、稀白，是可以用镇咳药的，因此时肺内痰量不多，热也不多，只有顽咳，用镇咳药不至于有所妨碍。此外，在剧咳引起出血时也应使用。

第三阶段，痰色或黄或白，成块易咳，胸痞、胸痛渐见松爽，可以直接用止咳化痰法。止咳在于降气，是中医的老规律，如枳壳、桑白皮，重者葶苈子、苏子等可以选用。降肺的进一步是降胃，胃在肺下，如果胃气不降，肺气也就不降，而胃热上腾，肺气也必然上逆而为咳，故临床要留心到这一点。病未及胃，可以单降肺气，胃气亦逆，就要兼用降胃，如《伤寒论》"喘家作，桂枝加厚朴、杏子汤佳"条中厚朴的使用，就含有此意。降气药要分寒、热，化痰药要分清、温，如果痰色白，半夏、陈皮可以入选。如果痰色黄，竹茹、竹沥、蛤壳等就较为合适，当然还要加用清药如黄芩、栀子之类，广东的蛇胆、陈皮，草药中的鱼腥草、金荞麦也是理想的药物。

本病到此，如痰除、咳止，就是痊愈；如果发热不退，痰质浓稠，往往是合并肺炎的情况，要重用清热解毒之品，麻杏石甘汤合并大剂银翘散，有较好效果。

（三）传变方面的辨证

本病病邪是"六淫"，病位在肺；以"口鼻而入"为主，次以"皮毛而入"。从皮毛而入的，以感受风寒之邪为多见，由于邪束皮毛，肺气失宣，引起咳嗽，寒邪不解，可以化热，故也可以见到发热。风热、暑热、燥邪则从口鼻而入者为多，湿邪则口鼻、皮毛均可侵入。

至于《内经》"五脏六腑皆令人咳"的机制，以及肺脾、肺肾等病机，见于内伤咳嗽者为多，与本病关系只有患者体质问题。本病合之叶天士卫、气、营、血四层辨证，以卫、气二层为多见，除痰中夹血者外，一般很少营、血症状出现，秋燥、风热门中，抑或可见到营分证的光红舌，但比之温病中的病邪深入营分、血分情况，病机上有可通之理，程度上有区别之处，当其表证未解时，应以祛邪为急务，即使见到营分证，也要育阴不妨解表。

三、脾胃病

（一）运用《内经》理论探究脾胃的生理、病理

父亲认为，《内经》是中医理论体系奠基之作，其论述生理、病理的一大特点，是以脏腑为核心，强调五脏六腑在病变过程中的重要地位。用《内经》的理论来探究脾胃的生理、病理是最有说服力的。脾胃是消化吸收功能的主持，是气血之源，同时脾还有调节体内水液的作用。在脾的三方面功能中，运化（即消化吸收）是主要的，因为只有消化吸收功能旺盛以后，才可能产生气、血、津液，而对体内水液的调节，是在脾对气、血、津液的输送过程中同时完成的，是一个过程的两个方面；并且，消化吸收的作用又需要有气、血、津液的产生和对水液的调节来作为其去路而始能完成。实质上这三个方面是脾功能的一个整体，仅仅是运化旺盛是否居于支配地位罢了。

（二）用整体的观点论治脾胃病

父亲从脾胃病的分类到辨证要点，充分体现了自己的学术特点，并总结出行之有效的治法、方药。脾胃病是覆盖面较宽的体系性疾病群。由于中医学与西医学是不同的体系，对脾胃的概念，尤其是脾的概念并不相同，如果将脾胃病局限于胃和脾的器质或功能性疾病，则易导致治疗思路的混乱和辨证用药的束缚，从而影响疗效。父亲认为，脾胃病的诊疗，应按中医学脾胃理论，从脾胃的生理、病理及其与其他脏腑的整体关系等各个方面去思考。

（三）脾胃病的治疗特点

父亲在治疗脾胃病时，崇尚《内经》的治疗原则："脾恶湿，急食苦以燥之"；"脾欲缓，及食甘以缓之"；"用苦泻之，甘补之"。对纳运失常者分为能纳不能化者，其治在脾；能化不能纳者，其治在胃；既不能纳与不能化者，脾胃同治，治脾必开胃，治脾必调阴阳，即扶脾阳、益胃阴。

（四）脾胃病的治疗特点

父亲治疗脾胃病的用药特点有两方面。

1. 有层次性

（1）胃气分病中，初起气机郁滞，可用理气法，迨至气机壅滞不下，则用降气之品，破气药多用于壅滞日久，气结不散之时；理、降、破之症情轻重不同，选药之和缓迅猛层次亦不同。若久延致气由不运而虚，则药品多选甘温补气，自与疏散通利之品更有不同。但补散之间，往往相寓使用，所谓"有制之师"，唯当求其主次分明，针对性强。

（2）胃病病机中有胃气滞、胃运弱、胃阴虚之不同。气滞运弱，药多辛通甘温，迨至胃阴不足，则辛燥之品在所不宜，且多相径庭，自当酸甘化阴之品如益胃汤等；若气机仍郁，可选用香而不燥之品，如香橼、佛手、梅花等。

（3）肝气犯脾（胃）中，其脾胃虚而肝来侮者，自宜主治脾胃；其肝郁肝旺者，郁之轻者舒肝、郁之重者疏肝；郁而热者清肝、郁而亢盛者平肝。清肝则如龙胆草、栀子；平肝则如石决明、龙齿之属；肝阳之亢由肝阴不足者，轻则柔肝、重者养肝，柔养之药多养血补血之品，此盖原于"肝藏血"而来，所藏不足，阳自浮动，此时升疏肝气之品，自宜慎用，用亦当居佐、使之位，否则弊在耗阴。

2. 有针对性

父亲在选用药物上是很讲究的，依据病情性质、轻重的不同，选择药物不同，特别爱选用双重作用的药物，如连翘辛凉开表，清十二经气分之热，又有开胃经之结的作用；刘寄奴既化瘀，又有清化的作用等。运用药物剂量也应视疾病的轻重不同而不同。轻量时，做到轻可去实，起穿针引线的作用，如用砂仁，有时只用4g就能中病；重时可超出常量数倍，如生地就用过30g，对阴虚久治不愈者效果很好。总之，父亲在用药时均能切中病机，针对性强。

父亲还认为，调护是患者配合医疗所必需的措施，但医者又必须主动关切，此中有"治未病"的因素。脾胃病形成的主要因素，不外情志、饮食、起居三方面的违理，而恰又关系到疗效。因此，必须谆嘱患者要情绪乐观，忌恚怒、忧思，饮食要有规律，忌暴饮暴食、久饥过饱，忌酒辣油腻、生冷硬食，起居要寒温适时，生活有序。

以萎缩性胃炎为例，本病初期多为胃黏膜浅表性炎症，渐次向黏膜萎缩发展，此种黏膜炎症与萎缩互见情况，为期可由几个月到持续十几年，迨至萎缩比例渐次增大到占大部分或绝大部分时，则胃酸比例亦渐次减少，黏膜萎缩愈增，胃酸愈少，两者几呈同步反比，个别患者可见无酸；病理活检见到的胃黏膜肠化或增生，多在黏膜萎缩较久后出现，西医学中提到"恶化"之说是指此类病理的继续发展。此种由炎症—萎缩—肠化的过程，是慢性胃炎的整个病理发展过程。所以，如何消除炎症，恢复黏膜萎缩，以至于肠化的逆转，是治疗本病时病理方面的要求。那么，此点如何与中医药结合？父亲认为：①慢性胃炎之炎，与感染性炎症有别，后者菌类作用大，前者理化性多。胃黏膜炎症多为食物滋味刺激，引起肿胀以至于随时间推移而形成萎缩。此种炎症并非杀菌消炎药所能解除，而应以通调黏膜之气血求其功能加强而消除炎变；近年来有幽门螺旋杆菌作为慢性胃炎与溃疡病发病因素之说，父亲以为其能引起发病，必然有控制此菌繁殖机制之人体免疫功能的变异存在。否则，有此菌而不发病，有此病而无此菌的现象就难于解释。运用中医学的气血学说处理免疫功能变异，以通调、强化脾胃气机，扶正祛邪的办法，才能将此类炎症解决得更好。②胃黏膜的萎缩，起始固然由于炎症影响了黏膜细胞的正常功能，但迫其萎缩，必然有自身营养不良的机制存在。因此，恢复其营养供应，就是消除萎缩的方法之一。中医学的气血学说于此仍是正治，使胃的气血充足和通调，父亲认为归芍六君子不失为良方。胃黏膜的肠化是萎缩的发展，也是一种替代，之所以能形成替代，是气化混乱，不能生化万物而错位，同样可用益气、理气为主的方药来求治。③慢性胃炎中缺酸的问题。中医学以吐酸、嘈杂为酸的表现，在本病夹有湿热、食滞时可见到，系湿郁、热郁、食郁而来。所以，早期慢性胃炎并非一概缺酸，只是此种酸象为胃被迫性产生，治疗上除其造成因素就可解除，用制酸药不是正治。发展到胃黏膜萎缩后酸才相应减少，但也有一部分病例在见到胃阴不足证时仍有嘈杂现象，是肝之虚热引起，亦称"火嘈"，并非酸多而是液少，养胃药中参用白芍、黄连，起育阴、柔肝、泻火之用即可，不应用吴茱萸、瓦楞子等药止酸。

列举 3 个案例。

案 1 胃阴虚案。

金某，女，64 岁，满族，教师。1992 年 7 月初诊。患者有慢性萎缩性胃炎已近 5 年，曾查胃酸为零，常服生山楂水，一日达 30g 生药，伴有束支传导阻滞；近日因腹泻后纳食更少，舌尖灼痛，便素溏、日 1 行，查舌赤无苔、尖起刺，脉弦偶代。主养胃阴兼以理气法。

处方：石斛 20g（先下），麦冬 15g，白芍 18g，佛手 10g，丹参 10g，川楝子 10g，黄连 6g（后下），生甘草 10g，北沙参 30g，生山药 20g，生薏苡仁 15g，金银花 30g。6 剂。

1 周后复诊：舌灼痛减，舌红赤退，纳食仍少，脉转滑、尚略紧，仍主原法。

处方：石斛 20g（先下），白芍 20g，北沙参 30g，乌梅 10g，丹参 15g，黄连 6g（后下），连翘 15g，川楝子 10g，生甘草 6g，生地 15g，生薏苡仁 15g，川贝母 10g。6 剂。

患者药后舌痛尽除，仍以原法出入连服两个月，舌红退，生薄白苔，纳食正常。但屡次动员胃镜复查未成，未能取得胃黏膜、胃酸恢复数据，仅以消除临床症状而止。两年内不断接触中，知未复发。

案 2 心脾气滞肠化案。

邹某，男，51 岁，汉族，江苏某县干部，1991 年 4 月余回乡葬母时诊。患者纳后脘胀，时时痞满已两年，纳少便溏，梦多寐少，于当地胃镜检查诊为慢性胃炎，黏膜浅表性炎症及萎缩，部分肠化。脉缓而涩，舌苔薄淡。主益心脾为法。

处方：党参 15g，白术 15g，青皮、陈皮各 10g，枳壳 10g，川楝子 10g，木香 7g（后下），砂仁 6g（后下），丹参 20g，猪苓、茯苓各 15g，当归 14g，焦三仙各 12g，桂枝 3g，白芍 15g。6 剂。

上方续服 30 余剂，于同年 5 月下旬来电告知脘胀未尽除，仍有梦多寐少、耳鸣头沉等症。

处方：党参 18g，白术 15g，当归 15g，丹参 20g，桂枝 4g，枸杞子 10g，茯苓 18g，枳壳 10g，陈皮 12g，焦山楂、焦神曲各 12g，山茱萸 10g，砂仁 6g（后下），木香 6g（后下），炒酸枣仁 15g。临睡前煎服。

此后续原方进退，服药达 3 个月后于苏州某医院复查胃镜，肠化已消除，浅表性炎症未消。纳食虽可，但一次不能超过二两（100g），继续改方，或加用三七粉 2g（分吞），黄芪 10 ～ 15g，或加入生地榆 10g，黄连粉 2g（分吞）。

续服至 5 个月后，病情稳定，改为单服生晒参粉每日 3g 以善后。

案 3 气阴两虚案。

缪某，女，73 岁，某部干部，1987 年 12 月初诊。患者脘部不适、食纳不振、纳后脘胀已 20 余年，偶有作呃，眠差，便不成形，曾于某院做胃镜确诊为萎缩性胃炎。胃液分析示胃酸为零。有慢性肾盂肾炎、高脂血症病史。今查胆固醇 7.38mmol/L，β- 脂蛋白 8.76g/L。舌苔薄白润，脉软滑，左寸搏，两尺俱弱。从心脾气阴两虚论治。

处方：党参 15g，白芍 15g，吴茱萸 2g（后下），生五味子 6g，炒酸枣仁 10g，白术 10g，生黄芪 15g，当归 10g，炙甘草 6g，茯苓 18g，木香 7g（后下），枳壳 10g，焦三仙各 15g。5 剂。

药后胃脘胀满大减，仅感眠差梦多，经加减出入原方，或增乌梅，或增首乌藤。连服 18 剂后，诸症平稳，纳食尚可，每次 2 两（100g），但不能增量，增食一二口即脘胀。

翌年 4 月再诊时，症、舌均平，而脉见弦小，转治高脂血症 3 个月，查血脂复常，但拒做胃镜复查，未取得胃黏膜变化数据。经 7 年随访，病情稳定。

上述案例说明，无论胃黏膜萎缩或肠化，或胃酸缺乏，运用中医药治疗均是可以逆转的；但患者应做到情绪愉快及饮食适宜来配合治疗，因两种情况既是慢性胃炎的致病因素，又是其反复发作的诱因。饮食失宜之害，在于辛辣、生冷、油腻、硬物直接损害胃黏膜，引起充血水肿，导致黏膜萎缩，《素问·至真要大论》中对五味太过的致病描述是"气增而久，夭之由也"，并且认为治疗正确而病不愈是与饮食有关的，说"不治王而然者"是因"不治五味属也"，意思在指没有调整好饮食。情绪过激之害在于降低机体本身功能，影响抗病抑菌的正常作用，更重要的是可以影响自身的修复作用。中医学历来认为恚怒伤肝、忧思伤脾，肝脾间本有相克关系，肝旺则克脾，脾（胃）虚则肝来侮，因而情绪激动后引起脾胃发病为临床所常见，证之现在情绪影响免疫功能之说，可见调节情志的重要性。

总之，父亲的学术思想内容十分丰富，他的临床经验几乎涵盖了各种疾病，需要我们不断地去挖掘和整理，以便更好地传承下去。

以父为镜治学，良师引路成才

我是巫君玉的女儿巫浣宜，1958 年 8 月出生，毕业于北京中医药大学，主任医师，国家级老中医药专家巫君玉学术经验继承人；北京中医医院知名专家，京城名医馆特聘专家，北京东城区名中医；2019 年度"人民好医生"；发表《归芍六君子汤治疗萎缩性胃炎 48 例》等学术论文 20 余篇，其中，《父亲治疗咽喉源性咳嗽经验谈》发表在《北京中医》杂志上，被北京市中医管理局评为"北京市老中医药专家经验继承工作优秀论文"；出版学术著作两部（合著）。

我从事中医专业 40 余年，其中从事急诊工作 13 年，擅长治疗呼吸系统疾病，如顽固性咳嗽、喘证、支气管扩张、肺结节病等，对咽喉源性咳嗽的治疗有独到之处；消化系统疾病，如胃炎、十二指肠溃疡、反流性食管炎、萎缩性胃炎、慢性结肠炎、消化不良、肝胆病（脂肪肝、胆囊炎、胆石症等）等，以及热病、肿瘤、心脑血管病及疑难杂症等。

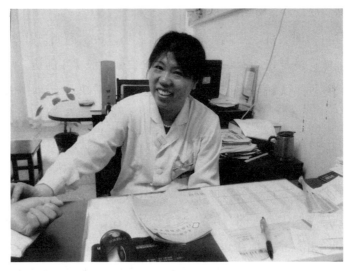

◎　巫浣宜在出诊

　　临床中，我始终在传承父亲学术思想和临床经验的基础上，认真探索，不断创新，努力为更多的患者解除病痛，为中医学的发展贡献自己的一分力量。

　　中医学是一门实践性很强的学科，只有准确地望闻问切，辨证论治，才能取得好的临床疗效。一方面要有扎实的理论基础，包括熟读经典著作、牢记中药的性能和方剂的组成，才能开出好的治病方剂；另一方面就是临床经验。我的经验是跟师临床，可以大大缩短"成才"的时间。这也是传承中医学术思想、临床技术的有效方式。我深深体会到，通过父亲的口传心授，加上自己反复揣摩，才能逐步领会和掌握其真谛，方能在临床上有好的疗效。

　　整体观念贯穿于中医学的生理、病理、病因、诊断和防病治病等各个方面，对于临床医生来说，治病时的整体观尤为重要。人患了病，人与疾病就成了一个整体，治病时就要考虑患者的体质，是体实还是体虚，用药时就要具体分析给药，是祛邪的药占比多还是扶正的药占比多，祛邪不忘扶正，在有能力抗邪的基础上祛邪。人以胃气为本，有胃气则生，无胃气则死。临床上有很多胃不受药的情况，所以，我治病时非常重视护胃气，特别是在治疗肿瘤患者时，在患者化疗和放疗期间以扶正为主，气虚的补气，阴虚的养阴，辅以抗癌治疗。

　　临床上，我注重望诊，特别是舌诊，在一般舌诊的基础上，不忘记看舌底的静脉，对诊断治疗有很大的帮助。

脉之成因，千丝万缕，各脉之辨别也成为一件困难的事情。我由于长期跟随父亲临床切脉，受父亲指点，反复临床实践，摸索出失眠、高脂血症、疼痛等特殊脉象。

尊经典重脾胃，破玄机解疑难

我通过学习和继承父亲在脾胃病方面的学术思想与临床经验，并将这些经验运用到临床中，治疗疾病有了整体性，用药有了层次性、针对性，临床治愈率大大提高，亦治愈了很多疑难重症。经过多年的临床实践，我对脾胃病有了更深刻的认识。

一、脾胃病的分类

脾胃病按脾胃与其他脏腑的关系分为两大类。

脾与胃经脉互相络属，构成脏腑的表里关系。胃主受纳，脾主运化，胃气主降，脾气主升，胃为阳腑，喜润恶燥；脾为阴脏，喜燥恶湿，脾胃脏腑阴阳相合，升降相因，燥湿相济，共同运化水谷精微，完成"营出于中焦"的作用，使脏腑、肌肉、四肢"皆禀气于脾胃"而为"后天之本"，故凡影响脾胃升、降、纳、泄作用的，不论其为外邪、内因或其他脏腑影响所引起的，是脾胃病的一大类，症状如嗳气、呃逆、呕恶、痞满、脘痛、腹痛、吞酸、吐酸、嘈杂、纳少、纳呆、消谷善饥等。此类症状在临床上较为多见，就西医学的疾病来说，最常见于消化系统的各种疾病中，如消化道溃疡、急慢性胃炎等。

由脾胃疾病而影响其他脏腑、肢体的疾病也视为脾胃病的范围，是脾胃病的另一大类。此类疾病中，虽然有些并不与脾胃直接有关，但就脾胃病的生理病理而言是有联系的。

脾胃主运化，有消化吸收的功能。脾胃是气血之源，脾有调节体内血液的作用，中医学历来将多种疾病与脾联系起来。

1. 咳嗽、痰饮

由于脾对水饮"上归于肺"的功能失常，输送过多或不纯，超过了肺"下输膀胱"的正常作用，形成"痰饮"作咳；或者脾胃有热，夹杂于津液中一起"上注于肺"，所谓"湿热蒸肺"而作咳。所以，后人有"脾为生痰之源，肺为贮痰之器"之说。

2. 泄泻

如果"脾不能为胃行其津液",一方面可以因四肢不得禀水谷之气而形成"痿病",一方面留在胃中的津液势必要与糟粕一起"俱下于大肠",就成为泄泻。正如《素问·脏气法时论》所说的"脾病者……虚则腹满肠鸣,飧泄,食不化";《难经·五十七难》也说:"脾泄者,腹胀满,泄注。"

3. 水肿

水湿不化而致的水肿,《素问·咳论》说"肾者胃之关也,关门不利,故聚水而从其类也"。《素问·咳论》中对咳嗽引起的面部水肿,也认为是"此皆聚于胃,关于肺"。这些记载表明,虽然某些水肿并不以脾胃为主因,但尚与脾胃有一定的关联。在脾的运化水饮功能不足的情况下,再加以肺、肾功能不足,使水津不能"四布",或虽能"四布"而不能"五经并行,下输膀胱",均可出现水肿。

《灵枢·本神》说:"脾气……实则腹胀,泾溲不利。"就是指脾或肺脾功能低下。如果有"清气在下"的泄泻;"脾不统血"而出现的便血、崩漏,"脾不下荫"而出现的便秘,"脾不化湿"而出现的水肿、痰饮,因"湿热阻滞"而出现的黄疸、痿证,脾胃郁热而出现的口疮、口臭,以及脾不健运而导致的虚劳等疾病,均可通过脾胃治疗,或通过脾胃特定的治疗阶段而收效。

二、脾胃病的辨证要点

1. 辨证细推症状

症状对于辨证起关键性的作用,同一症状可有虚实的不同、病机的不同。

(1)脘痛:常规以空腹痛、喜按为虚,夜间痛多虚多瘀,食后而痛多热多实,定时刺痛多瘀,肝气下注可见右少腹掣痛,需谨慎区别于阑尾炎。胃溃疡之痛,多见于纳后1～2小时,十二指肠溃疡则夜间空腹时亦作,两者均得食即缓解,故可有脾虚之机存乎其间。

(2)吞酸、吐酸、嘈杂:三者多为肝侮脾胃而"曲直作酸",但有虚实之分。肝旺者酸重,脾虚者酸轻,或竟为口中多液之吞酸,亦有饮病湿郁于胃而引起。证之临床,单纯之胃溃疡多吐酸、嘈杂,单纯之十二指肠溃疡则无此症状。

(3)嗳气、呃逆:二者之分,在呃逆多虚寒或暴寒阻遏中阳;嗳气为食滞阻于气机,但有虚有实,实者口气浊,食后多作,虚者口气清而平时亦作。

（4）痞、胀、满："浊气在上则生膜胀"。胸胁苦满，能食而胀者脾病，日晡胀者脾病；食后即胀者胃病；纳少或不能纳而胀者脾胃俱病。此均为气滞之证，唯胀而实者为有积滞。慢性胃炎大多食后即胀，稍重者日晡也胀。

（5）大小便：便溏多见于脾虚，便干或便秘多见于有热象，先硬后溏多肠热脾虚，便干而次数增多也同样见于肠热脾虚，但有脾不下荫之机，若脾胃气滞，往往便虽溏而不爽。常规以溲赤多热，溲清长多虚，而溲浊臭重者，多为湿热或痰滞。

2. 辨证精于验舌

舌苔是五脏病变之外候，辨证中要十分注重舌诊的变化，才能准确辨证论治。

（1）舌质方面：嫩红多属胃阴虚津亏，淡红多属脾阳虚或脾气虚。

（2）舌体方面：瘦者多热多阴虚，胖者需据舌色而分虚实；舌边齿痕不能一概视为脾虚，其胖而色赤体充，为脾胃之热，唯胖而体软色淡者属脾虚；舌体软弱多虚，舌体充实多实。

（3）苔色及厚薄方面：除白湿、黄热等常情外，要注意舌苔出现的部位。舌中心无苔多属脾胃阴伤，若苔厚中光为食滞或痰浊阻滞脾胃气分。舌面光而滑润，多为痰饮不化，不能认作阴虚，盖痰饮在脾胃、气、血，使苔不能滋长，胃受禀不足，也可见舌光无苔。唯无苔而涩，或光而色绛者，为脾胃津液阴分损伤，其程度远甚于舌中心无苔，口渴不欲饮者；兼见舌光红而润则病重。慢性胃炎之舌苔，舌中脾胃区或多或少可以见到或黄，或白，或腻，或糙之紧贴舌面之舌苔，且化之甚难。

3. 辨证注重切脉

脉象随证、随情绪而变，是中医诊病的特色之一，尤其是在脾胃病的辨证中是不可缺少的一个环节。其关乎脾胃本病的多见滑、弦、软三种脉象，滑主痰、湿、食滞，弦主肝气，软主脾胃本虚。其中弦脉之见于右三部者，往往近期有恚怒；脘腹痛甚者，也可见弦脉。胆囊炎患者，疼痛剧烈时往往右三部见弦细脉，加以丘墟穴压痛明显，常无遁形。

三、脾胃病的治疗组方特点

1. 组方善用健脾

父亲在治疗脾胃病时善用健脾药，如党参、太子参、白术、茯苓、黄芪等，我践行了这一用药特点。因脾胃乃后天之本、气血生化之源，脾胃一有所伤，容易造成脾虚胃弱之势，从而形成一系列的脾胃本病的症状及与脾胃相关脏腑的病理改变，故需要时时顾及脾胃。健脾法乃是治本之法。脾虚重证用人参 2～4g，一般情况用党参 10～20g，有热象的用太子参 10～30g，偏阴虚的用西洋参；白术健脾，每方必用，有湿邪的用苍术；如用上述药后疗效仍不明显的，再加用淫羊藿、肉苁蓉、枸杞子等煦育先天，脾肾同治，即所谓的肾火生脾土。

2. 组方常用行气

我继承了父亲在健脾的同时常与行气药同用的特点，补脾不忘行滞。其意义有两方面：一是此类药物本身有理脾和胃的作用，二是可预防补益脾气的药物所致的壅滞，有仿李东垣枳术丸"寓消于补"之意，并能行气通达，使健脾等药物发挥更大的效果。常用药物有木香、砂仁、枳壳、厚朴、陈皮等，用量不宜过大，见效即可。特别是木香、砂仁只用 6～7g，并且煎药时要后下，不能敞盖煎煮，以免药性挥发，是以小量的药物达到好的治疗效果，同时还可减少香燥行气药耗气伤液，导致咽干、舌燥、气短、乏力等症状出现。

3. 组方配用苦寒

我常在健脾的同时配用苦寒药，在甘补的同时用以苦泻，一方面使补而不热，另一方面是因脾恶湿，用苦燥之。常以黄连、黄芩、虎杖、白花蛇舌草选之一二。我最爱用的是黄连，剂量一般 6g，湿热时必用，取其清热燥湿之性能，特别是舌苔黄腻时剂量还要加大到 10g；心烦时必用，取其清心除烦之性能；幽门螺旋杆菌试验阳性者必用，现代药理研究表明其有杀灭该菌的作用；泄泻时必用，取其厚大肠的作用。

4. 组方巧用消导

治疗脾胃病，我喜用消导药如麦芽、谷芽、神曲、山楂、鸡内金等。这有三大好处：一是消食滞以和胃。二是防止气、血、痰、湿、热诸邪与食互结。三是可以启动脾胃纳运之机，恢复脾胃之气化，使患者有食欲。运用时突出一个巧字：在无食积时小量用，有食积时大量用，根据具体情况选用。兼有肝郁的用麦芽，小儿老弱用谷芽，酒湿积滞用神曲，肉食积滞用山楂，兼有瘀象更适合，萎缩性胃炎胃酸缺乏则首选。而鸡内金消食又消石，结石患者宜选用，但剂量不宜过大，研成粉末效果更佳。

5. 组方参用活血养血

对长期脾虚患者，我常用刘寄奴、赤芍、当归、三七粉等配伍，因为久病入络，且气血同源，在使用健脾药的同时使用活血养血药，使脾胃本身得到濡养，又祛腐生新，使瘀血去，新血生，特别是对萎缩性胃炎及消化性溃疡的患者，还有利于胃黏膜的再生及溃疡的愈合。

四、归芍六君子汤治疗慢性萎缩性胃炎的临床研究

我在1996年4月至1998年4月跟师期间，以父亲治疗脾胃病的学术思想为指导，总结了父亲长期在临床中治疗脾胃病行之有效的方药，认为归芍六君子汤是治疗慢性萎缩性胃炎的有效方剂。治疗情况如下。

1. 临床资料

治疗组48例，男性8例，女性17例，年龄29～72岁，病程2～26年，主症为胃脘隐痛、食纳不振、纳后脘胀、嗳气、舌苔薄白、舌质淡、脉涩或软滑。全部病例治疗前均经纤维胃镜和病理组织学确诊，伴有肠上皮化生44例，其中轻度14例、中度20例、重度10例；伴不典型增生28例，其中轻度的15例、中度的12例、重度的1例。48例中同时伴肠上皮化生及不典型增生的24例。

对照组10例，男性6例，女性4例，年龄30～60岁，主症、病程与治疗组相似。其中单纯萎缩性胃炎2例，轻度肠上皮化生6例，中度肠上皮化生2例；同时伴有不典型增生4例。

2. 治疗方法

治疗组基本处方：党参15g，白术15g，陈皮10g，茯苓15g，黄芪20g，炙甘草6g，焦三仙各45g，当归15g，白芍20g，法半夏8g。

辨证加减：腹胀明显的加枳壳10g，砂仁6g（后下）；肠上皮化生的加三七粉3g；不典型增生的加白花蛇舌草30g；幽门螺旋杆菌阳性的加黄连8g；胃酸缺乏的加乌梅10g。

每日1剂，水煎服，分2～3次温服。

对照组处方：猴菇菌片4粒，每日3次，伴有幽门螺旋杆菌阳性的加服阿莫西林0.5g，每日3次，服用2周后停服。

两组均以3个月为1个疗程，服用1～2个疗程后，复查胃镜。

3. 疗效标准与结果

（1）疗效标准：症状基本消失，胃黏膜萎缩面积缩小2/3以上，肠上皮化生或不典型增生由重度转为轻度的为显效；症状减轻，胃黏膜萎缩、肠上皮化生或不典型增生有一项降低一级的为有效；治疗前后各项无变化的为无效。

（2）治疗结果：治疗组48例，显效22例，占45.8%；有效18例，占

37.5%；无效 8 例，占 16.7%；总有效率为 83.3%。对照组 10 例，显效 0 例；有效 3 例，占 30%；无效 7 例，占 70%；总有效率为 30%。经统计学处理，治疗组与对照组的疗效比较 $P < 0.01$，差异有显著意义。

治疗组 44 例伴肠上皮化生治疗有效者 38 例，其中显效 21 例，占 47.7%；有效 17 例，占 38.6%；无效 6 例，占 13.6%；总有效率为 86.3%。28 例伴不典型增生治疗有效者 21 例，其中显效的 9 例，占 32.1%；有效的 12 例，占 42.9%；无效 7 例，占 25%；总有效率为 75%。

4. 典型病例

李某，男，51 岁，干部。患者胃脘隐痛两年，纳后脘胀，时时腹胀、嗳气，纳食不馨，大便溏、日 1 行。胃镜及病理诊断为中度慢性萎缩性胃炎，伴部分肠上皮化生。舌苔薄白，舌质淡，脉缓而涩。辨证为脾虚气滞，治以健脾益气。

处方：党参 15g，白术 15g，陈皮 10g，枳壳 10g，黄芪 20g，砂仁 6g（后下），丹参 20g，猪苓、茯苓各 15g，当归 15g，白芍 15g，焦三仙各 12g，三七粉 3g，法半夏 10g。6 剂。

药后胃脘隐痛消失，脘腹胀满未尽除，舌脉同前。辨证同前，前方加木香 7g。此后随症加减治疗，3 个月后复查胃镜及病理示浅表性胃炎，未见胃黏膜萎缩及肠上皮化生，自我症状消失。

5. 讨论

慢性萎缩性胃炎，是炎症已累及胃黏膜深处的腺体，并引起萎缩的一种病变，要经过数月至数年的时间，而且必然会影响黏膜细胞的正常功能，一定有自身营养不良的机制存在，即所谓的脾胃本虚，在此病理基础上直接造成脾胃的升降功能失调，气机紊乱，气化混乱错位，形成胃黏膜的肠化。所以，用健脾、益气、养血的方法可改善脾胃本身的营养供应，恢复黏膜细胞的正常功能，是消除萎缩的方法之一。用理气的方法调整脾胃的升降功能，纠正气化的混乱错位；用活血的方法促进胃黏膜细胞的再生，是治疗胃黏膜肠化的方法之一。归芍六君子汤为气血双调之剂，所治之症与慢性萎缩性胃炎症状相符合。方中四君子、黄芪可健脾益气；陈皮、半夏理气运脾，消痞散结；三七粉、当归活血养血，改善胃黏膜微循环，促进胃腺体的再生；白芍配甘草又可缓急止痛，酸甘化阴，改善症状；焦三仙帮助消化，减轻脾胃之负担；白花蛇舌草清热解毒，抗突变。全方补泻合施、气血双调，有助于胃黏膜的修复与再生，药证相符，故可收到良好的效果。

五、从脾论治疑难杂症

很多疑难杂症在治疗上不要被西医的病名所干扰，按照中医的思路走，早在《内经》里就有"有胃气则生，无胃气则死"的观点，在遇到疑难杂症时是否有从脾论治的可能，毕竟脾为后天之本、气血之源，脾健则气血旺、气机调畅、精微布散，并可修补脏腑的虚损，改善气血的拥塞状况和痰瘀互阻的现象。我在临床中从脾论治疑难杂症，收到了很好的疗效。

1. 健脾法治疗硬皮病

郝某，女，65岁。1997年2月6日初诊。

主诉：胸腹皮肤发硬，色黑2年，伴满闷、不能弯腰。

患者两年前因胸腹皮肤发硬、发黑，去北京协和医院就诊，诊断为硬皮病，即予口服强的松治疗，每日5mg（6片）维持，只要减量，症状就反复，甚至加重。现已不能弯腰，周身无力，动则心悸，纳少，便溏、日2行，打呃，全身皮肤不能汗出。患者既往有肺心病史10余年。观其形态瘦小，四肢皮肤及面色瘀暗，胸腹皮肤灰黑，触之如鼓皮，无弹性，舌苔薄白，舌质淡暗、边有齿痕，脉细小滑。证属脾虚血瘀。治以益气、健脾、化瘀。

处方：生黄芪15g，党参15g，白术15g，生地15g，当归15g，赤芍、白芍各15g，川芎10g，桃仁10g，红花10g，刘寄奴12g，鸡血藤25g，代赭石20g，玉竹10g，枳壳10g，生薏苡仁20g，旋覆花10g。

7剂后，患者感觉全身舒畅轻松，打嗝稍有减少，其余症状无明显改善，皮肤仍硬，仍不能弯腰。当时我心中是有疑虑的，因为我认为硬皮病是一种很难治愈的疾病，仅服汤药是否能治愈呢？父亲鼓励我说：别着急，慢慢来。随症加减治疗两个半月后，患者全身皮肤开始转软，肤色转白，仍有轻微打呃，大便日2行，舌苔薄白，舌质红，脉紧小滑。再以原法出入，方中黄芪逐渐调至50g，党参20g，生地40g，又服半月，皮肤情况进一步好转，且已能出汗，也能弯腰。上方随症加减1年后，患者全身皮肤基本恢复正常，活动自如。随访两年未见复发。治疗期间，患者的强的松用量每月递减5mg，直至停服。

2. 健脾法治疗甲状腺冷结节术后

徐某，女，45岁。1997年10月28日初诊。

主诉：周身酸痛，伴手足抽搐15年。

患者因甲状腺冷结节，于1982年夏季行手术治疗。手术完毕即有手足抽搐症状，当时给予10%的葡萄糖酸钙20mL静脉注射，抽搐遂止。以后每天静推

巫君玉　巫浣宜

此药，逐渐由每日 1 次上升至每日 2 次，总剂量由每日 20mL 逐渐上升至每日 100mL。如有间断，即见抽搐症状（葡萄糖酸钙的常规剂量是每日 10～20mL，达到 100mL 是很危险的剂量，有可能出现心跳骤停）。患者曾先后两次在某医院做甲状旁腺移植术，均告失败。因患者四肢静脉青紫并有结节，每次静注时很难一针见血，有时甚至要扎七八针，痛苦不堪。患者平素时有气短、头晕、神疲乏力，身重，大便时干时黏、不爽，偶有纳差，观其舌苔白腻，舌质暗，双手背可见针头大小粟粒样皮疹，并有渗出、瘙痒，脉滑软。查血钙 8.4mg/dL，在正常范围的低值。证属脾虚生湿，脉络失养。治以健脾祛湿，养血活络。

处方：党参 15g，苍术、白术各 10g，木香 6g，砂仁 6g，当归 12g，丝瓜络 15g，黄芪 15g，鸡血藤 15g，丹参 15g，生薏苡仁 30g，土茯苓 10g，冬瓜子 20g，生黄芪 15g。

服 5 剂后，患者诸症减轻，周身感到从未有过的轻松，双手背的皮疹已干燥。上方随症加减，治疗 1 年，党参、白术剂量均逐渐调至 20g。嘱患者口服钙尔奇 D，平素多食含钙食品。现患者病情平稳，静脉注射葡萄糖酸钙，剂量减至 30～50mL，每日 1 次，或每次 20mL，每日 2 次，未出现手足抽搐、神疲乏力、周身酸痛等症状，多次复查血钙，波动均在正常范围。

3. 健脾法治疗肺癌胸水

于某，女，48 岁。2009 年 8 月 16 日初诊。

主诉：干咳 2 年，伴喘息半年。

患者于 2007 年 8 月初因感冒后出现干咳，就诊于北大医院。胸部 CT 检查示双肺播散性病变，大量心包积液，双侧胸腔积液，以右侧多，纵隔淋巴结肿大，诊断为右肺癌，双肺内、心包、纵隔淋巴结转移。胸水病理检查发现腺癌细胞。住院给予化疗后出院。2008 年在该院再次住院化疗，其间出现高热、心悸、胸闷、喘促，经治疗后症状好转，但化疗中止出院。半年前患者出现行走后喘促、心悸，来我院求中药治疗。现患者咳嗽，咯少量白痰，气短，活动后喘息，胸闷，心悸，乏力，纳差。苔白腻，舌质淡，舌体胖、边有齿痕，舌底脉络延长，脉细滑。

查体：双眼睑浮肿，唇甲暗淡，心率 96 次/分，律齐，双肺呼吸音粗，可闻及干鸣音，双肺底呼吸音低，未闻及干湿啰音，腹平软，腹水征阴性，全身浅表淋巴结未触及。

胸部 X 线片：右下肺癌，双肺弥漫性转移，双肺底少量胸水。

实验室检查：谷丙转氨酶 56U/L，碱性磷酸酶 74U/L，转肽酶 48U/L，癌胚抗原 8μg/L。

西医诊断：双肺泡癌，肺内、心包、纵隔淋巴结转移。

中医诊断：肺积。证属肺脾气虚，痰湿瘀阻。

治法：补肺益脾，祛湿行瘀。

处方：党参15g，白术20g，猪苓15g，茯苓15g，陈皮12g，法半夏15g，桑白皮20g，桑枝30g，川贝母15g，葶苈子10g，白英12g，水红花子10g，石见穿12g，紫菀15g，苏子12g，枳壳15g，黄芪15g。7剂，水煎服。

随症加减治疗半个月，患者自觉胸闷大减，咳嗽减轻，仍咯少量白痰，活动后气喘乏力。又治疗半个月后，胸闷消失，咳嗽明显减轻，只每日早晚各咳嗽一阵。继续随症加减治疗至2009年11月12日，复查胸部CT示双肺纹理较前明显清晰，双肺肿块、纵隔淋巴结明显缩小，未见心包积液及胸水。癌胚抗原4μg/L，碱性磷酸酶50U/L，转肽酶40U/L。

4. 健脾法治疗肺结节

钱某，女，52岁。2013年3月12日初诊。

主诉：咽喉堵闷伴咳嗽4个月。

患者因外感发热后出现咽喉堵闷，于2012年11月20日去无锡市第二人民医院就诊，拍胸部X线片示双肺结节伴纵隔淋巴结影。后做胸部加强CT示左肺门见大小约2.8cm×2.2cm类圆形软组织密度影，增加扫描不均匀强化，中央见低密度坏死区，左肺下叶数枚小结节影，较大的直径为0.5cm，纵隔见多个肿大淋巴结，较大的直径为1cm；左肺下叶支气管狭窄。诊断为左肺门占位，考虑中央型肺癌伴纵隔淋巴结肿大，左肺转移可能性大。于次日到北京大学人民医院住院诊治。2012年11月23日行气管镜检查，并进行淋巴结活检，病理诊断为炎性渗出物及淋巴组织中可见肉芽肿性病变，未见明确干酪样坏死。2012年11月28日又行纵隔淋巴结活检，诊断为左肺肉芽肿性炎（肺结节病？）。未予治疗出院。出院后，口服中药西黄丸治疗3个月，复查胸部CT示左肺门淋巴结较前减少两枚，纵隔淋巴结增加两枚，最大的淋巴结直径略有增大，故前往我院就诊。现患者情绪紧张，咽喉堵闷，声哑，略咳，乏力气短，纳差，大便不成形，舌苔白，舌质淡胖，脉弦滑。中医诊断为肺积，辨证为脾虚不固，痰湿气血瘀阻肺经，肝气郁结。治疗以补脾、祛湿、行气、疏肝、软坚散结为原则。

处方：党参15g，白术30g，茯苓15g，陈皮10g，法半夏15g，夏枯草10g，玄参20g，煅龙骨30g，煅牡蛎30g，葶苈子10g，醋柴胡10g，穿山甲

6g，苍术 20g，川贝母粉 2g，大枣 10g，生黄芪 20g，郁金 20g。14 剂，水煎服。

患者喜欢美食，求助食疗方法辅助治疗，嘱其每周两次甲鱼煲汤喝。

上方随症加减治疗 3 月余，于 2013 年 7 月 10 日复查胸部 CT 示右肺下叶两个小结节影，肺门不大，纵隔内未见肿大淋巴结。经短短 3 个月的中药治疗，患者痊愈。

5. 健脾法治疗耳鸣

杨某，男，42 岁。2018 年 7 月 10 日就诊。

患者耳鸣如蝉 3 年余，视力模糊，余无所苦。经多方治疗无效，还曾进一次高压氧舱治疗，亦无效。舌苔薄白，舌质淡，脉滑软。辨证为脾失健运，清阳不升。

处方：党参 12g，炒白术 20g，黄芪 20g，黄连 8g，法半夏 9g，炙甘草 6g，陈皮 12g，茯苓 15g，泽泻 10g，防风 10g，羌活 10g，独活 10g，柴胡 15g，白芍 20g，升麻 10g，葛根 20g，白果 10g，川芎 10g，骨碎补 15g，蝉蜕 8g，川牛膝 15g，菊花 10g，枸杞子 10g。

服用 7 剂后，患者耳鸣基本消失。为巩固疗效，再进原方 4 剂。

按语：治疗耳鸣，我一般都是按常规从肝、肾入手，如有口苦等肝经有热者，用龙胆泻肝汤治疗；伴有头晕、腰膝酸软者，用杞菊地黄丸加减治疗，疗效均不明显。后重温父亲关于脾胃的学术观点，理解了脾胃通过气血、津液可以影响整个机体。正如《素问·通评虚实论》所说："头痛耳鸣，九窍不利，肠胃之所生也。"李东垣对此有明确解释，即"九窍者五脏主之，五脏皆得胃气乃能通利"。所以，本案用健脾升清阳的方法，使气血上升，收到了良好的效果。

久咳小疾难医，妙手辨证可愈

秉承父亲相关学术思想，经过多年的临床观察，我认为咽喉源性咳嗽是急、慢性咽炎，喉炎，声门下区变态反应等疾病的主要症状是咽喉作痒时即咳，无痰或少痰，遇油烟刺激加重，咳剧时可致面红、汗出、憋气、恶心、呕吐，甚至影响睡眠，咽喉部可见充血、颗粒突起，甚者状如帘珠。一般单纯的咽喉源性咳嗽的胸 CT、血常规检查均属正常，个别患者可见双肺纹理稍有加重。因咽喉源性咳嗽与支气管炎、肺炎的咳嗽情况不尽相同，故用常规止咳化痰药效欠佳，病程常迁延难愈，反复发作。

咽喉源性咳嗽的主要病因是外邪上受，一是各种原因如风寒、风热、风燥、湿邪等引起感冒因治疗不到位使外邪遗留所引发，二是各种过敏因素、油烟、异味刺激咽喉所引起。次要病因也是内因，即胆汁反流直接刺激咽喉引发咳嗽。咽喉源性咳嗽有的称之为感染性咳嗽或变异性咳嗽，病位在咽喉，影响肺，病机侧重于肺气上逆，肺失宣肃，治疗上应抓住喉为肺之门户，外而顾及邪，内而顾及肺。其治疗方法主要有以下几点。

一、散风

风为六淫之首，外感咳嗽常以风为先导。风性轻扬，易犯人体上部，且其他外因皆可兼夹。肺为诸脏之华盖，而咽喉又为肺之门户，故邪气最易侵犯。散风在治疗咽喉源性咳嗽中是针对病因的治疗，是非常重要的一个环节，药性选用辛、轻，辛能散，轻能浮，使风从哪里进还从哪里出，驱之于上，还之于表。根据邪气的不同选择不同的药物：①散风热：常用药物有蝉蜕、锦灯笼、金银花等。②散风寒：药选荆芥穗、防风、生姜等。③散风燥：一般的燥邪不会独立存在，可选桑叶、薄荷、淡豆豉等，或在散风的基础上加一些润药，如沙参、麦冬类。

二、利咽喉

咽喉为肺之门户，风、寒、燥、热等外邪侵袭肺卫的途径之一就是从口鼻而入，咽喉为必经之路，因风邪侵犯咽喉而出现咽痒、滤泡增生。咽喉炎症刺激肺络，引发咳嗽。咽喉源性咳嗽，病位主要在咽喉，利咽是针对病位的治疗，也是针对病本的治疗。中医学历来讲究治病求本，咽喉部炎症一去，咳嗽症状自然消失。因此，利咽就显得更为重要。针对邪之夹热，药性多选略偏苦寒，取热者寒之，则邪气自除。常用药物有山豆根、射干、牛蒡子等；如果是风寒型的可选桔梗、杏仁等，有利咽喉的作用。

三、清肺络

咽喉源性咳嗽一般是干咳或少痰。所谓少痰也就是咽喉炎症刺激的分泌物。这个阶段一定要清肺络，待到久咳有痰，就不是单纯的咽喉源性咳嗽了，可能是疾病沿着肺经下行所致，如气管炎、肺部感染等，抑或患者原来就有呼吸系

巫君玉　巫浣宜

187

统基础病，由新病引发宿疾。清肺络一方面是治疗咽喉本病，另一方面又可防止邪气进一步循经下移，引起更为复杂的咳嗽。常用药物有清热解毒之鱼腥草、白花蛇舌草、黄芩、百部等。

四、降肺润肺

肺气上逆是咳嗽的共有病机，无论何种原因所致的咳嗽，总需导致肺气上逆而作咳，咽喉源性咳嗽也不例外，而且更为突出。因为咽喉源性咳嗽的特点是干咳无痰或少痰，痰湿致病的比例与支气管炎、肺炎所致的咳嗽相比要少得多。肺气上逆的治疗方法就是降肺气。降肺气在咽喉源性咳嗽的治疗中尤为重要，可直接改善咳嗽症状，对于因咳嗽而影响工作和睡眠的患者，则更是必需的。咳嗽是人体的一种保护性条件反射，对于有痰的咳嗽不宜只止咳，还应该化痰，但咽喉源性咳嗽的痰的问题居于次要地位，故可以放心使用降气止咳药。常用药物有苏子、桑白皮、葶苈子、川贝母、浙贝母等。如临床上见有咳嗽剧烈甚至引起呕吐，就需要降胃气，因胃在肺下，肺气上逆可引起胃气亦逆，胃气不降，肺气也难以下降，可加用旋覆花、竹茹、厚朴、枳壳。特别要提到的是枇杷叶，既能泄降肺热以化痰止咳，又能清降胃热以止呕哕，剧烈咳嗽引发呕吐者一定要用。降肺气要注意用一些润药，因为"肺恶燥"，燥则肺气上逆而咳作，故紫菀、冬瓜仁、杏仁等均可选用，有良好的润肺下气、消痰止咳作用。

五、特殊用药

我们的祖辈对咳嗽病程较长、咽痒的患者，处方用药常加用细辛 3g，往往能起捷效。细辛味辛、性温，归心、肺、肾经，一般用于风寒及寒饮内停所致痰多咳喘。但细辛有下气除痰的作用，《神农本草经》有"主咳逆上气"的记载，《名医别录》有"下气破痰"的记载。细辛芳香走窜，通鼻窍，经适当配伍可以治喉痹，既能治咳逆上气又能治喉痹。在运用此药的时候，舌苔黄厚腻时不用。在咳嗽剧烈不止，夜间影响睡眠，甚之彻夜不眠时方才运用，且需与清热药配伍使用，常常与地肤子同用，因地肤子性寒，有清湿热、祛风止痒的作用，往往能收到良好的效果。

近年来，由于生活节奏变快，人们的精神压力大、饮食不规律，造成胆汁反流，加之大气污染、过敏因素较多，使致病因素变得复杂，病因不是单一的而是多种因素的综合。所以，在临床中可以见到各种类型的咳嗽，病情也复杂多变，特别是新邪引发宿疾的，治疗起来更为棘手。

我依据父辈的治疗原则，总结出一个各种类型的咳嗽（包括咽喉源性咳嗽）都能有效的基本方：僵蚕、蝉蜕、射干、杏仁、枇杷叶、苏子、鱼腥草、款冬花、紫菀、百部、地肤子、细辛。

临床上可根据病情，在基本方的基础上加减，如病情偏于热的就加清热药，偏于寒的就加温热药，偏于燥的就加润肺药、偏于喘的就加降气药，有胆汁反流的就加抑制胃酸药。特别是在辨证论治正确的情况下，能和"经方"组合到一起时，可以收到意想不到的疗效，如合并风寒咳嗽的用止嗽散加基本方；凉燥的用杏苏散加基本方；合并寒喘用射干麻黄汤加基本方；热喘用三子养亲汤加基本方；合并半表半里还可以用小柴胡汤加基本方等。

我曾用上述组方原则进行 68 例患者的临床研究，其中随机选取 33 例对照组，患者口服复方甲氧那明胶囊（商品名阿斯美，规格：每粒含盐酸甲氧那明 12.5mg，那可丁 7mg，氨茶碱 25mg，马来酸氯苯那敏 2mg），每次 2 粒，每日 3 次，连续治疗 10 天。两组疗程均为 10 天，然后观察 10 天。观察期间停止使用治疗咳嗽的其他中、西药物。

治疗期咳嗽症状积分比较：两组患者治疗后咳嗽症状积分较治疗前均下降，但治疗组效果要明显得多；对照组治疗期间有反复，而且副作用大。

【验案举隅】

案 1 王某，男，69 岁，退休教师。因"咳嗽、无痰、咽痒 40 余日"而就诊。患者 40 天前因煎炸辣椒时咳嗽大作，伴喷嚏，此后每日均有干咳，症状逐渐加重，咽痒难忍，咽痒时必大咳一阵，至呕吐为止，夜间常因咳嗽难以入睡。曾在某医院西医门诊就诊，给予罗红霉素、华素片、复方甘草合剂等药治疗，无明显疗效。又去某中医门诊就诊，给予羚羊清肺丸、止咳橘红口服液等治疗，疗效甚微。患者因不堪忍受剧咳之痛苦，于 1998 年 3 月 6 日来我院急诊，要求静脉输液治疗。当时查体见咽红，咽部有红丝呈网络状，并有颗粒增生，状若帘珠，双扁桃体无肿大，心肺听诊未见异常。因患者无静脉输液指征，经劝说予服中药汤剂治疗。患者答应试服 3 剂。患者舌苔白中黄，舌质红，脉滑数。辨证为肺胃郁热，气逆不降。

处方：鱼腥草 25g，白花蛇舌草 25g，黄芩 15g，山豆根 6g，射干 15g，锦灯笼 8g，蝉蜕 10g，僵蚕 10g，苏子 12g，浙贝母 15g，枳壳 10g，焦三仙各 15g，厚朴 12g，紫菀 15g，桑白皮 15g，葶苈子 15g。3 剂，水煎服。

患者因家住医院附近，第二天来院告知，服药当天晚上未再咳嗽，安然入睡。3 剂后，诸症尽除。

案 2　张某，女，35 岁，来自新疆维吾尔自治区。患者咳嗽伴喘促 6 个月，咽喉喘鸣而痒，咯白泡沫样痰，畏冷，在当地医院查胸部 CT 示双肺有微结节，边缘清楚，纹理粗重。治疗 6 个月无效来京求医。舌苔薄白，舌质淡，脉沉滑。辨证为寒痰犯肺，肺气上逆。

处方：炙麻黄 6g，干姜 6g，射干 10g，细辛 3g，款冬花 12g，紫菀 15g，百部 15g，姜半夏 9g，五味子 6g，僵蚕 10g，蝉蜕 8g，杏仁 10g，枇杷叶 15g，苏子 10g，鱼腥草 25g，地肤子 30g，炒白术 20g，茯苓 15g，炙甘草 6g。

7 剂后诸症大减，上方加减再续 7 剂，咳喘痊愈。

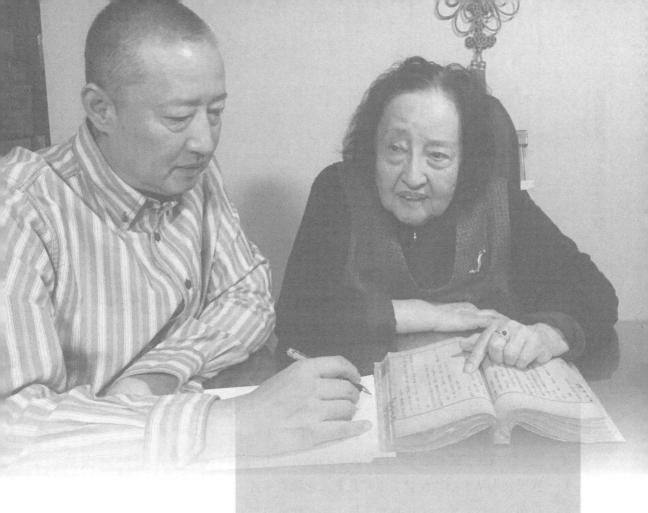

柴嵩岩
（1929 年 10 月至今）

德高情暖的杏林凤凰　传承创新的妇科泰斗

张压明
（1961 年 12 月至今）

传承衣钵　矢志哑科

2015 年 12 月 8 日，中国福利会第十七届宋庆龄樟树奖颁奖大会在上海举行，当时任中国宋庆龄基金会主席的胡启立和国家中医药管理局局长的王国强为一位精神矍铄、慈眉善目的老人颁奖时，会场里响起了经久不息的掌声。老人代表五位获奖者发言，她说："我们非常理解此奖的圣洁之处，是对妇女儿童维护的象征，同时也更理解到荣誉和责任是等同的。我们做了一些应该做的事情，在今后有责任更进一步地爱护和尊重樟树奖的荣誉……我愿意尽我所能与我的团队尽最大努力，为中医学进行探索，以便找出更加有效的方法，为广大的妇女健康服务，能让她们享受美好的生活。"

宋庆龄樟树奖是中国福利会于 1985 年设立的全国性专项奖，以表彰和鼓励我国长期从事妇幼保健卫生和儿童文化教育事业，并做出卓越贡献的人士，现每两年颁发一次。宋庆龄女士毕生关怀和从事妇女儿童事业，是在妇女儿童事业领域做出卓越贡献的伟大女性。樟树，是宋庆龄女士生前最喜爱的树木，其郁郁葱葱、幽香沁脾、质地坚硬、品格高洁，因此，以宋庆龄女士名字和樟树命名的"宋庆龄樟树奖"，旨在弘扬以她为代表的妇女儿童工作者的无私奉献、缔造未来的崇高精神。

这是自 1985 年宋庆龄樟树奖设立以来，首次颁发给中医界人士。这位获奖者，就是我的母亲，一生以中医妇科事业发展为己任，70 余年如一日为妇女儿童解除病痛的杰出中医妇科专家——柴嵩岩。

德高情暖的杏林凤凰

我的母亲柴嵩岩出生于 1929 年 10 月，辽宁省沈阳市人。1948 年，其拜师于中医伤寒大师陈慎吾门下，并在其启蒙、引领之下，苦读中医经典，为日后成为中医妇科名家奠定了深厚的古典中医理论基础。1950 年，母亲考取中医师资格。1952 年至 1957 年，母亲就读于北京医学院（现北京大学医学部），师从吴阶平、王光超、李家忠、严仁英等名师，接受西医学的系统培训，学贯中西医。1957 年毕业后，母亲从一名医师开始，到成为主任医师，一直在北京中医医院妇科工作。母亲历任中国优生优育协会顾问、卫生部药品评审委员会委员、北京中医学会常务理事、北京中医学会妇科委员会主任委员、《北京中医》杂志编委。母亲于 1990 年被确定为北京市名老中医学术经验重点继承对象；1997 年被确定为国家级老中医药专家学术经验继承工作指导老师，享受国务院政府特殊津贴；2010 年被北京中医药学会授予"从事中医药工作 60 年特殊贡献奖"；2013 年，被中华中医药学会评选为"中华中医药学会妇科名师"；2013 年被北京市中医管理局评选为"首都国医名师"；2015 年获第十七届宋庆龄樟树奖；2017 年荣获"国医大师"称号；2019 年荣获人力资源和社会保障部、国家卫生健康委员会、国家中医药管理局联合颁发的"全国中医药杰出贡献奖"称号。

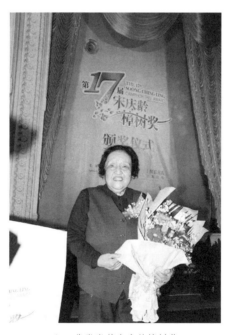

◎ 柴嵩岩获宋庆龄樟树奖

母亲擅长治疗妇科疑难病，以辨证准确、方药精专、配伍灵活、疗效显著闻名于世，人们亲切地将她比作"杏林凤凰"。母亲喜爱凤凰，她说："凤凰沉稳、宽容，有内涵不张扬，从事中医妇科的医务工作者应该多多学习这种品格，对从医和做人都有好处。"母亲的确像一只凤凰，数十年如一日，为女性同胞忙碌在临床一线。她每天迎着朝阳第一个到达诊室，热情迎接每一位患者，心无旁骛，每周出诊 5 天，直到 1998 年，母亲以 70 岁高龄退休，但仍然不舍中医妇科事业与千里求医的患者，至今已耄耋之年，仍坚持每周门诊不辍，总计惠及患者百万人次。

"德高情暖"是老中医吉良晨对母亲的赞誉，也代表了所有患者的心声。在母亲眼中，金钱、名利如同烟云，心中惦记的只有患者的苦痛。她每天七点半准时到达诊室，为的是让那些确实有困难或者贫穷的人优先就诊；她坚持对症开药，"认准症，杜仲能用，鹿茸也能用，我只用杜仲，绝不用鹿茸"。母亲从不开大方，从不开贵药，曾用5元钱的草药为求医无门来投奔的孕期巨乳症患者解除痛苦，使其顺利产下健康男婴。

母亲常说："美丽的人生在于勤奋，在于诚信，在于责任。"诊疗之余，她还倡导服务社会，积极建言献策，倡议行业专家为社会服务，为北京地区中医药发展和树立行业形象做出了重要贡献。

传承创新的妇科泰斗

母亲从事中医妇科临床诊疗70余年，曾跟随著名中医妇科名家刘奉五、祁振华学习多年，积累了丰富的实践经验，拥有深厚扎实的中西医理论基础功底，擅治各类妇科疾患，尤对不孕症、闭经、更年期综合征等病的诊治造诣更加深厚。她辨证准确，用药精专，配伍灵活，疗效显著，治愈了大量的疑难重症，深受广大患者的爱戴和欢迎。她非常重视"天人合一"的整体观念，动态、发展地认识与治疗疾病，在实践中创立了独特的学术思想和用药风格，即"柴嵩岩中医妇科学术思想及技术经验知识体系"，如肾的"三最"观，"二阳"病对月经、生殖的影响，补肺金、启肾水的疗法等，对中医妇科学的研究和发展做出了突出的贡献。她总结经验发表了有关妇科病治疗的论文数十篇，出版专著10余部，曾获各种科研奖10余次，还主持研发了"温肾调经颗粒""菊蝶洁坤泡腾片""内异痛经颗粒""葆宫止血颗粒"等多个妇科临床新药和院内制剂，在妇科临床应用极广，为中医药产业发展做出了贡献。

中医以传承为先，母亲心怀宽广，重于传道，授徒无私，倾囊相传，近20余年通过师承工作为国家带徒结业出师10位，徒弟们已经成为中医妇科事业发展的骨干。我自2003年2月至2006年3月作为国家级老中医药专家柴嵩岩学术经验继承人，进行了为期三年的系统学习。在母亲的言传身教与自身不断的临床实践中，深刻领略了母亲治病辨证准确、用药精炼、疗效显著。现以月经病为例，将所学的母亲的学术思想加以总结，供同道学习、领会。

一、对月经生理的认识

1."肾之三最"学说

通过对古籍的学习理解和临床经验的积累，母亲将肾在女性生理变化中的作用归纳总结为"肾之三最"理论，即"肾生最先，肾足最迟，肾衰最早"。

母亲认为，肾为先天之本，先天之精源于父母，在胚胎形成之前，肾精即已存在，待人出生后又得后天水谷之精充养方逐渐成熟。《灵枢·决气》即指出"两精相搏，合而成形"，此乃"肾生最先"。

《素问·上古天真论》云"女子七岁肾气盛，齿更发长"，说明女子在儿童至少年时期，肾的功能已居主导地位。但此期处于人体生长发育初期，肾气尚未充实。"二七而天癸至，任脉通，太冲脉盛，月事以时下"，是说女子生长到 7 岁左右的时期，主管性功能的肾气开始发育，至 14 岁左右的年龄段，性发育已基本成熟，可以从月经来潮看到。人从胚胎发育到出生后的数年中，由于"肾气"未盛，天癸未至，则不生欲念。肾精虽很早就存在于人体中，但是具有性征的肾气却要经过比较长的一段时间，在天癸的作用下，鼓动充实太冲脉，方有月经出现。此乃"肾足最迟"。

《素问·上古天真论》云"五七阳明脉衰，面始焦，发始堕……七七任脉虚，太冲脉衰少，天癸竭，地道不通，故形坏而无子也"。可见女子在 35 岁之后，肾气就开始逐渐衰退，49 岁肾气已经衰竭，此时天癸将竭。女子经过经、孕、产、乳阶段，肾气耗损，主导生殖功能的肾气在女子 40 岁左右逐渐减弱，面部、头发、肌肤均已明显看出肾气不足之征，待 50 岁左右肾气已见衰竭。此乃"肾衰最早"。

可以说，母亲总结的"肾之三最"理论，是传统中医辨证观的充分体现，其重要的临床指导意义在于，不同年龄阶段的女性，因其生理状态不同，病理改变亦不同，组方用药必须考虑不同时期的不同特点方具针对性。

2. 冲脉盛为月经之本

母亲认为，冲脉盛为月经之本。《灵枢·逆顺肥瘦》云冲脉为"五脏六腑之海也……其下者，注少阴之大络，出于气街"。冲脉与十二经相通，下接胞宫，隶属阳明，可接受五脏六腑有余之血，有"十二经之海"及"血海"之称。《素问·上古天真论》云："女子七岁肾气盛，齿更发长，二七而天癸至，任脉通，太冲脉盛，月事以时下……"经文中提到"以时下"，是指月经的出现要有"续"。按时规律方为正常的性生理。血海有续，则要把冲脉之充实有续作为月经产生的物质基础，也就是血海内阴血的储备。

3."二阳之病"与妇科闭经的关系

"二阳"是指手、足阳明经。阳明为多气多血之经，主受纳与传导，冲脉隶于阳明。《素问·阴阳别论》曰："二阳之病发心脾，有不得隐曲，女子不月，其传为风消。"肝郁伤脾，化源日少，无以奉心化血，心脾血虚，血海无余，故经闭不行。又如《景岳全书·妇科规》曰："经本阴血，何脏无之，唯脏腑之血皆归冲脉，而冲为五脏六腑之血海，故经言太冲脉盛，则月事以时下。"因此，母亲认为，脏腑之血是有余之血较为合适。可见脾为后天之本、气血生化乏源，阳明气血不足，则无有余之血下注血海，血海空虚，或浊热积聚，灼伤津液，则会出现闭经、月经后错、月经量少等现象。结合现代妇女之体质的发病机理，闭经与二阳病的关系亦为密切。由于生活的节律加快及饮食成分的变化，更增加了二阳病的内热病机，从而导致大肠失于传化，胃腑有所受困，运行不利，如《女科经纶》言"肠胃既病则不能受，不能化，心脾何所资，心脾既无所资则无以运化而生精血"，继而出现闭经。可见，胃与大肠失于运化与月经病的发生是有密切关系的。

二、对月经稀发与闭经关系的认识

母亲认为，月经稀发与闭经只应看作病理状态的深度不同所引发的疾病。应该说两者是一致的，故列为同一项下。《济阴纲目》引王子亨"经者常候也，谓候其一身之阴阳"。此文论月经为正常的生理现象，并与全身状态有关。《女科经纶》中也引王子亨"妇人月水不调者，由劳伤气血，致体虚，风冷之气乘之也，冲任之脉，皆起于胞内……若冷热调和，则冲任气盛，太阳少阴所生之血宣流，根据时而下。若寒温乖适，经脉则虚，如有风冷，虚则乘之，邪持于血，或寒或温，寒则血结，温则血消，故月水乍多乍少，为不调也"。这句话是说不正常的病邪侵犯了经脉则会出现月经不调。

三、对闭经辨证的整体观认识

母亲认为，五脏六腑皆可令女子发生闭经。以肺肾的关系为例，临床证明，通过提补肺气可以帮助肾气充实，从而充实、鼓动血海，治疗闭经。因此，母亲提出了独到的"补肺启肾"理论。现代社会，60％以上的人群都有便秘现象，闭经的患者当中，便秘现象更是常见。所谓"二阳之病发心脾，有不得隐曲，女子不月"，在男子则宗筋不举。胃持续受纳水谷，大肠不能传导而积聚浊热之邪，发展到一定程度，浊热溢入血海，伤津伤液，则影响月经。古人认为其原因为心火不能生脾土，脾不运胃而故。但母亲却不同意这种说法。她认为，二阳之病发于先，心阳不足则加强了脾不运化。临床实践证明，母亲的观点是正确的。

四、对闭经辨证分型的认识

《金匮要略》云："妇人之病，因虚，积冷，结气，为诸经水断绝，至有历年，血寒积结胞门，寒伤经络……三十六病，千变万端。"可见古人已看出闭经之复杂难医。母亲将闭经的辨证分为以下诸型，可谓化繁为简，万变不离其宗。

1. 肾气不足

《妇人大全良方》曰："女子二七而天癸至，肾气全盛，冲任流通，经血渐盈，应时而下，否则不通也。"肾主生殖，经水出诸肾。只有肾气盛，肾的阴阳平衡，天癸才能泌至，冲任才能通盛，精血才能充盈胞宫，化为月汛，胞宫才能受承珠胎，孕育成长。可见，肾在女性一生中的作用非常特殊。肾气的充足为月经之根本。治疗妇科疾病，固护肾之阴阳至关重要。

2. 肝肾亏损

《医学正传》云："月经全借肾水施化，肾水既乏，则经血日以干涸。"与"血枯"类似，肝肾不足，阴血虚少，冲任失于充养，无以化为经血，故闭经。多产、堕胎、房劳，或久病及肾，以致肾精亏耗，肝血亏虚，经血匮乏，源断其流，胞宫无血可下，故闭经。《景岳全书·妇人规》中论经闭引薛立斋"有因肾水亏不能生肝血而闭者"。

3. 脾胃不足

《兰室秘藏》云："妇人脾胃久虚，或形羸气血俱衰，而致经水断绝不行。"王节斋《明医杂著·续医论》曰："妇人女子，经脉不行，多有脾胃损伤而致……"脾胃不足，后天不能养先天，营血亏虚，故经闭不来；也可影响心火，心火溢入血海，灼伤津液，更加重阴精耗竭。

4. 阴虚血枯

《景岳全书·妇人规》曰："正因阴竭，所以血枯，枯之为义，无血而然……而经有久不至者，即无非血枯经闭之候。"李梴《医学入门》曰："或经止后，用力太过，入房太甚，及服燥热，以致火动，邪气盛而心血枯衰，曰血枯……故重则经闭不通。"《妇人大全良方》曰:"经云,有病胸胁支满者,妨于食。病至则先闻腥臊臭,出清液,四肢清,目眩,时时前后血,病名曰血枯。此得之年少时有所大脱血,若醉入房中,气竭肝伤,故月事衰少,不来也。"此诸多说法都有类似之意,此为虚证。

5. 气滞血瘀

《万氏女科》中指出:"忧愁思虑、恼怒怨恨,气郁血滞而经不行。"寇宗注《妇人大全良方》曰:"夫人之生,以血气为本,人之病未有不先伤其气血者,若室女童男,积想在心,思虑过度,多致劳伤,男子则神色消散,女子则月水先闭。盖忧愁思虑则伤心而血逆竭,神色先散,月水先闭。"《妇人大全良方》曰:"衍期未嫁之女、偏房失宠之妾、寡居之妇、庵院之尼,欲动而不能遂,感愤而不能言,多有闭经之疾,含羞强忍,不欲人知,遂成劳疾之病。"《妇科心镜》曰:"若月经不通,未必不由心事不足,思虑伤脾,有所劳倦,杀气不输,肺金失养,肾水无滋,经水枯涸,以致三五不调,渐至闭绝,虚损内热,骨蒸劳疾之证作,而卒难以治。"《女科秘传》曰:"闭经之由,必有所因,或因月事将临之时,适感暴怒,肝气一发,则血随气升而不下,亦能闭经……"古代医家诸多论述都已说明情志因素与月经的关系。情志不遂,郁怒伤肝,或环境改变,精神紧张,或受到刺激,或思虑过度,肝气郁结,气机不通,气血运行不畅,日久成瘀,血滞不行,发为闭经。因此,气滞常与血瘀同时存在。《医学入门》曰:"经行与产后一般,若其时有余血一点未净,或外被风寒,及湿冷暑热邪气,或内伤生冷,七情郁结,为痰为瘀,凝积与中,曰血滞。"《医宗金鉴·妇科心法要诀》曰:"血滞经闭,石瘕生于胞中,寒气客于子门,子门闭塞,气不得通,恶血当泻不泻。经曰:月事不通者,胞脉闭也。"

6. 寒凝

《妇人大全良方》云:"寒气客于血室,以致血气凝滞。"《诸病源候论》曰:"妇人月事不通者,由劳损血气,致令体虚受风冷,风冷客于胞内,伤损冲任之脉……致胞络内绝,血气不通故也。"《医宗金鉴·妇科心法要诀》曰:"石瘕寒气客胞中,状如怀子不行经,胞闭热气迫肺咳,伤心气血不流通。"《女科切要》曰:"经闭之由,必有所因,或月事适至之时,因渴饮水,并食生冷之物,及生水中洗浴,寒气入内,血即凝滞,亦能令人闭经也。"经期、产时血室正开,风冷寒邪客于胞中,或临经涉水受寒,或内伤生冷,血为寒凝,冲任瘀滞,胞脉阻隔,经水不行。此为实证。

7. 痰湿阻滞

《女科切要》说："肥白妇人，经闭而不通者，必是湿痰与脂膜壅塞之故也。"《丹溪心法治要》曰："有积痰下流于胞门，闭塞不行。"《万氏女科》曰："妇人女子经闭不行，其候有三，乃脾胃损伤，饮食减少，气耗血枯，而不行者。"又曰："一则忧愁思虑，恼怒怨恨，气郁血滞而经不行者……一则躯脂痞塞，痰涎壅盛，血滞而经不行者。肥人多湿，湿邪困脾，脾失健运，湿聚成痰，脂膏痰湿阻滞冲任，故经不行。"

五、临证用药经验

根据"肾生最先，肾足最迟，肾衰最早"的理论，以及病因病机特点，母亲在临床治疗妇科疾病时根据每位患者的年龄、形态、病因、辨证、环境等不同，多方面审视，全面考虑，用药各不相同。比如，"孩提期间，能喜、能悲、能怒、能思，而独无欲念"，故对于少儿，因肾气未充，不可轻易应用助阳补肾的药物，恐提早激发性征。青中年阶段，一般患者会有阴血不足，用药以养血为主，不可单凭阳盛之伪状，而一味压抑阳气，提倡补阴而不制阳。肾气衰退是渐进的，受到年龄、工作、性格、环境的影响。天癸将竭，此时如经血不行，不可只顾行血破血，要以维持为主，养血保肝。母亲经常将此时应用大量活血降泻药物使月经暂时来潮的做法比喻为拧毛巾，虽然湿毛巾还可以拧出水，但是越拧越干，只能加快精血乏源的速度。

对于病因不同，母亲每次都会寻根问源，找到病因，审因论治。比如，节食减肥后出现的闭经，考虑其节食后损伤脾胃，后天补养不足，不能补充先天之精，故经水不行。对于此类患者的治疗，母亲往往在应用当归、菟丝子、女贞子、川断等补肾养血药物的同时，加入白术、茯苓、山药、砂仁等补脾健胃之品，以后天养先天。对于原发性闭经、子宫发育不良的患者，母亲则从肾入手，但在补肾药中加入少量蛇床子鼓动肾气。对于服用雷公藤等毒性药物以后出现闭经的患者，母亲往往在方中加入一两味解毒之品，如金银花、生甘草等。一些患者平素喜食辛辣之品，素体有热，母亲就加入一些清热解毒、凉血养阴的药物，如金银花、石斛等。

对于肾气不足型闭经，母亲主要采用补肾益气调经法，临床常用菟丝子、蛇床子、当归、香附、杜仲、阿胶珠、桂圆肉等药物，以补益肾气为主，稍加养血调经之物，于阴中求阳。对于肝肾亏虚型闭经，母亲则以滋补肝肾为主，辅以活血理气之品，常用女贞子、熟地、墨旱莲、丹参、枳壳等，从肝、肾经

柴嵩岩　张巨明

入手，脉象有力时，说明血海未枯，可加入通利的药物，促进血行，如茜草、月季花；脾胃不足者加鸡内金、枳壳健脾养胃；阴虚血枯者，多由血海空虚而致，故当以滋阴养血为主，母亲临床常用二至丸为主方，随证加减，常配伍当归、熟地、丹参等；气滞血瘀型闭经，母亲临床主要应用养血活血的治法，常用药物有当归、茜草、月季花、玫瑰花、益母草、香附等。寒性凝滞，寒凝胞宫而经水不月的患者，母亲在治疗上往往以四物汤为主方，加肉桂、巴戟天等温补之品，使补而不腻，温而不燥；痰湿阻滞型闭经，母亲则以利湿健脾为主，常用的药物有薏苡仁、砂仁、茯苓、陈皮等，大便秘结可加瓜蒌以润肠通便。

六、经典病案

1. 多囊卵巢综合征致崩漏

李某，女，27 岁，未婚。2003 年 8 月 23 日初诊。患者主诉阴道不规则出血 8 年。患者年满 18 岁时尚无月经来潮，8 年前经某医院检查，诊断为先天处女膜闭锁，进行手术治疗，术后伤口愈合良好，但以后阴道持续少量出血至今未净。血色紫暗，无周期性增多，无腹痛。2000 年曾服用雌激素治疗两年，阴道出血有周期性增多，但仍持续未净，现停用激素 6 个月，阴道出血量少，纳可，眠佳，二便调。曾服用减肥药物。舌暗红，形体肥胖，脉沉细滑。体毛重。

2000 年 10 月 17 日女性激素测定：FSH 4.4mU/mL，LH 12.6mU/mL，E2 45.2pg/mL，PRL 10.7ng/mL，T 88ng/dL。

2000 年 10 月 31 日 B 超检查：子宫容积 4.5cm×3.8cm×2.6cm；左卵巢容积 7.1cm×3.2cm×3.8cm；右卵巢容积 5.5cm×1.4cm×3.2cm，内见多个卵泡，最大 0.5cm。

辨证：肾虚血瘀，血海不安。

治法：补肾活血安冲。

病证分析：患者原发无月经，经查诊断为先天处女膜闭锁，手术后阴道淋沥出血 8 年，无周期性月经；体毛重，女性激素测定高睾酮，B 超检查可见卵巢多囊改变，以上症状、体征，符合西医学多囊卵巢综合征诊断。

观其病史，患者先天生殖道畸形，手术后阴道不规则出血 8 年，内分泌检查有异常，表明其先天发育不良，肾之气阴不足；首诊见经血色紫暗，舌暗红，脉沉细滑，提示在肾虚的基础上，尚有血瘀的病理机制存在。血瘀则血不归经，溢于脉外，故见长期阴道不规则出血。由此辨证为肾虚血瘀。

患者已见漏下不止，似当治以固涩止血。然母亲指出：该患者有血瘀证，瘀血不去则新血不得归经，此时单纯收敛止血，反会加重瘀血形成，致出血难止，故在补肾治疗基础之上，治以活血化瘀之法。

处方：北沙参20g，车前子10g，茜草10g，月季花6g，益母草10g，夏枯草10g，泽兰10g，女贞子20g，柴胡3g，生牡蛎20g，椿皮10g，百合20g。7剂，水煎服，日2次温服。

方中以女贞子为君，补肾养阴。以北沙参、百合、茜草、月季花、益母草、泽兰为臣，其中北沙参、百合辅助君药，补肺胃之阴以滋肾阴；茜草、月季花、益母草、泽兰活血化瘀。佐用柴胡、夏枯草、生牡蛎、椿皮，其中柴胡、夏枯草理气，气行则血畅；生牡蛎、椿皮固冲，佐治活血化瘀之品以防其过。全方活血化瘀，养阴补肾，攻补兼施。

二诊：阴道出血量多7天。舌绛红，脉细滑。

处方：生牡蛎10g，五味子3g，寒水石10g，白芍10g，乌梅10g，仙鹤草12g，覆盆子20g，椿皮12g，大蓟、小蓟各20g，柴胡3g，墨旱莲12g，棕榈10g。7剂，水煎服，日2次温服。

首诊药后血量增多，量多7天，舌由暗红转至绛红，提示瘀血渐去。此时，因出血量多，阴血不足，阴虚生内热，故二诊宜转而治以清热固肾、收敛止血。二诊方以寒水石、柴胡、椿皮、大蓟、小蓟清热固冲止血；生牡蛎、覆盆子、仙鹤草、五味子、乌梅、白芍固涩敛阴；墨旱莲养阴清热。

三诊：患者自觉阴道出血较前减少2/3，二便调。舌肥红，苔白干，脉沉滑。

处方：生牡蛎30g，川黄柏5g，墨旱莲15g，白芍12g，寒水石10g，黄芩10g，乌梅6g，玉竹10g，大蓟、小蓟各20g，椿皮15g，莲子心3g，五味子3g。20剂，水煎服，日2次温服。

二诊药后阴道出血明显减少，三诊效不更方。

四诊：其间有3天血量增多，近3日出血已净。舌肥暗，脉沉细滑。

处方：生牡蛎20g，墨旱莲12g，生地12g，莲子心3g，侧柏炭15g，白芍10g，柴胡3g，仙鹤草12g，大腹皮10g，大蓟、小蓟各20g，香附10g，寒水石10g。14剂，水煎服，日2次温服。

六诊：患者自诉四诊、五诊服药期间阴道出血止，既往从无此好转状态，现大便不爽。舌肥红，脉细滑数。

处方：柴胡5g，北沙参20g，玉竹10g，白芍10g，墨旱莲12g，五味子3g，莲子心3g，黄柏6g，覆盆子15g，女贞子15g，茯苓10g，地骨皮10g。7

剂，水煎服，日 2 次温服。

七诊：患者相继停经 24 天，昨日月经来潮，基础体温单相。舌肥红，脉细滑。

处方：北沙参 20g，五味子 3g，地骨皮 10g，柴胡 3g，白芍 10g，益母草 10g，女贞子 12g，牡丹皮 10g，川芎 5g，寒水石 10g，桑寄生 15g。7 剂，水煎服，日 2 次温服。

八诊：7 天前末次月经，现基础体温单相，阴道有少量出血。舌肥嫩红，脉细滑。

处方：生牡蛎 30g，地骨皮 10g，莲子心 3g，柴胡 3g，墨旱莲 15g，藕节 30g，生白芍 10g，五味子 5g，椿皮 20g，侧柏炭 20g，黄芩炭 10g，大蓟、小蓟各 20g。7 剂，水煎服，日 2 次温服。

九诊：末次月经两周前，经前基础体温单相，带经 14 天，现血净两天，大便稀。舌肥红，脉沉细滑。

处方：北沙参 20g，白芍 12g，五味子 5g，地骨皮 10g，墨旱莲 12g，黄柏 6g，覆盆子 12g，莲子心 3g，生地 12g，椿皮 15g，荷叶 10g，藕节 20g。14 剂，水煎服，日 2 次温服。

十诊：出血净，二便调。舌质淡红，脉沉滑。

处方：柴胡 5g，墨旱莲 12g，熟地 10g，侧柏炭 12g，白芍 12g，覆盆子 15g，牡丹皮 6g，仙鹤草 10g，椿皮 15g，茅根 20g，大蓟、小蓟各 20g，地骨皮 10g，寒水石 10g，香附 10g。7 剂，水煎服，日 2 次温服。

十一诊：近半月经血量多，4 天来似月经状，二便调，体重减轻 3kg。舌暗红，苔白干，脉沉细滑稍数。

处方：柴胡 5g，莲子心 3g，侧柏炭 20g，白芍 10g，墨旱莲 15g，白茅根 20g，寒水石 10g，仙鹤草 12g，椿皮 15g，黄芩炭 10g，大蓟、小蓟各 20g，益母草 10g。7 剂，水煎服，日 2 次温服。

十二诊：前日末次月经，量少，经前基础体温单相。近期体重降低 4kg。舌肥红，脉细滑。

处方：生牡蛎 20g，北沙参 30g，玉竹 10g，荷叶 12g，女贞子 20g，桔梗 10g，仙鹤草 12g，白芍 12g，鸡内金 10g，阿胶 12g，莲子心 3g，大蓟、小蓟各 20g。7 剂，水煎服，日 2 次温服。

十三诊：近三四天阴道少量出血。舌肥红，脉细滑。

处方：生牡蛎 30g，生地 10g，侧柏叶 12g，白芍 12g，墨旱莲 12g，仙鹤草 12g，黄柏 6g，覆盆子 15g，寒水石 10g，白茅根 20g，大蓟、小蓟各 20g。7 剂，水煎服，日 2 次温服。

十四诊：近 1 个月出血为间断性，血净 6 天，又有少许出血。基础体温单相。舌肥嫩红，脉细滑。

处方：北沙参 20g，牡丹皮 10g，地骨皮 10g，白芍 10g，墨旱莲 12g，青蒿 6g，荷叶 10g，柴胡 5g，覆盆子 20g，寒水石 10g，大蓟、小蓟各 20g。7 剂，水煎服，日 2 次温服。

十五诊：末次月经 1 周前，经前基础体温已接近典型双相，经血中量，5 天净。舌淡红，脉滑数。

处方：生牡蛎 20g，地骨皮 10g，莲子心 2g，白芍 12g，玉竹 10g，黄芩 10g，柴胡 5g，浮小麦 20g，大蓟、小蓟各 20g，青蒿 6g，香附 10g。

20 剂，水煎服，日 2 次温服。

按语：功能失调性子宫出血，是指由于调节生殖的神经 - 内分泌系统的功能障碍所引起的子宫异常出血，一般分为无排卵型和有排卵典型两大类，临床以无排卵型多见，占 70%～80%，多见于青春期及绝经过渡期妇女。有排卵型主要发生在生育期。功能失调性子宫出血属中医学"崩漏"范畴，《血证论·崩漏》谓"崩漏者，非经期而下血之谓也"，是妇科疑难重症。

本案患者即为无排卵型功能失调性子宫出血，因多年崩漏不止，以中医药连续治疗 1 年。其间，疾病较顽固，症状多而反复，但总体趋势见好，并最终恢复排卵性月经。

总结本案病史有以下特点：①原发无月经，经查诊断为先天性处女膜闭锁，手术后阴道淋沥出血 8 年，无周期性月经。②舌肥暗红，苔黄薄，脉沉细滑。③曾服减肥药。④B 超及激素检查支持多囊卵巢综合征诊断。

从病史看，患者先天生殖道畸形，术后阴道不规则出血 8 年，内分泌检查有异常，提示先天发育不良，肾之气阴不足。首诊舌肥暗红，苔黄薄，脉沉细滑，提示在肾虚的基础上还有血瘀、血热的病理机制存在。血瘀则血不归经，溢于脉外；血热则迫血妄行，均可导致长期阴道不规则出血。

通过本案，母亲强调：诊病重在辨证，不可见痛止痛、见血止血，首先应根据舌、脉、症进行病证、病位的辨别。本案患者有瘀血征，瘀血不去则新血不得归经，此时单纯收敛止血，反而会加重瘀血的情况，出血难止。治疗在补肾的基础上活血化瘀，药用茜草、月季花、益母草、泽兰化瘀，药后血量增多，1 周后血净。复诊舌肥红，脉细滑稍数，提示瘀滞得解，血热尚在，故在原方基础上去活血药，加用寒水石、大蓟、小蓟、莲子心清热。以后随证加减调整，月经恢复正常，基础体温恢复至近典型双相。

2. 子宫内膜异位症致痛经

温某，女，17岁，未婚。2004年4月13日初诊。患者主诉痛经3年。患者14岁月经初潮，既往周期规律，30天1行，5～6日净，经量多。一般经前3天出现腹痛，持续至月经第2天，需服用止痛药。2003年2月13日腹腔镜下行双卵巢子宫内膜异位囊肿剥除术，术后曾应用醋酸曲普瑞林治疗3个月，2003年7月月经恢复，周期紊乱，1～2个月1行，经量少，仍伴腹痛，末次月经2004年2月28日。现纳可，眠欠安。舌暗红，苔白，脉细弦滑。

辨证：湿瘀互结。

治法：利湿化瘀，散结清热。

病证分析：患者17岁，既往有痛经史，属中医学"痛经"范畴。患者曾在腹腔镜下行双卵子宫内膜异位囊肿剥除术，子宫内膜异位症诊断明确。母亲认为：子宫内膜异位症的病理改变在于异位的内膜在子宫腔以外周期性出血，血无出路，瘀而聚成结节或包块，不通则痛。患者平素喜食冷饮，损伤脾气，脾运不利，水湿内生，湿瘀互结，阻塞冲任胞脉，亦致不通则痛。同时，湿瘀日久，终将化热，可导致月经失调。结合本案，治疗当以"化"为主。所谓"化"，在此非通常之"化瘀"概念，乃化解、化瘀、化浊之意。化解即散结理气，化瘀即活血化瘀，化浊即利湿化浊。同时亦应针对湿瘀化热，佐以清热之法，故本案辨证为湿瘀互结，治以利湿化瘀，散结止痛。

处方：生牡蛎20g，墨旱莲12g，薏苡仁12g，茯苓20g，女贞子20g，夏枯草12g，桔梗10g，萆薢10g，远志6g，三七粉3g，蒲公英12g，川芎5g。7剂，水煎，日2次温服。

首诊方以生牡蛎为君，软坚散结；以桔梗、夏枯草、薏苡仁、萆薢共为臣，夏枯草辅助君药散郁结，调理气机，薏苡仁、萆薢利湿化浊；以墨旱莲、女贞子、三七粉、蒲公英、茯苓为佐。患者月经未潮已近两个月，月经后错，应考虑与使用醋酸曲普瑞林治疗，卵巢功能受到某种程度的抑制有关，治疗痛经同时，应注意滋养肾阴，故佐以女贞子、墨旱莲滋补肝肾，三七粉化瘀止痛，茯苓、蒲公英清热。以川芎为使，引药入血，活血理气止痛。全方重在"化"——化解、化瘀、化浊，兼行补肾之功。

二诊：2004年4月30日。药后4月17日月经来潮。仍诉经期腹痛，经血量多，二便调。舌淡暗，脉细滑。

处方：当归 10g，车前子 10g，茯苓 10g，薏苡仁 20g，月季花 6g，川楝子 6g，枳壳 10g，炒白术 10g，杜仲 10g，桑寄生 15g。10 剂，水煎，日 2 次温服。

首诊药后月经来潮。经血量多，舌淡暗，脉细滑，提示患者此时血气不足。考虑值经后期，治疗转以补养阴血、利湿理气为法。药用当归、炒白术、桑寄生养阴血；车前子、茯苓、薏苡仁利水湿；川楝子、枳壳理气。

三诊：2004 年 5 月 21 日。末次月经 4 月 17 日，现基础体温上升 10 天。二便调。舌肥淡，苔干，脉细滑。

处方：萆薢 12g，生牡蛎 20g，川芎 5g，夏枯草 12g，川楝子 6g，炒白芍 10g，桑寄生 15g，金银花 15g，百合 12g，茜草 12g，桃仁 10g，益母草 10g。14 剂，水煎，日 2 次温服。

现基础体温上升 10 天，已排卵，提示接近经期，治疗继续以"化"为主，仍以生牡蛎、夏枯草软坚散结，改三七粉以益母草、茜草、桃仁化瘀滞；改桔梗以川楝子理气。

以后患者再继续治疗 6 诊，每诊均以此法调整方药，于月经中期始连服 14 剂。患者药后分别于 2004 年 5 月 17 日、6 月 18 日、7 月 20 日、8 月 21 日、9 月 18 日月经来潮，月经后错改善，经前基础体温均近典型双相，经期腹痛再未发生。

按语：子宫内膜异位症是指具有生长功能的子宫内膜组织出现在子宫腔被覆黏膜以外的身体其他部位，是临床多发病、疑难病，多见于 30～40 岁的育龄期妇女，发病率高达 10%～15%。子宫内膜异位症患者因病变部位不同而出现不同的临床症状，主要表现为痛经、月经失调、不孕及肠道或泌尿道症状等。文献报道，约 80% 子宫内膜异位症患者合并有明显的痛经，50% 患者合并不孕。

本案患者因患子宫内膜异位症，出现痛经及月经紊乱症状，行腹腔镜下内膜异位囊肿剥除术后曾持续服用 GnRH 类药物治疗 3 个月。GnRH 类药物对子宫内膜异位症症状、体征有明显缓解作用，但长期服用，或出现突破性出血、明显的更年期症状如潮热、阴道干涩等，并导致骨质疏松。一旦停药，随停药时间延长，症状又会依旧复发。本案患者尚年轻未婚，若非行双侧卵巢切除术予以根治，异位之子宫内膜病变无以改变，痛经等症状将长期伴随，或有不良预后。而采用激素类药物保守治疗亦将过程漫长，或有诸多不利。

近年来的研究已证明，对于子宫内膜异位症的治疗中医药具有改善局部微循环、促使局部病灶吸收、降低前列腺素浓度而使临床症状缓解的作用。因此，患者选择中医治疗，期待以中医药整体调节作用，控制病情，缓解症状。

中医古籍文献并无"子宫内膜异位症"之病名记载，据其主要临床证候可属"痛经""癥瘕""月经不调""不孕"等范畴。多数医家认为，"瘀血阻滞胞宫、冲任"是子宫内膜异位症的主要病机，多施以"活血化瘀"之法治疗。

对于子宫内膜异位症的中医学病因病机及中医治疗原则，母亲认为：子宫内膜异位症病因可能为人工流产、宫腔手术、经期不洁、不洁性交、生殖器感染等因素诱发，病机可责之于湿瘀互结，阻塞冲任血海所致。根据子宫内膜异位症具有疼痛且呈进行性加剧、盆腔或体内病灶持续存在并不断增长、高复发率等特点，从本质上说是一种阳证、热证、实证。湿瘀互结，瘀阻冲任胞脉，不通则痛，瘀阻日久，聚集成癥，此皆实证；湿瘀日久化热，舌暗红，为热证、阳证。故而，对子宫内膜异位症的中医治疗，母亲提出了"化湿浊、祛瘀滞、散结聚、解毒热"的总体治疗原则。

如本案子宫内膜异位症之湿瘀互结证，母亲以"化"法为主，即化解、化瘀、化浊，辅助以清热之法，药用茜草炭、三七粉化瘀滞（尤其用在经前、经期），车前子、萆薢、薏苡仁、冬瓜皮利水湿，鱼腥草、茯苓、蒲公英、金银花清解血分郁热，生牡蛎、夏枯草软坚散结，多途径并举治之，其立法、方药独特而疗效显著。

我的母亲柴嵩岩，一生以妇科为业，始终坚持"心不如佛者，不可为医；术不如仙者，不可为医"的信条，70余年间，经手救治的女性患者遍布国内外，无以计数。因治愈众多不孕症患者，被渴望生育的家庭誉为"送子观音"。

而真正带我走上中医儿科之路的，是我的父亲，从毕业分配到北京中医医院，直到去世，他老人家一直从事中医儿科工作。我在随父侍诊中，耳濡目染，在父亲"润物细无声"般的教导下，继承了父亲的人品、风格和行医思路，成为一名深受患儿和家长喜爱的中医人。

矢志哑科，泽被婴童

我的父亲张世杰，生于1919年，卒于1989年，享年70岁。父亲出身于北京延庆县中医世家（怀德堂），四世行医，跟随我的祖父弱冠行医，1938年考入华北国医学院系统学习了中医理论和各家学说。1942年毕业后，父亲和我的祖父在河北怀来县行医，1949年进京开业。1957年，父亲于北京医科大学医疗系（中医研究班）毕业，其间系统学习了中医学、西医学的全部必修课程，是新中国成立后全国第一批中医系统学习西医课程的 36 名学员之一。1957 年，父亲分配到北京中医医院从事儿科工作。父亲从医数十年，经验丰富又虚心好学。1961 年，北京市卫生局、北京中医医院举办拜师大会，父亲拜著名儿科老中医祁振华为师，继承了祁老严谨的辨证态度、精炼的选药配方、高尚的医德医风，并同时学习了周慕新、杨艺农二老的临床经验，集多家所长，结合自身实践，形成了其独特的学术观，在临床治疗儿科各种疑难重症上取得了显著的实效，深受患者爱戴和好评。父亲多年从事临床教学工作，治学严谨，态度和蔼，耐心细致，编写了大量教学讲义，培养了众多人才。他总结经验撰写了《在临床运用大黄的体会》《小儿热泻的辨证与治疗》《对传染性肝炎的探讨》《咳喘的证治体会》《张世杰治疗小儿久咳经验》等学术论文 10 余篇，编著《中医谈食物保健》一书，为后人留下了宝贵的财富。

父亲于 1972 年被评为北京市卫生局第二批名老中医，1981 年被确定为北京市名老中医学术经验重点继承对象，1982 年荣任北京中医学会儿科专业委员会委员。

父亲在治学上，一方面继承了祁老的精湛医术，制方严谨，用药精当，药少而力宏，做到理法方药条理清晰，君臣佐使主次分明，丝丝入扣，每获良效；另一方面，父亲尊古而不泥古，创新而不离经，发挥而不叛道，广取众长，博采众方，去粗取精，为我所用。

一、用药轻灵，祛邪而不伤正

父亲在行医过程中，体会到小儿体属纯阳、阴气未充、热病居多的特点，认为不宜过用温热之药，如投表剂后反而无汗，且使阳气发越，阴精受损，出现燥化现象；或投表剂后汗出而热不退，是由素体阴虚，病中出汗伤阴，因汗为阴液，以致热反不解，出现热化现象。在治疗时，父亲认为，燥化投了清解气热以后，阴液一充，便可托汗外解。热化投了滋阴存津以后，使其阴液保持充沛，病自告愈。另小儿机体柔嫩，脏腑未充，经脉未盛，神气怯弱，临床治疗之时，切忌多用寒凉性味的药物。

二、精细辨证

父亲以自己的临床实践为基础，在临床辨证上精细确切。对于中医传统的八纲辨证，他从病理的变化方面提出了更细致的演变层次。以八纲中"表里"中之"表"为例：他认为，表里的确是相对应而存在的，但单论"表"，则又可有相对的表里之分，故可将其依次分成4个层次：①皮表，即表中之表。②表位。③肌腠。④腠理。其次，他还从这一理论出发，在临床外感用药中，筛选了相应的药味，排列对应以解各层次的外邪侵袭。再以八纲中虚实辨证为例，父亲认为虚实也是矛盾相对应的两个方面，病邪发展或进或退，正气不是固定不变的。他注重治病求本，强调临床必须辨明主次，分清标本，急则治其标，缓则治其本，重视"消除隐患"，即注重善后调理。

三、父亲治肾炎临床经验

肾炎是儿童常见病、多发病，临床以水肿、少尿、血尿、蛋白尿及高血压为特征，有急性、慢性之分。中医学无"肾炎"病名，但依据"肾炎"的病因及症状分析，属于中医学"水肿""虚损"等范畴。

（一）病因病机

肾炎是一个全身性变化的疾病，中医学认为，发生本病的原因主要是"内虚"。所谓"内虚"即脏腑功能不健。引起"内虚"的因素很多，在小儿来说不外脏腑成而未坚，气血不充，机能不健；或后天饮食失节，损伤脾胃，运化失司，使水谷精气不能充分供养脏腑，而致脏腑功能不健，形成"内虚"。在"内虚"的基础上复感外邪，如风寒、湿、热等所致感冒、烂喉痧、皮肤疮瘩等病，病后余邪不净，干扰"内虚"的脏腑，使脏腑的功能失调，发为水肿。因此，中医学认为，水肿是由于体内水液不能正常运化、输布和排泄，水湿潴留于体内，导致局部或周身浮肿的病症。正常的水液代谢过程，如《素问·经脉别论》所云："饮入于胃，游溢精气，上输于脾，脾气散精，上归于肺，通调水道，下输膀胱，水精四布，五经并行。"这段文字概括地阐述了水液在体内的输布、排泄，是需要通过脾、肺、肾、三焦、膀胱等脏器共同完成的，若任何一环功能失调，都可导致水液潴留而致水肿。

脾主运化，为后天之本、生化之源。脾喜燥而恶湿，若素体湿盛，或因外界寒湿，或湿热之邪内侵，阻遏中阳，脾失健运，不能升清降浊，清阳既不能输布于上，营养心肺；浊阴也不能下行，浮于肌肤，而成水肿。脾虚则化源受阻，精气、血供养不足，则相继出现气血亏损之症，脏腑失养，进一步使脏腑功能失调，促进水肿的恶化。

肺主宣发肃降、通调水道。肺为邪犯，则宣降失司，不能通调水道、下输膀胱，风水相持，流溢肌肤，发为水肿，同时伴有咳嗽、喘逆等症，若水气凌心，又可见心悸、气急等症。

肾为先天之本、主水、司开阖、主气化，升清降浊，故具有阴阳水火两方面作用，其中肾火为阳，是人体元阳之根，具有煦养机体、激发脏腑之功能，主"开"为用；肾水为阴，是构成人体组织器官的基本物质，是元气之根，生命之本，主"阖"，为"体"。肾水与肾火是相辅相成的，互相促进，互为依存，共同构成肾之生理功能——生殖、藏精与泄浊。若有任何一方偏盛、偏衰，都可导致肾的"开阖"失调，出现病态。喻嘉言在《医门法律》中说："肾司开合，肾气从阳则开……从阴则合；阴太盛则关门常合，水道不通而为肿。"阴亏则当藏不藏，致精华（蛋白等物）漏出；阳衰则当泄不泄，致水浊（血中废物）留滞，如肾阳受损时，不但肾本身不能温化水湿，失却了分清泌浊的功能，而且影响了脾的运化、肺的通调，致使湿浊潴留，发为水肿。阳衰严重，必损及阴，阴虚则精气不能回收而泄漏，致临床出现蛋白尿或血尿。肾阴不足，则肝阳上亢，临床出现头晕、眼花、复视等高血压症状。肾阴阳俱虚，肾功能衰竭，则生尿毒症危象。

肾炎，究其成因，概因小儿肾的功能不充（内虚）为本，而风、寒、湿、热外邪入侵，是致本病的外因，邪气盛，即时发病则为急性肾炎；邪气微，虽暂不发病，但邪伏日久，脾肾受损，则形成慢性肾炎。此时若再感外邪，触动伏邪，遂成慢性肾炎急性发作；急性肾炎延误治疗，日久也可衍变成慢性肾炎。因此，中医学认为，急性肾炎是风湿、热毒初袭机体，正气虽为邪犯，但损伤不重，临床表现以火热阳证居多，谓之阳水，病位多在肺、脾，尤以肺气不宣为主；慢性肾炎则因邪犯日久，正气已损，临床表现多为虚寒阴证，谓之阴水，病位多在脾胃，尤以肾失温化为主。所以，有水肿的病机为"其本在肾，其标在肺，其制在脾"之说。

（二）辨证施治

1. 急性肾炎

（1）风寒犯肺，三焦气滞（风水型）

主症：水肿骤起，先眼睑、头面继则波及全身，尿色黄赤，肢节酸重，咳嗽气粗，甚则喘促或伴有发热、头痛、恶风等，舌苔白。

治法：疏风散寒，宣肺利水。

处方：麻黄连翘赤小豆汤合五皮饮加减。麻黄、连翘、赤小豆、杏仁、桑皮、茯苓皮、陈皮、生姜皮、泽泻、射干。

（2）湿热内蕴，复感风邪（风热型）

主症：水肿，尿少，发热，头痛，恶风，咽红肿痛，咳嗽气促，口干而渴，苔黄，脉浮数或滑数。

治法：散风清热，宣肺利水。

处方：银翘散合四苓散加减。金银花、连翘、射干、竹叶、桔梗、牛蒡子、芦根、白茅根、猪苓、泽泻、板蓝根、薄荷。

（3）阴虚毒蕴，热进血分（毒热型）

主症：咽峡红肿或有脓泡，或皮肤疮毒遍发，发热神烦，腹胀痞闷，肢体浮肿较轻，小便短赤或色如浓茶，舌质红，苔黄厚，脉滑沉数。

治法：养阴清热，凉血解毒。

处方：小蓟饮子加减。生地、玄参、金银花、蒲公英、板蓝根、小蓟、射干、赤小豆、车前子、白茅根、藕节、连翘、细木通。

（4）血分伏热，感风而发（血热感风型）

主症：紫癜反复不愈，方退骤起，紫癜起处发痒，尿如洗肉水，有时伴有腹痛，舌红略暗，脉滑数。尿检有蛋白和红细胞。

治法：清热解毒，凉血祛风。

处方：大连翘散加减。防风、柴胡、金银花、连翘、生地、白茅根、牡丹皮、栀子、白鲜皮、小蓟、车前子。

加减法：以上各型有表证发热高者，可酌加荆芥穗、薄荷、葛根等；若高血压，头晕头痛、复视、脉弦者，可加钩藤、夏枯草、牛膝、决明子、珍珠母、苦丁茶等；若苔白腻或黄腻，湿邪盛者，可加藿香、佩兰等；上半身肿甚而咳喘者，可重用麻黄、杏仁，下半身肿甚，神倦便溏者，可重用车前子、茯苓、白术、泽泻、桂枝、大腹皮等；若尿蛋白不减者，加苦参、土茯苓。各型在加用药味时，可随症减去不适当的药味，医者可灵活掌握，不再赘述。

2. 慢性肾炎

（1）脾胃不足，肾气不固

主症：肾炎迁延不愈，面黄纳少，身倦无力，腰酸腿软，舌淡，脉细缓。尿检可见以蛋白为主。

治法：健脾固肾。

处方：四味汤合二至丸加减。藿香、茯苓、白术、山药、陈皮、枸杞子、菟丝子、墨旱莲、女贞子。

（2）真阳不足，阴虚血热

主症：久病不愈，面色暗黄，腰腿酸软，尿色暗红，舌质淡，脉沉细。尿检以红细胞为主。

治法：补益肝肾，滋阴养血。

处方：四物汤合二至丸加减：生地、当归、白芍、川断炭、五味子、女贞子、墨旱莲、生阿胶。

（3）脾肾阳虚，水湿泛溢

主症：全身高度浮肿，或腹满脐凸，气促胸闷，纳少恶心，尿少便稀，面色苍白，疲乏无力，四肢发凉，舌苔白，舌质胖淡，脉沉细无力。

治法：健脾益气，温肾利水。

处方：实脾饮加减。麻黄、茯苓、猪苓、白术、生黄芪、干姜、淡附片、车前子、泽泻、厚朴。

（4）脾肾亏极，气血两虚

主症：面色苍白无华，疲乏无力，稍活动则心慌汗出，食欲不振，或有浮肿，唇舌淡白，脉沉细无力。化验检查可有严重贫血、肾功能低下和较重的蛋白尿。

治法：补益气血，培中益肾。

处方：补中益气汤合河车丸加减：炙黄芪、党参、茯苓、白术、阿胶珠、鹿角胶、当归、紫河车、金樱子。

（5）肾阴亏耗，肝风内动

主症：头痛，头晕，头重脚轻，心烦易怒，手足抽搐，惊厥，面色晦暗，舌质红，脉弦大。

治法：滋阴潜阳，镇肝息风。

处方：建瓴汤加减。生代赭石、白芍、生地、首乌藤、决明子、苦丁茶、夏枯草、珍珠母、生龙骨、生牡蛎、泽泻。

（6）阴阳损耗，气血两亏

主症：头晕气短，视力模糊，神志恍惚，嗜睡，尿少，尿闭，面色苍黄、晦暗，或伴有衄血、吐血、便血、贫血等，舌质淡白或黑润，脉虚弱或虚大。

治法：滋阴助阳，养心益气。

处方：桂附地黄汤加减。熟地、五味子、山药、党参、麦冬、枸杞子、肉桂、远志、附片、石斛、肉苁蓉、茯苓、泽泻。

（三）临床体会

肾炎为累及整体的疾病，病性复杂，因果交错，变化多端，临床必须详审病因，知犯何脏，辨明寒热虚实，抓住主要矛盾及时应变，务求证法相符。如急性肾炎多属热毒炽盛，邪犯脾胃，治疗重点在于驱邪，标本同治，以透表清热解毒为主，以宣肺扶脾利尿为辅。慢性肾炎邪伏日久，损在脾肾，正气已衰，治则重点在于扶正，以温脾阳，滋肾阴，健脾益气补血，随证治之，力求恢复脾肾功能为主。在慢性肾炎发病过程中，因感冒、扁桃体炎等引起急性发作时，又当以治标为主或标本同治，及时变法，但必须注意标证一去，立即要恢复治本的原方。

传承衣钵续新篇

我是张巨明，男，主任医师，1961年12月出生。我的父亲是儿科名老中医张世杰，母亲为国医大师、妇科专家柴嵩岩。我从小生长在中医世家，酷爱中医，自幼随父左右，继承家学；每有疑难，皆详问始末；解方释药，必谛听揣摩；耳濡目染，颇得真传。1987年7月，我于北京中医学院（现北京中医药大学）中医临床专业毕业，从1991年开始在北京中医医院儿科临床工作至今，从事中医临床工作已30年。工作期间曾到北京儿童医院急救室进修，曾多次参加各种学习班，在国家级学术杂志上发表论文10余篇，并承担首都医科大学中医药学院及北京中医药大学临床带教工作。

2002年，我被选为国家级名老中医继承人，由国家统一安排正式拜师学习，成为母亲柴嵩岩的嫡传弟子。3年的系统跟师学习，得到的母亲倾力传授，使我获益匪浅，临床疗效迅速提高。跟师后，我坚持把母亲的中医思想贯穿应用于儿科临床医疗工作中，得到患儿家长的认可，门诊量比跟师前增加了5倍。

从父母那里，我不仅获得了中医诊疗经验的传承，更重要的是让高尚的医德家风代代相传。30年来，我对医疗工作认真负责，业务上认真钻研、精益求精，从未因为门诊量的剧增，对待患者简单急躁；为了追求疗效，每个患者都认真开汤药；对待患者耐心细致，有问必答，从生活的细微之处提醒家长，受到患儿家长一致称赞，网上好评如潮；同时面对众多慕名而来家长，主动加班加点为患者加号诊治，从不抱怨，使得越来越多的患者感到，看中医又便宜疗效又好，对孩子身体又没有伤害，使家长认同中医，为弘扬中医做出了自己的努力。

我根据自己多年的临床经验，结合中医理论，总结出一套有效的中医儿科临床辨证论治及调治护理的方法，既照顾到小儿阴阳的全面调理，又突出了小儿生理病理特点等各方面的特殊要求，临床擅长治疗小儿呼吸系统疾病，如发热、过敏性咳嗽、哮喘；小儿消化系统疾病，如厌食、腹痛、腹泻、便秘；小儿内分泌疾病，如女童性早熟、月经不调；小儿精神系统疾病，如儿童多动症等。

现总结我个人部分临床经验，与同道分享。

（一）三脏同调治哮喘

患儿，男，4岁，咳嗽、喘促1周。鼻扇，胸高，喉中痰鸣，食欲差，大便黏，舌红苔白，脉滑数。患儿每于感冒咳嗽时都发作喘憋，已经发作6次。已喷过舒利迭，症状暂时缓解后又喘憋如故。

辨证：肺蕴痰热，肺失肃降。

治法：清热化痰，肃肺降逆。

处方：炙麻黄 2g，芦根 15g，白茅根 15g，桑白皮 10g，杏仁 6g，陈皮 6g，半夏 4g，莱菔子 10g，苏子 10g。7剂，每日1剂，水煎服，取汁 250mL，分 3 次口服。

复诊喘止，继续服用补脾益气方药，巩固疗效。

按语： 哮喘是最常见的气道慢性非特异炎症性疾患，其慢性反复发作过程，以及对哮喘患者及家属身心及经济和社会所造成的影响，已引起广泛关注。2000年进行的全国31个省、43个城市0～14岁儿童哮喘流行病学调查结果显示，本病的患病率为0.5%～3.34%，与10年前相比较，有的城市上升了1～2倍，全国平均上升了64.8%。目前，全国哮喘儿童达1000万，而全球已有3亿哮喘患者，不少国家的数据提示，哮喘患病率及死亡率仍有上升趋势。由于哮喘的病因复杂，个体差异较大，有些很典型的婴幼儿哮喘，可在短短1年多时间内住院10余次，喘息反复发作，迁延至成年，严重影响患儿身心健康。哮喘的防治工作，已引起世界各国的极大关注。

哮喘可以在任何年龄发生。30%的患儿在1岁时有症状，80%～90%的哮喘儿童首次症状在4～5岁前出现。大部分患儿，只有偶然轻中度发作，相对比较容易管理，少数为严重难治哮喘。长期研究指出，50%的哮喘患儿在10～20岁症状消失，但在成人还会有发作的可能。而有严重哮喘，并有激素依赖需经常住院的患者中，约 95% 转为成人期哮喘。

哮喘是一种反复发作的变态反应性疾病，属中医学"哮证"范畴。中医学认为，小儿为纯阳之体，阳常有余，感邪后极易化热。或风寒袭表入肺，或风温之邪犯肺，邪热与伏邪相结合，阻于气道，痰随气升，上逆而导致哮喘。临床上，外邪初犯，虽在皮毛，却迅疾入肺，致肺气郁闭而化热生痰，新邪与伏邪相引而使病发。这也即是小儿的实证哮喘与成人哮喘病机的不同之处。除实证哮喘外，临床上相当一部分患儿在大病之后，如久泻久痢，肺气已伤，气失肃降；或饮食失调，或泻下伤脾，中气虚弱，运化失常，升降失序；或先天不足，肾脏亏虚，气浮无根等，亦可造成虚证哮喘，出现本虚标实之证。个人认为，哮喘发病的主要内在因素是肺、脾、肾三脏不足，在发作期，治疗应以宣肺平喘、止咳化痰为主；缓解期，应转而调补肺、脾、肾三脏不足，以根除顽症。

治疗哮喘，吸入疗法为国际上最优化疗法，即吸入皮质激素及 β 受体激动剂，但在防治哮喘病中也存在一些问题。有资料报道，长期吸入激素，可影响儿童生长发育。每日吸入糖皮质激素 400μg，3 个月后患儿自身皮质醇分泌减少；每日吸入糖皮质激素 800μg，8 周即可引起患儿生长速度降低。每日吸入二丙酸倍氯松（BDP）630μg（100 ～ 900μg），骨钙丢失明显，骨密度降低，也可引起精神变化，如紧张、多动、注意力不集中；还有报道显示，有患者吸入后出现音哑、发音困难，口腔易患念珠菌感染。吸入 β 受体激动剂不良反应也不少见，如心悸、头痛、头晕，哮喘儿童因不能坚持长时间吸入，而导致治疗失败。

本案所用方剂中，麻黄发散风寒、宣肺平喘，为君药。桑白皮甘寒泻肺平喘，杏仁能散能降，助麻黄清肺平喘，为臣药。佐使药为芦根清热生津，清泻肺热，润燥缓咳；白茅根凉血，清泄肺热；苏子辛温，降气消痰，止咳平喘，与莱菔子相配，用于痰涎壅盛，喘咳上气；陈皮、半夏相配，燥湿化痰。诸药合用，共奏宣肺平喘、止咳化痰之效。

（二）祛风固本祛顽咳

患儿王某，女，5 岁，近 1 年来反复咳嗽，遇寒加重，每次咳嗽 10 余日，口服抗生素、顺尔宁等药逐渐减轻，逢感冒咳嗽又加重，持续二三周后，逐渐减轻，反反复复。1 年来一直在服用抗生素、抗过敏药物及各种止咳糖浆，也未能使咳嗽彻底痊愈。现症见咳嗽无痰，舌质红苔白，脉细，晨起及运动后咳嗽加重，纳可，二便正常。

辨证：风邪侵肺，肺失宣肃。

治法：祛风降肺，固正扶本。

处方：生黄芪 4g，太子参 4g，麦冬 6g，荆芥 3g，桂枝 4g，浙贝母 6g，白前 6g，前胡 6g，砂仁 3g，鸡内金 6g，生甘草 6g。

按语： 过敏性咳嗽的症状主要为长期顽固性咳嗽，多在 3 周以上，常常在吸入刺激性气味、室内空气污染和有害气体、冷空气，接触变应原，如花粉、室内尘土、尘螨、霉菌、病毒、动物皮毛、蟑螂、羽毛、食物等，或运动，或上呼吸道感染后诱发，部分患者没有任何诱因。本病多在夜间或凌晨加剧，有的患者发作有一定的季节性，以春秋为多。易发人群为儿童及其他过敏体质的人。

过敏性咳嗽是儿科临床常见的疾病之一。过敏性咳嗽的儿童多是过敏性体质或敏感体质，或有婴幼儿湿疹、过敏性鼻炎等病史，其咳嗽多表现为突然发作，甚至会暴咳。如果接触到某些致敏因素，如吸入花粉、烟尘、异味、冷空气，过食生冷等，易诱发或加重咳嗽症状。《河间六书》指出："寒、暑、燥、湿、风、火之气皆令人咳，风为六淫之首。"其他外邪多随风邪侵袭人体，故咳嗽常以风邪为先导。小儿脏腑娇嫩，脾常不足。肺失通调，津失输布，凝聚为痰；脾失健运，水湿不化，聚而成痰；痰浊内蕴，久而不去，从而形成过敏性体质。由于小儿冷暖不知自调，易感风寒，"风邪上受，首先犯肺"，肺被邪侵，失于肃降，气机运行不畅，气道不利，肺气上逆，因而发为咳嗽。风邪因痰阻难祛，痰因风动难化，风痰胶阻，困遏肺络，导致咳嗽反复发作，缠绵难愈。

方中黄芪益气固表，太子参健脾益气、生津润肺，麦冬养阴润肺，荆芥祛风解表，桂枝温经助阳，浙贝母、前胡、白前止嗽化痰，砂仁、鸡内金健脾开胃、化湿行气，生甘草祛痰止咳、调和诸药。

临床通过中医辨证论治，往往可以收到奇效，一到两周的中药治疗，往往使长达半年甚至 1 年的咳嗽治愈。

（三）活用古方疗急症

患儿，男，6 岁，脑瘤术后发热已 7 天，最高体温 40℃，神昏，肌肉瞤动，在北京某三甲医院住院，靠鼻饲管维持生命必需营养，静点头孢三代抗生素及阿奇霉素多日无效，仍高热不退，小便少黄，大便黏少，患儿家长请我帮忙诊治。余见患儿神昏，肌肉瞤动，高热 40℃，无汗，面色黄，神志不清，舌苔腻，舌质红、有裂纹，脉沉数无力，血白细胞 $1.7×10^9$/L，其中中性粒细胞 84%。

辨证：邪热炽盛，内陷心包。

治法：清热解毒，醒神开窍。

处方：芦根15g，白茅根15g，麻黄2g，桂枝6g，知母6g，生石膏20g（先煎），生甘草3g，银柴胡4g。1剂。

1剂药后患者汗出热退，脉静身凉，神清欲饮食，大便排出臭秽。

按语： 患儿邪热壅肺，气逆伤津致高热不解，方药以麻杏石甘汤加减而得。因肺中热甚，津液大伤，故加芦根、白茅根、知母。麻黄、桂枝合用，发卫气之闭以开腠理，透营分之郁以畅营阴，发汗解表之功益彰；银柴清热凉血之品，治小儿营阴之热。

中医治疗小儿发热等常见急症，只要辨证、用药准确，是可以做到药到病除的，活用古方也是一个非常重要的环节，用于急症重症也可立竿见影。

（四）经验方中解疑难

儿童性早熟是一种生长发育异常性疾病，表现为青春期特征提前出现。近年来儿童性早熟的发病率逐年上升，女童性早熟的发病率为男童的4～5倍，已成为小儿妇科临床常见的内分泌疾病，其对儿童成年身高及心理行为的影响已引起广泛的重视，中医药因其具有不良反应相对少的特有优势，越来越多的患者愿意采用中药治疗。为探讨中医药对女童真性性早熟的治疗效果及作用机制，我采用母亲的经验方治疗女童真性性早熟属阴虚火旺证的患者，取得明显疗效。

药物组成：地骨皮10g，墨旱莲10g，寒水石10g，乌梅6g，生白芍10g，泽泻10g，莲子心3g。

每日1剂，水煎200mL，分2次口服，1个月为1个疗程，连续用药3个月。

病例选择：诊断标准参考《小儿内分泌学》的有关标准：①8岁以前出现第二性征发育或10岁以前月经来潮。②乳房与阴毛发育属Tanner Ⅱ～Ⅳ期。③实验室检查血清卵泡刺激素（FSH）、黄体生成激素（LH）、雌二醇（E2）水平升高。④骨龄大于实际年龄1岁以上。⑤B超见子宫和（或）卵巢增大，或有卵泡发育，且直径≥4mm。⑥中医临床表现：形体偏胖，乳房发育，或月经来潮，怕热口渴，烦躁多汗，便秘，舌红绛或尖红、苔白，脉滑数或细滑数，辨证为阴虚火旺。具备上述2个或2个以上实验室检查指标。选取符合条件病例36例，其中初诊年龄5～10岁，起病年龄4～8岁（其中4～6岁6例、6～8岁18例、8～10岁12例），病程5天～2年；乳房大小（按Tanner分期）Ⅱ期21例、Ⅲ期13例、Ⅳ期2例，其中阴道分泌物增多者8例，月经来潮者6例。

观察指标和方法：每月观察治疗前后乳房的大小、阴道分泌物、阴道出血情况，以及中医症状的改善；于用药前后测血清 FSH、LH、E2 值；B 超检测子宫和卵巢长、宽、厚径，按公式计（长×宽×厚/2）算卵巢容积，治疗前拍摄左手正位 X 线片，按 TW2 测算骨龄。

临床疗效及症状改善情况：统计显示，总有效率为 88.8%。所有病例服用上方后，症状明显减轻，甚至完全缓解。获得缓解的症状依次是阴道分泌物及阴道出血消失，乳房回缩，烦躁多汗及便秘、舌象、脉象较治疗前也有不同程度的改善。患儿血清 FSH、LH、E2 水平均明显下降，子宫及卵巢的容积均有不同程度的缩小。

按语：女童性早熟是生长发育异常、表现为青春期特征提前出现的一种妇科内分泌疾病，其对女童成年身高及心理行为的影响已引起广泛的重视，西医学多以对抗过多的雌激素进行治疗。

中医学认为"肾藏精、主生殖"，肾对女性生长发育、生殖调节及衰老起着至关重要的作用。《素问·上古天真论》云："女子七岁，肾气盛，齿更发长；二七而天癸至，任脉通，太冲脉盛，月事以时下……"如果女童在其青春发育前期，肾之阴阳失衡，肾阴相对不足，而出现阳热偏亢，导致发育提前萌动，出现"性早熟"，临床多表现为"阴虚火旺"的证候。本方采用墨旱莲酸甘寒，入肝、肾二经，具有补肾滋阴、凉血止血之功，为君药。臣药用地骨皮，其性淡而寒，且属治疗下焦肝肾虚火之良品，取其"热燔于内，泻以甘寒"之意；寒水石虽系少用之品，然其归肺、胃、肾三经，加以其味咸，能入肾，助君药清热，以除下焦之火。佐药白芍补血敛阴；乌梅性味酸涩，兼有敛阴止血之功，调肝肾；莲子心性味苦寒，入心及心包经，功于清心祛热，有调和水火相济之意，从而安定血海；泽泻归经肾与膀胱，有渗湿泄热之效。全方共起滋肾阴、泻火除热之功效。另外，在用药方面还有如下特点：①不用"血分药"。②注意"肝肾"与"心肾"的关系，达到两个"水火济济"之效，既治疗女童性早熟，又不使其发育延迟。

（五）滋水涵木安躁动

儿童注意缺陷多动障碍（ADHD），又称儿童多动症，是儿童时期较常见的一种行为障碍综合征，近年来其发病率有逐年增加的趋势。该病儿童智力正常或接近正常，以精神不集中、过分活动、任性冲动、学习困难为主要临床特征。本病患病率很高，又缺乏治愈的方法，严重危害儿童的身心健康，在国内外均受到很大的重视。西医学认为，本病为脑功能障碍。中医学认为，本病是心脾两虚、肝肾阴亏，阴阳失调所致，而临床上以肾阴不足，肝阳偏旺型为多见。我从调整肝肾入手，运用滋水涵木法治疗儿童多动症，取得较好疗效。

方药组成：钩藤 10g，知母 10g，女贞子 10g，墨旱莲 10g，远志 10g，龙骨 10g。

随证加减：神情郁闷者，加石菖蒲 6～10g，合欢皮 10g；纳差者，加谷芽 10g，神曲 10g。大便干燥者，加熟大黄 5g。

用法：水煎，每日 1 剂，分 3 次服用。

诊断标准：参照 1986 年 11 月在北京召开的全国儿童多动症专题学术会议制定的诊断标准。表现为注意力涣散、活动过度、学习困难、冲动任性、情绪不稳、自我控制能力差等，年龄在 18 岁以下。中医证属肾阴不足，肝阳偏旺。主症为多动多语，急躁易怒，冲动任性，难以自抑，神思涣散，注意力不能集中。次症：①乖僻莽撞，少于谋虑与技巧。②指甲、发泽不荣。③少寐多梦，梦游梦呓。④口干咽燥，盗汗，喜食冷饮。典型舌苔为舌质红，少苔或无苔，脉细数或弦细。具备主症，以及次症中一项和典型舌脉者，即可确立本证候诊断。

临床疗效：统计 58 例患儿，总有效率为 91.4%。

按语： 1845 年，德国医生对儿童活动过多作为病变，首次予以描述，1902年，报告了第 1 例活动过多的患儿，直到 1978 年世界卫生组织在《国际疾病分类》第 9 版，将本病命名为"儿童期多动综合征"。国内从 20 世纪 80 年代开始在部分省市进行了儿童多动症的研究，报道了本病的患病率为 2%～8%，国外报道 18 岁以下患病率为 3%～10%。随着工业化、城市化的进程，儿童行为问题有明显增长趋势，发达国家已累及 5%～15% 的学龄儿童。儿童多动症有50%～80% 的病例可一直持续到青春期，有 30%～50% 儿童多动症病例可持续到成人期，男孩远比女孩多。治疗此病的西药首选利他林，虽具有一定疗效，但大多数患儿因不良反应，如恶心、食欲下降、头晕、入睡困难等，用药依从性差。

中医学认为本病属"肝风""脏躁""躁动""失聪""健忘"范畴，与心、肝、脾、肾诸脏关系密切。部分学者从心、脾入手，从脾、肾入手研究本病。我通过大量临床实践认为，心、肝、脾、肾诸脏中，肝、肾对小儿多动症的发生最为重要。因无风不动，风由肝所致，肝为风木之脏，肝主人体生发之气，肝主疏泄、主风、主动。小儿生机蓬勃，精气未充，肝阳易旺，肝风易动，故《丹溪心法》有"小儿肝常有余"的生理特点。肝为刚脏而性动，主筋、藏魂，其志怒，其气急，肝阳亢旺，魂失所藏，则有多动，急躁冲动，神荡无主，夜寝不安，梦游梦呓，少于谋虑。小儿多动症阳亢为标，肾阴不足为本。肾主骨生髓，脑为髓之海，肾主阴精不足，脑髓失充，故有思维短暂、注意涣散、记忆不强、心神不宁、学习困难等。

我以中医理论为基础，总结多年临床经验，以滋肾阴、潜肝阳、宁神谧志为治疗法则，方中钩藤清热平肝为君，知母滋阴降火为臣，两药合用，滋阴清肝息风；女贞子、墨旱莲补益肝肾之阴，滋水涵木为佐；龙骨味甘涩微寒，入肾、肝、心三经，安魂镇惊，宁神定志，益肾涩肠，潜敛浮阳，固精益志；远志补心肾，安神益志。诸药合用，滋肾阴，清肝热，平肝息风，达到调整肝肾阴阳，使肝气平和、人体阴阳平衡的目的。

北京中医药传承双百工程

拜师

北京市中医管理局
二〇一五年十二月

王彦恒

（1936年8月—2018年7月）

道心佛手　护佑神明

王琳

（1971年10月生）

女承父业　传承精髓

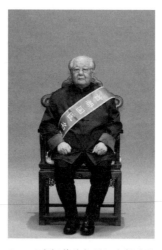

幼年磨难立志从医，博学多才终成大家

我的父亲王彦恒，主任医师，第三届首都国医名师，第五、六批全国老中医药专家学术经验继承工作指导老师，第四批北京市老中医药专家学术经验继承工作指导老师，北京中医药传承"双百工程"指导老师，为首都精神卫生事业贡献了毕生的心血。

◎　王彦恒获首都国医名师称号

父亲1936年8月生于冀中名镇定州，自幼多磨难，曾经历国家苦难之时。父亲7岁时，我的祖母死于日本侵略者的清乡扫荡，我的祖父参加抗日活动，无暇照顾家人。在此艰辛困苦的生活条件下，父亲养成了吃苦耐劳、独立坚韧、敢作敢为和不言放弃的品格。幼年的生活经历，对他后来从事的精神疾病专业有着很深的影响。

父亲因长而有志于医，于1955年进京学习中医，在当时名医胡希恕开办的"北京中医研究班"学习，后拜入陈慎吾门下，专心精研中医学。在名医陈慎吾开办的"北京汇通中医讲习所"第十班学习，也是当时其承办的最后一班。1958年，国家成立北京中医学院，"讲习所"师生并入北京中医学院组织教学的北京中医进修学校，由陈慎吾、胡希恕、谢海洲等名医亲自授课。据父亲说，伤寒论的课程是由名医陈慎吾主讲，刘渡舟老师是助教，金匮要略的课程是由名医胡希恕讲授，中药学的课程是由名医谢海洲讲授，诊断学的课程是由名医许公岩讲授，中医内科学的课程是由名医宗维新讲授。父亲至今还记得水肿病是由姚正平老中医讲授的，当时的班主任是陈彤云。父亲说，无论是当时的私人中医讲习所，还是后来的中医学校，教学都非常严谨，学习气氛浓郁，同学之间感情深厚。在这些名师的谆谆教诲之下，父亲打下了极其深厚的中医理论基础和临床实践技能，至今仍能熟背《内经知要》《伤寒论》《金匮要略》和《针灸歌赋》《药性赋》《药性歌括四百味》等，为后来从事中医精神科专业奠定了牢固的理论基础。父亲一直保留着当年的学习笔记和蜡刻版讲义，包括名医陈慎吾的《伤寒论》《金匮要略》讲稿，名医胡希恕的《伤寒论》讲稿。

1961 年，父亲从北京中医学校毕业，当时的老领导崔月犁表示，这批中医人才要全部留京。父亲身为首届中医高才，服从国家之安排，身为班长以身作则、身先士卒，欲悬壶济世，到极度缺乏医务人员的北京市唯一的精神病专科医院——北京安定医院工作，从此开启了长达半个多世纪的中医精神科临床实践和理论探索。父亲为人善良，豁达开朗，积极乐观，观念开放，勇于创新，不畏困难，不言放弃。他注重临床实践，主张"病为本，工为标"的患者利益为上的从业态度，倡导"敢拼才会赢"的奋斗精神，倡导"别人不敢治我敢治，你不会治，我会治"的职业态度，主张中西医结合，发挥"西药见效快，中药治根本"的双重优势。父亲以"道心佛手，民生为天"为座右铭，教书育人，以德为先，希望能创办一家没有药物副作用的精神病专科医院。

父亲从事中医精神医学临床、教研工作 50 余年，精通中医精神理论，倡导"脑主神明"的理论体系，"树脑神，不废心神"，首先提出"精神障碍，以通为本，脏腑失调，以和为先，邪聚之位，以清为顺，脑神康复，以肾为根"的新理论。父亲力推"有脑有藏论"，首次提出神志病的病机为"始发于肝，并发于心，失调于脏，上扰于脑"，很早就倡导在情志病的治疗上不能单纯依赖"疏肝解郁"法，首创"温肾开郁"法治疗抑郁障碍、"益肾平虑"法治疗焦虑障碍的思想。父亲首创精神科药毒之说，"养阴清热解毒"法治疗精神药物不良反应，经验方获国家发明专利及北京市"十病十药"证书。父亲擅长大剂量应用生石膏，大剂起沉疴治疗精神疾病，善于运用中医辨证理论治疗各类精神疾患及疑难病症。

父亲曾先后创办北京安定医院中医科、北京安定医院窦店分院、北京市朝阳区第三医院中医科等，为首都中医精神心理之先行者。其对癫病的研究，曾获北京市科技进步奖。父亲在耄耋之年仍笔耕不辍，先后著有《实用中医精神病学》《中西医结合论治抑郁障碍（中文及英文版）》《中医论治精神药物不良反应》《中西医结合论治焦虑障碍》等多部专著，以及几十篇专业论文。其首部专著《实用中医精神病学》，至今仍是中医精神科巅峰之作，无人能出其右。

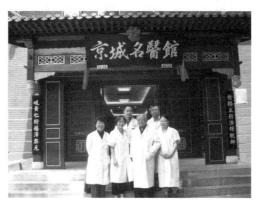

◎　王彦恒和弟子合影（左一为王琳）

笃学经典博采众长，道心佛手护佑神明

父亲长期从事中医精神科临床及教学工作，其学术思想渊源于中医传统理论思想，如心主神明学说、五神脏学说、癫狂痫学说、郁证学说等各种有关情志疾病学说，具有以下突出学术特点。

1. 对《伤寒论》的深刻体悟

父亲从1956年起师从伤寒派大师陈慎吾先生，熟读中医经典，深得老师之理论精髓。父亲认为，《伤寒论》以六经为纲，六经传变的过程中会出现很多精神症状，如烦躁、谵语、不得眠等，《金匮要略》对百合病、梅核气、奔豚等进行了详细的记载。

父亲认为，阳明热盛是精神障碍的主要病机之一，可以表现在精神障碍的各个阶段，热扰神明，故脑神失常，清泻阳明之热，则将影响脑神的热邪从阳明而解，以达到治疗精神疾患的目的。因此，在疾病的发展的不同阶段，可以应用清热养阴、清热安神、清热解毒等法则。父亲擅用清热法治疗各种精神障碍，处方中多应用大剂量生石膏，以60g为起始量，重者可达500g。

2. 对《内经》的深刻体悟

父亲认为，《内经》是中医学的大百科全书，记载了精神系统疾病相关的病名，如癫、狂、痫、谵妄、善悲、善喜、善怒、善恐等，还对癫狂进行了专项论述。

《素问·脉要精微论》说："头者，精明之府。"《类经》解释为"五脏六腑之精气，皆上升于头，以成七窍之用，故为精明之府"。《灵枢·经脉》曰："人始生，先成精，精成而脑髓生……"说明脑和髓是由先天之精所化生。《素问·六节藏象论》曰："肾者，主蛰，封藏之本，精之处也。"说明生成脑髓和脑神的精源于肾，是由肾所藏之精所化生。据此，父亲认为"脑主神明"，其根在肾，在临床上注意益肾、健脑、肾为根的治疗原则。

3. 对其他经典著作的深刻体悟

王清任的《医林改错》云："癫狂一症，哭笑不休，詈骂歌唱，不避亲疏，许多恶态，乃气血凝滞，脑气与脏腑气不接，如同做梦一样。"父亲结合临床实践，提出了"精神障碍，以通为本"的学术思想，重视活血通脉的方法。张锡纯的《医学衷中参西录》中提出"神明之体藏于脑，神明之用发于心"，讲究脑神与五脏神的协调统一。父亲结合临床实践提出了"脏腑失调，以和为先"的学术思想。刘完素提出："心火甚则肾水衰，而志不精一，虚妄见闻，而自为问答，则神志失常，如见鬼神。"父亲结合临床实践提出了"邪聚之位，以清为顺"的学术思想，并且十分重视对火热证的诊治。朱丹溪认为"阳有余而阴不足"则阴精耗伤，导致疾病产生，"肾者，主蛰，封藏之本，精之处也"，故精神障碍多易耗伤肾精。父亲结合临床实践提出了"脑神康复，以肾为根"的学术思想。

许叔微在《普济本事方》中对于补肾的用药，常用地黄、山茱萸、肉苁蓉、巴戟天、菟丝子等，避免使用肉桂、附子等温燥之药，父亲在临床上多采用以上温润药调补肾脏，亦不用附子、肉桂，认为其不能控制病情，甚至诱发精神疾患的阳性症状，如躁狂发作、幻视、幻听等。父亲认为精神疾病多易耗伤人体精血，故多见肾精亏虚之证，尤其是失治、误治、难治和久病的患者尤其如此，故对于精神障碍疾病的治疗主张培育肾精。

4. 中西医结合的思潮对父亲学术的影响

父亲在学术思想上力主创新，反对守旧，他认为，中医精神科临床实践不断发展且日益繁杂，随着西医西药的运用，会有新病种、新症状、新问题发生。为了解决这些问题，在向传统中医学习，发挥中医药特色的基础上，也要了解西医西药。

父亲在《中西医结合论治抑郁障碍》一书中提出："同时运用中医西医两大医学体系的不同长处，扬长补短，互相补充，俾求能尽快明确诊断，系统治疗，迅速改变症状，改善患者的依从性，提高生活质量，恢复社会功能，全面康复，尽早走向痊愈。所谓西药起效快，就是要在正确及时诊断的前提下，合理运用相关药物，足量足时，发挥西药疗效肯定的优势，尽快控制改善靶症状；所谓中医治根本，就是在中医理论指导下，正确辨证和辨病，寻求患者个体发为郁病的内外因素，调理恢复脏腑气血的内在平衡，祛除导致郁病产生的气、血、痰、火、郁、瘀等病理产物和这些病理产物产生的脏腑气血功能失调的病理基础，扶正祛邪，治病求本。"

辨证论治专攻癫狂，疗效显著救人无数

一、对癫病的辨证论治

父亲认为，癫病的范围广泛。精神分裂症是重性精神疾病之一，是最重要的精神疾病病种，属于中医学"癫病"范畴。

父亲30多年前曾系统总结过精神分裂症证治经验。父亲认为，癫病实际上是典型的脑神紊乱疾病，是脑神与五脏神的功能紊乱、互不协调、沟通障碍而引发一系列症候群，是一种周身性疾病。父亲倡导"脑主神明"的理论体系，主张"树脑神，不废心神"。因此，本病的初期病位，定位在脑、心、肝、脾，日久则以脑、心、脾、肾为主。父亲早年认为癫病的病机为"始发于肝，并发于心，失调于脏，上扰于脑，癫病乃作"。后来，他认为癫病的病机规律是"始发于肝，并发于心，失调于脏，上扰于脑，神明为乱，癫病乃作，或癫或狂，久则正虚，气乏精亏，意志减退，癫呆难辨"。

癫病起病缓慢、病程长、病理变化复杂多样，最开始的症状往往表现为闷闷不乐、抑郁为主、感情淡漠、不愿意出门、不愿与人交往、喜欢安静独处，甚至见人就躲，沉默寡言，不合群，学习成绩下降，有的不想上学、不想工作等，长此以往，则工作甚至生活能力极度下降，以至于丧失劳动能力，无法适应社会，重则出现幻听、幻视，且内容丰富多样，匪夷所思，进而思维出现障碍，情感更加淡漠，生活懒散；若失治误治，则疾病将进行性发展，最终出现以阴性症状为主的慢性症候群，则非常难治。

癫病以虚实夹杂为特性，邪实是其早期的主要病性，故主要体现为气滞血瘀、痰浊郁火的阳性症状，邪实上扰脑神，故出现阳性类精神症状；病程日久，久病则虚，正虚脑神失养，是其发展期和后期的疾病主要病性，故主要体现为气虚、阴虚、阳虚等阴性症状。

癫病是脑神疾病的典型疾病，父亲倡导"脑主神明"的理论体系，主张"树脑神，不废心神"，主张辨病治疗和辨证治疗相结合，辨病治疗脑病的基础上加辨证治疗。在癫病的治疗过程中，父亲认为，精神科类西药进入中国几十年，发展迅速，医生过度依赖药物治疗，忽略了疾病治疗过程中的情感因素的疏导。癫病患者平素面临家庭、工作、学习、周围环境等客观因素，影响脑神功能，脑神受刺激过大，脑神控制系统无法承受，则发病。脑神和五脏神中一脏或多脏长期且持续地受刺激，如紧张情绪、激烈而持久的情绪，超出自身的承受能力，都可以导致癫病的发生。所以，中医治疗癫病，不仅要治疗本病，还要注意情志的疏导，把握患者的心理、周围的人际关系、家庭关系、学习工作的环境等因素，促进患者身心康复。

癫病好治也难治，因为用药则病情就能控制，但容易复发，复发次数越多，致残率越高。所以，防止复发很关键。通过多年经验，父亲总结出癫病复发的10个预兆：一是不睡觉，一般家属会发现患者开始失眠，白天、晚上都不睡；二是注意力不集中，常常愣神，家属问患者想什么呢，往往回答没想什么；三是便秘，往往好几天不大便，口臭；四是患者自己觉得脑子乱，理不清头绪，不知道原因；五是突然的、无预兆地不想吃药，或者偷偷停药；六是回到最开始的状态，反复强调自己根本就没有病，不承认有病；七是突遭各种变故，不能承受大的精神刺激，如亲人去世；八是患者出现心烦易怒，易激惹，情绪忽高忽低；九是特别兴奋，话多，语速快，不让人插嘴；十是情绪低落，不说话，不和人接触，无原因的哭泣，不想活，有自杀倾向，甚至已经实施。医生及家属应该及时发现并及时干预，调整中西药，减少或避免复发。

父亲主张癫病患者饮食宜清淡，对于癫病患者在康复过程中具有特殊意义。维持脑神功能系统正常运转的物质来源于五谷，人吃五谷，化生精微，维持营血、津液，以助阳气的推动，以及精的濡润和滋养，以滋脑神。过食肥甘厚味，则易生火、易生痰、易生瘀，痰瘀互阻化火，上扰脑神，容易导致癫病发展或缓解期疾病再发。

【验案举隅】

陈某，女，30岁，汉族，离异，职员。2016年3月1日初诊。

主诉：发脾气、毁物、怀疑父母是坏人1年。

现病史：患者的母亲伴诊。其母诉患者近1年无诱因出现发脾气、砸家里的东西、非要逼着家里买车，不买就砸东西，买了车以后，开车时和人争吵，和单位领导也争吵，认为父母是坏人。曾在"301医院"就诊，诊断抑郁症。给予口服舍曲林和启维治疗，效果不理想。因不承认自己有病，不能坚持服药。近日发脾气严重，骂人、毁物，由其母陪伴来诊。患者认为父母封建，父亲对母亲不好，患者的母亲私下对医生说，曾拿刀要砍她的父亲。现症见无自知力，不认为自己有病，脾气大，指令性幻听，怀疑父母是坏人，被害妄想，大便干、2日1行，睡眠差，月经调。舌淡红、苔白，脉滑。

专科、辅助检查：患者意识清晰，定向力完整，无自知力，接触被动，不愿意与人接触。

既往史：否认慢性病史。

个人史：本地"电大"毕业，有工作。2008年结婚，2013年离异，未生育。

家族史：其奶奶有自言自语症状。

过敏史：不详。

中医诊断：癫病（心肝火盛）。

西医诊断：精神分裂症。

辨证分析：脑为清静之府，喜柔润、喜静。此患者心肝火旺，上扰脑神，脑神功能失于清肃，故出现被害妄想、指令性幻听、发脾气、砸东西、心烦起急、失眠等症状。

处方：菊花15g，川芎15g，丹参30g，桃仁20g，麦冬30g，生地30g，玄参30g，鸡血藤30g，黄连20g，板蓝根30g，炒酸枣仁60g，莱菔子30g，怀牛膝30g，钩藤30g，赤芍30g，夏枯草30g，山茱萸30g，何首乌20g，黄芩30g，酒大黄15g，生石膏120g(先煎) 珍珠母60g(先煎) 生龙齿30g(先煎)。14剂，水煎，每日1剂，分两次口服。

二诊：2016年3月15日。患者的母亲伴诊。诉患者有笑容了，脾气好些，大便每天2～3次、不稀，体重稍减轻，注意力不集中，爱困倦，月经调；有部分自知力。舌淡红、苔白，脉滑。

处方：菊花15g，川芎15g，丹参30g，桃仁20g，麦冬30g，生地30g，玄参30g，鸡血藤30g，黄连20g，板蓝根30g，炒酸枣仁60g，莱菔子30g，怀牛膝 30g，钩藤 30g，赤芍 30g，夏枯草 30g，山茱萸 30g，何首乌 20g，黄芩 30g，酒大黄 15g，金银花 30g，荷叶 30g，佩兰 30g，生山楂 30g，生石膏 120g（先煎），珍珠母 60g（先煎），生龙齿 30g（先煎），决明子 15g。30 剂，水煎，每日 1 剂，分两次口服。

三诊：2016 年 4 月 12 日。患者的母亲伴诊。诉最近脾气大，大便日 1 行。失眠，兴奋，月经调；承认自己有病。

处方：菊花 15g，川芎 15g，丹参 30g，黄芩 30g，桃仁 30g，板蓝根 30g，黄连 20g，炒酸枣仁 60g，栀子 10g，钩藤 30g，金银花 30g，连翘 20g，酒大黄 20g，山茱萸 30g，莱菔子 30g，炒枳壳 30g，生石膏 180g（先煎），珍珠母 60g（先煎），生龙齿 30g（先煎），龟板 20g（先煎），竹茹 10g，郁金 30g。30 剂，水煎，每日 1 剂，分两次口服。

同时牛黄清心丸 1 丸，每日 2 次口服。

按语：本案患者病情"始发于肝，并发于心"，处方以清心肝热之品为主，如黄芩、钩藤清热泻火，怀牛膝引药下行，可以佐以生地、玄参、麦冬，清热而不伤阴，配以温和的补肾类药物助肾的气化，是心肾相交，水火既济。泻热通便之药清利脏腑，可以佐以决明子、生山楂等消食化积。

二、对躁郁证的辨证论治

西医学的双相情感障碍既对应中医学的"躁郁症"，是重性精神疾病之一。父亲则将其命名为"狂郁性情感障碍"。他认为，狂证病位在心、肝、胃，病性以痰火夹实为主；郁证病位在脾、肾，病性以虚为主。当以阳性症状为主时，表现为狂病症状，如兴奋、话多、不容别人说话、特别高兴、心情烦躁、暴怒、极易发火，病机以痰瘀、痰热、痰火等为主；以阴性症状为主时，表现为郁证症状，如情绪低落、对什么事情都没兴趣、过去爱做的事不愿意做，重则想死，甚至实施自杀行为，病机以气郁、气虚、肾虚等为主。阳性症候群和阴性症候群可以单独出现，也可以交替出现，时间长短不一，如一天之内阳性症状和阴性症状交替出现，再比如几个月之中阳性症状和阴性症状交替出现。

父亲认为，本病的临床表现看似是两组矛盾的症状，其实具有矛盾的统一性。由于患者受外在因素和内在环境的影响，在疾病发展的过程中表现为阴阳截然相反的症候群，故而疾病的转归不同。其核心病机为始发于肝，肝郁化火，火热灼津生痰，痰火上扰脑神，脑神狂乱，发作狂证；肝郁横逆克脾，肝脾功能失调，上不荣脑，脑神失常，发为郁证。一阴一阳症状可以互相转换，郁证日久，化火伤津，火性上炎，则为狂；狂证日久，耗气伤阴，气机不能生发，则为郁。二者互为兼见转换，故为难治性疾病。

父亲认为，对"狂郁性情感障碍"的治疗，需要注意对狂证的治疗、郁证的治疗、二者循环交替的交叉点治疗、预防复发的治疗。其中对二者循环交替的交叉点治疗是治疗的难点，即找到跷跷板的平衡点。狂证发作时，在镇肝泻火用药的基础上，要注意养阴固本；郁证发作时，在壮肾阳、滋肝木用药的基础上，要注意酸收，以免阳过。总之要泻不伤正、补而不腻、补不助火，即在必用的生石膏、生珍珠母的用量多少上有区别，常用的温补肾阳、温阳开郁的淫羊藿、巴戟天、龟板的用量多少上有区别，要依据病情的进展和转归酌情加减配伍。当偏郁时，如果患者出现畏寒、乏力等阳虚的症状，父亲认为千万不要用辛温、辛热、壮阳的附子、肉桂等，因为其极易化热伤阴，导致肝阳上亢，热扰脑神，脑神功能失调，则急躁易怒、不寐等阳亢症状出现，加重病情。

对于郁证中的肝郁气滞类型的患者，大部分医生会用疏肝理气法，常用柴胡剂。父亲认为，柴胡剂在精神疾病患者中使用一定要慎之又慎。依据其多年临床观察认为，柴胡升散耗气且伤阴，升发太过，上扰脑神，脑神紊乱，病情发作或反复。父亲常说，越用柴胡越疏肝，越烦躁、越失眠。

【验案举隅】

原某，女，45岁，汉族，已婚，家庭妇女。2015年12月29日初诊。

主诉：情绪低落、善悲2月余。

现病史：患者的丈夫伴诊。患者平素长期服用文拉法辛，两个月前逐步减药至每日1片时病情反复，出现情绪低落、善悲，觉得生活没意思，失眠，至当地精神疾病专科就诊，给予无抽搐电休克治疗6次后失眠改善，其余症状无改善，伴记忆力极度下降，头晕、恶心，无法起床，当地医院告知此为治疗的副作用。患者自觉即使是晴天也觉得是阴天，对任何事情不感兴趣，觉得时间过得慢，经常想哭，叙述病情时哭泣，大便日3行、质稀。其爱人诉患者状态还可以，目前服用丙戊酸钠0.2g、每日2次，文拉法辛75mg（3片）、每日1次，劳拉西泮1片、每晚1次。现症见善悲，头晕、恶心，记忆力极度下降，对任何事情不感兴趣，觉得时间过得慢，大便日3行、质稀，叙述病情过程中哭泣，睡眠尚可，纳呆。舌红苔白，脉细弱。

专科、辅助检查：有自知力，愁苦面容，面色晦暗，没精神，觉得自己很痛苦，想死，但为了爱人和孩子不能死。

既往史：双相情感病史，以抑郁的时候偏多。

个人史：育有 3 个子女（13 岁到 21 岁之间），过去性格开朗，现在家未上班。

家族史：否认家族遗传病史。

过敏史：不详。

中医诊断：狂郁性情感障碍—郁证（肝肾不足，上不荣脑，脑神失养）。

西医诊断：双向情感障碍—抑郁发作。

辨证分析：患者先天禀赋不良，复因情志不畅日久，郁久化热，伤阴耗气，久则伤及肝阴、肾阳，肝肾两亏，脑神失养，脑神乏力，故见神差神弱，情绪低，面容愁苦，无故哭泣，不愿见人，有自杀观念，记忆力下降；肾元气不足，元阳不充，全身气机不得伸展，气机不畅，故见上不荣脑，脑空头晕；胃肠气逆，故见恶心，大便不畅等。

处方：菊花 15g，川芎 20g，丹参 30g，葛根 30g，板蓝根 30g，佛手 20g，香橼 10g，竹茹 10g，郁金 30g，神曲 15g，佩兰 30g，黄芩 20g，黄连 10g，茵陈 30g，枸杞子 15g，山茱萸 40g，淫羊藿 30g，菟丝子 30g，肉苁蓉 30g，仙茅 6g，生杜仲 30g，莱菔子 30g，鸡血藤 30g，百合 30g，龟板 30g（先煎），生石膏 60g（先煎），珍珠母 30g（先煎），怀牛膝 30g，火麻仁 30g。30 剂，水煎，每日 1 剂，分两次口服。

注意事项：嘱托家属防患者自杀。服用汤药的同时西药不加不减。

二诊：2016 年 1 月 19 日。患者的丈夫伴诊。诉情绪稍好些，没再哭，时常有胸闷、喜太息，总觉得憋一口气。现服文拉法辛 3 片，每日 1 次，丙戊酸钠 1 片，每日 3 次。有自知力，面容较上次舒展，面色晦暗，不再想死。

处方：菊花 15g，川芎 15g，丹参 30g，百合 30g，沙参 30g，黄芩 20g，板蓝根 30g，金银花 20g，炒酸枣仁 60g，柏子仁 30g，山茱萸 30g，何首乌 20g，石斛 30g，杜仲 30g，淫羊藿 40g，仙茅 6g，肉苁蓉 30g，火麻仁 30g，莱菔子 30g，龟板 30g（先煎），生石膏 60g（先煎），珍珠母 30g（先煎）。30 剂，水煎，每日 1 剂，分两次口服。

三诊：2016 年 2 月 23 日。患者的妹妹伴诊。诉心情明显好转，夜梦多，没有哭泣，已有笑容，表情自然，月经正常，大便日 1 行。有自知力，表情自然，有笑容，面色较前红润。

处方：二诊方加生石膏 120g，沙参 40g，川芎 20g。30 剂，水煎，每日 1 剂，分两次口服。

按语：父亲治疗"郁证"，倡导用"温肾解郁"法，温肾开郁，养脑安神。

本案患者使用了温补肾阳的药物，如淫羊藿、龟板、仙茅，配以山茱萸、何首乌补肾阴，佛手疏肝健脾，炒酸枣仁、柏子仁、百合养心安神。此为补中有行气之品，补而不滞，阴阳双补，气血兼顾。

三、对郁病的辨证论治

父亲认为抑郁障碍不是单纯性的疾病，反而是很复杂性的疾病。从中医角度来说，根据患者的抑郁症状、焦虑症状、躯体症状等，症候群的范围能由头到脚，无所不及。抑郁障碍的病机性质是"点多面广"。父亲平常会使用"郁病"这一病名涵括西医诊断的各种抑郁障碍。

目前在中医临床上有一种现象，就是将西医诊断的抑郁障碍与中医学的"郁证"对号入座，更有的医者简化为"肝郁气滞"，在治疗上强调疏肝理气，并且广泛使用柴胡类行气疏肝之品。然而，郁证是指"由于情志不舒、气机郁滞所致，以心情抑郁、情绪不宁、胸部满闷、胁肋胀痛或易怒喜哭，或咽中如有异物梗阻等症为主要临床表现的一类病证"。郁证症候群非常复杂，故西医的抑郁障碍不能单纯地对应中医的郁证。轻的患者可以归属于中医学的"郁证"范畴。善哭、怒、悲、思、忧、恐，以及百合、脏躁等病症，其中重症者可归为中医学"癫病"的范畴。情志病因悲、因爱、因怒、因恐、因惊吓、因所欲不遂而发病，因各种原因导致情志受刺激时间较久，会导致人体的脏腑气血等功能紊乱，不能以肝郁气滞来概括。

父亲认为，郁病是一个可以涵盖各种各样症状的全身性疾病。其病因病机为气滞、痰热、血瘀等阻碍经络气血运行，导致脑神不舒；也可以因肾精不足，导致脑髓失养，髓海空虚；或肾阳不足，则全身气血运行的动力不足，是郁病的重要病机之一。其治法为温肾解郁。老年性抑郁患者多为躯体性疾患合并抑郁障碍，以虚象为主，应用温肾阳的药，往往改善情绪的效果显著。温阳补肾是处方用药的关键核心点，但不可过于温燥，故不用附子、肉桂、细辛。

【验案举隅】

刘某，女，9岁，汉族，学生。2015年12月22日初诊。

主诉：学习能力下降、自语、反复思虑1个月。

现病史：患者的父母伴诊。父亲诉上月底患者的老师告知家长，患者上课注意力不集中，并且学习成绩下降。其母亲诉爸爸性子急，有时会因为学习或琐事打孩子、踢孩子，有时妈妈也会打孩子。近1周患者在家中时有自言自语，反复说"杀死爸爸，杀死妈妈"，患者控制不住想"杀"这个字，曾至儿科就诊，初步诊断强迫思维、多动症，拟给予西药治疗。患者父母考虑西药的副作用大，孩子尚年幼，未服西药，故来我院寻求中医治疗。现患者时有自言自语，反复想"杀"这个字，时有心烦起急。近1周因外感流涕，纳食少，入睡困难，小便调，大便日1行。舌淡红，苔薄白，脉细。

专科、辅助检查：有自知力，面色发暗，形体瘦小，安静就座。

既往史：自幼容易外感发热。

个人史：正上小学二年级。

家族史：否认家族遗传病史。

过敏史：不详。

中医诊断：郁病（心肾不交，脑神失养）；感冒（风寒袭表）。

西医诊断：儿童情绪障碍；强迫思维；上呼吸道感染。

辨证分析：患者年幼，自幼体弱、易感冒，脾胃失调。上小学不久，父亲对其学习要求高，思虑伤肝，肝火上炎，导致心火旺。脑为清虚之府，喜柔润、喜静。此患者心肝火旺，上扰脑神，脑神功能失于清肃，出现心烦、发脾气。火旺日久，致肾阴亏损，肾之气化失调，脑髓失养，则出现自言自语、"杀"等语言。其病位在心、肝、肾，属本虚标实之证。

处方：菊花6g，川芎6g，丹参10g，百合10g，沙参10g，生石膏30g（先煎），炒酸枣仁20g，太子参10g，五味子6g，珍珠母20g（先煎），山茱萸10g，郁金10g，竹茹3g，龟板6g（先煎），茯苓10g，芦根10g，板蓝根6g，辛夷花6g（包煎），麦冬15g。7剂，水煎，每日1剂。分两次口服。

医嘱：①家长不许再打孩子。②告诉孩子爸爸妈妈再打她，下次来看病告诉爷爷。③告诉孩子，你只是情绪有些不对，没什么毛病。④因孩子目前病了，告诉家长不要要求孩子功课多好，鼓励孩子去学校，不要休学在家，只要随着班级上课，坐得住就可以了，听不听得进去课都没关系，要接触同龄人。

二诊：2015年12月29日。患者的父亲伴诊。诉服中药的同时近日就诊于北京市儿童医院，考虑儿童情感障碍，给予舍曲林半片晚间服用、多种维生素片口服。此次患者表情较上次来诊自然，有笑的模样，上课坐得住，偶有自言自语"杀死爸爸，杀死妈妈"，不心烦起急，外感症状缓解，纳食少，入睡较前好，小便调，大便少。有自知力，面色稍红润，有笑的模样，坐姿较初诊自然放松。

处方：在一诊方基础上加龟板至10g，加生地10g，玄参10g，减麦冬至10g。14剂，水煎，每日1剂，分两次口服。

医嘱：患者自幼纳食差，可以启脾丸和小儿至保定，交替每日 1 丸服用。

三诊：2016 年 1 月 12 日。患者的父亲伴诊。代诉近两周只有 1 次说"杀人"，服启脾丸后胃口好些，上课能坐得住，二便调，眠安。有自知力，面色稍红润，有笑模样，和医生交流较好。

处方：二诊方中百合加至 15g，沙参加至 15g，炒酸枣仁加至 30g，太子参加至 15g，茯苓加至 20g，生地加至 15g，玄参加至 15g，麦冬加至 15g。10 剂，水煎，每日 1 剂，分两次口服。

四诊：2016 年 1 月 22 日。患者的父亲伴诊。诉偶有要杀人的想法，总体减少，容易起夜，夜里睡着时偶有尿床，余可。假期准备去广州长隆野生动物园游玩。有自知力。

处方：菊花 6g，川芎 6g，丹参 20g，百合 15g，北沙参 20g，炒酸枣仁 30g，太子参 15g，茯神 20g，五味子 10g，麦冬 20g，山茱萸 10g，生地 20g，玄参 20g，芦根 10g，板蓝根 10g，苍耳子 6g，辛夷花 10g（包煎），生石膏 30g（先煎），珍珠母 15g（先煎），龟板 15g（先煎），鸡血藤 15g。14 剂，水煎，每日 1 剂，分两次口服。

按语：对于抑郁障碍的治疗，不仅需要依靠药物，医生的谈话嘱托也是一种治疗方法。治疗要想达到目标，给患者及家属以出路与希望，设定下一步人生的目标，减少家庭带给患者的不良影响，一切以患者为出发点，引导家属配合医生的治疗方案，方能取得较好的疗效。本案除对证用药以外，亦巧妙运用了这一点：①对于年幼的患者就诊，要和其父母沟通教育问题，不要给孩子太大的压力，否则孩子生病了，再后悔也来不及。②鼓励患者上学，不要因为精神疾病休学，对于学生患者，不要要求学习多么好，只要在课堂上坐得住就可以，不要脱离同龄人。③和患者的父母沟通，减轻他们的压力。

另外，本案还有一启发：对于年幼的患者，脾胃功能差的，可以平时长期吃启脾丸。

四、对焦虑症的辨证论治

"焦虑"一词首次出现在《后汉书·苏不韦传》："不韦毁身燋虑，出于百死。"这里"燋"同"焦"。在现代汉语和古代汉语中，焦虑的含义是指忧虑，心情焦愁忧虑。

焦虑症属于中医学"情志病"范畴，虽然没有专门的名称相对应，但古今中医对焦虑症的病因病机分析、症状的描述及治疗非常丰富。对其描述有焦灼不安、心烦意乱、心中惕惕然等，在急性发病时常描述为恐惧惊慌、惊悸怔忡、感觉心脏要从嗓子里跳出来、胸闷窒息感、惶惶不可终日、坐立不安等；慢性发病时常常伴有各种各样丰富的躯体症状，如头晕眼花、失眠汗出、心慌心悸、恶心呕吐、腹泻尿频、自感喘不上来气、肌肉紧张、总不能放松、各种难以描述的躯体不适等。本病与中医学的百合病、脏躁、梅核气、奔豚、不寐、惊悸、怔忡、怒、悲、思、忧、恐、惊等有关，临床上患者多以失眠、头晕眼花、乏力、月经不调、心脏疾病、胃肠功能紊乱，甚至癔病等来就诊，多个专科都能遇到焦虑症患者，多因本科疾病而伴有严重的焦虑问题。焦虑症状可以是重性精神疾病患者的首发症状，并且往往伴随始终。

父亲认为，焦虑症诊治的关键是要"透过现象看本质"。焦虑症的症状可谓"点多面广"，要抓住隶属于脑神病这一关键核心点。焦虑症病机病性之本是肾阴不足，脑神失养。在临床上，焦虑问题广泛存在，无论焦虑的轻、中、重程度，在各种精神疾患、躯体性疾病和身心疾病中都有体现。

焦虑症的治疗，临床上多以疏肝解郁为主，以小柴胡汤、逍遥丸等方剂为主，疗效并不令人满意。父亲在临床实践中很少使用柴胡类疏肝制剂，因其容易导致患者兴奋、失眠（这与传统的"柴胡劫肝阴说"相一致），往往用滋肾阴、补肾阳、活血、安神、清热等法。

【验案举隅】

孟沙某，女，31岁，已婚，蒙古族，务农。2016年2月23日初诊。

主诉：反复做事、想事伴便秘15年。

现病史：患者的爱人伴诊。患者自述16岁时出现重复做动作，如反复洗手，当时不知道是病，没有及时就医，27岁时才知道这是病，遂来安定医院就诊，诊断为强迫症，开始服用帕罗西丁、氯米帕明治疗3个月，症状改善，后自行停药，症状时有反复，反复想事、做事、难受。29岁时怀孕，30岁生产一子，是顺产有侧切，此后病情加重，反复想生孩子时手术切口没长好，总是想着再做手术，无法控制，无法做家务，有时一想就是几个小时，很难受，有自杀念头，故来我院就诊。现患者反复想生孩子时的伤口，无法控制，很痛苦，无法做家务，但能照顾孩子，便秘，睡眠差。舌淡苔白厚，脉细。

专科、辅助检查：患者意识清晰，定向力完整，自知力完整。主动、被动接触可，对答有时切题，反复说同样的话，反复纠结生孩子时的侧切伤口，日间活动需要督促。

既往史：便秘多年。

个人史：孕 4 流 3 顺产 1，流产 3 次均因为强迫症。现在小男孩 3 月余，吃母乳。

家族史：否认家族遗传病史。

过敏史：不详。

中医诊断：焦虑症；便秘。证属肝肾不足。

西医诊断：重度焦虑症；便秘。

辨证分析：患者青少年时发病，阴郁而发，思虑过度，暗耗阴血，肝阴不足，累及肾阴亏虚，肝肾亏虚，病程日久，成年后孕 4 次主动流产 3 次，孕 1 次，复又重伤根本，表现为每天一段时间反复想事、做事、难受，话语重复，总是纠结伤口长没长好等。

处方：菊花 15g，川芎 15g，丹参 30g，桃仁 20g，茵陈 30g，金银花 30g，葛根 30g，火麻仁 30g，佩兰 30g，板蓝根 30g，炒酸枣仁 60g，莱菔子 30g，山茱萸 30g，黄芩 30g，黄连 20g，酒大黄 20g，生石膏 80g（先煎），珍珠母 60g（先煎）。30 剂，水煎，每日 1 剂，分两次口服。

若服药后，每日大便 1～3 次，属正常现象，超过 3 次大便，则一剂药吃两天。

二诊：2016 年 3 月 22 日。患者的丈夫来取药，因患者临上火车前，孩子不舒服，就带孩子回去了。现患者情绪低落，汤药每日 1 剂，大便仍然不畅，仍纠结伤口（实际早已愈合）。孩子现 5 个月，吃母乳。

处方：菊花 15g，川芎 15g，丹参 30g，桃仁 20g，茵陈 30g，金银花 30g，葛根 40g，火麻仁 30g，佩兰 30g，板蓝根 30g，炒酸枣仁 80g，莱菔子 30g，山茱萸 30g，黄芩 30g，酒大黄 30g，郁李仁 30g，生石膏 80g（先煎），珍珠母 60g（先煎），淫羊藿 30g，桑椹 30g，龟板 30g（先煎），杜仲 30g。30 剂，水煎，每日 1 剂，分两次口服。

嘱家属谨防患者自杀。

三诊：2016 年 4 月 19 日。患者的丈夫取药，因孩子感冒，故患者未来京。现大便通畅，强迫思维减少，每天有 1～2 小时想伤口的问题，什么事情都不做。现孩子 6 个月，吃母乳。

处方：菊花 15g，川芎 15g，丹参 30g，桃仁 30g，茵陈 30g，金银花 30g，葛根 60g，火麻仁 30g，佩兰 30g，板蓝根 30g，炒酸枣仁 80g，莱菔子 30g，山茱萸 30g，黄芩 30g，酒大黄 30g，郁李仁 30g，生石膏 80g（先煎），珍珠母 60g（先煎），淫羊藿 30g，桑椹 30g，龟板 30g（先煎），杜仲 30g。30 剂，水煎，每日1剂，分两次口服。

四诊：2016年5月24日。患者的丈夫取药。现诸症平稳，便秘无，强迫症状好转，能够带孩子、干些家务，有时候会失眠、多梦，心里难受的时间减少。

处方：菊花15g，川芎15g，丹参30g，桃仁30g，茵陈30g，金银花20g，葛根60g，火麻仁30g，佩兰30g，板蓝根30g 炒酸枣仁80g 莱菔子30g，山茱萸30g，黄芩30g，酒大黄30g，郁李仁30g，生石膏80g（先煎），珍珠母60g（先煎），龟板30g（先煎），桑椹30g，杜仲30g，淫羊藿30g。30剂，水煎服，3日服2剂。

按语：重度焦虑以至强迫症的患者很痛苦，社会功能减退。虽然是顽固性疾病，坚持服药治疗效果还是不错的。中医治疗本病注意贯穿一个"通"字。本案患者用川芎、丹参活血清头目；生石膏、珍珠母镇肝，以防阳明热邪上冲于脑；配伍酒大黄清泻阳明火热；再配伍火麻仁、郁李仁之类药物保持微泻，使热邪有出路。

另外，本案患者4次怀孕，3次均因精神疾病不敢生孩子而人工流产，伤其根本，故治疗周期长。要做患者的思想工作，矫正行为，配合治疗效果才会好。

五、对精神科药源性疾患的辨证论治

父亲认为，药物毒邪，始发于胃，并发于脾，侵及脏腑；病势多途，筋骨受损，伤正毁形，诸病皆生。

古人很早就注意到毒、药不可截然分开。药性是药物对机体产生毒性的基础。药毒的产生和药物本身的属性有关，还与医生对药物的具体应用有关。应用得当，则毒可化为药；应用不当或失误，则药可化为毒。中药的各种炮制手段可以增效减毒，医生应该充分掌握中药的药性，合理配伍，灵活运用，以减轻药物产生的毒副作用，减少药源性疾患的发生。

精神科药物的毒性具有普遍性和严重性，是精神科长期以来的不易解决的严重问题。精神药物进入中国，改变了精神科少药的社会现实，但同时也带来了巨大的、各式各样的严重毒副作用，如使患者丧失活动能力的迟发性运动障碍，丧失生育能力的药源性闭经，丧失性能力的药源性阳痿、早泄，以及药源性代谢综合征，进而导致或加重心脑血管疾病，减少精神疾病患者的平均寿命。精神疾患属于慢性病，需要长期甚则终身服药，所以，精神药物的毒副作用导致药源性疾患相当普遍。精神药物的毒副作用侵害全身多个脏器，会出现不该发生的身体痛苦，如肥胖毁形，长期便秘、口干、头晕头痛无法缓解等。

服用经典抗精神病药，静坐不能的发生率为 20%～40%，迟发性运动障碍的发生率为 15%～40%；氯氮平因严重不良反应而需停药者占 8.6%，50% 以上出现唾液分泌过多，30%～50% 出现无症状性转氨酶升高，5 年随访糖尿病发生率达 36.6%，粒细胞缺乏症发生率为 1%～2%（其中死亡率占 40%）；奥氮平导致嗜睡者为 12%～39%，喹硫平导致头晕占 9.6%，齐拉西酮导致头痛占 17%～30.8%。

父亲认为，所谓精神科的安全用药，是不要致命，不要产生不良反应（无论不良反应轻与重）。怎么能达到这个要求呢？要重视预防，患者来到我们面前，往往是已经开始服用西药了，目前药毒还不明显，但随着病情的进展和病程的延长，药物的毒副作用会逐渐显现出来。所以，早期就要预防，不要让毒副作用显现出来，或已出现的毒副作用表现者，应用中药，以减轻药毒。

父亲认为，患者长期服用精神药物，与人体互相作用，故治疗疾病的同时，也会影响人体气血津液、脏腑等生理功能，化热、伤津，形成火热毒邪，夹痰、瘀、风，从而使机体气机逆乱，经脉瘀阻，重者"伤正毁形，怪病丛生"。

父亲认为，药物毒邪，始发于胃，并发于脾，侵及脏腑；病势多途，筋骨受损，伤正毁形，诸病皆生：①始发于胃：药毒经口入胃，早期表现为胃气上逆不降，药邪产生热邪。②并发于脾：药邪由胃传脾，脾气难升，胃气不降，并随着脾胃的生理功能传到五脏六腑、四肢百骸，药物和药毒都会直达病所。③侵及脏腑：药毒随着脾胃的传输到达周身，故会出现不同的药源性症候群。④伤正毁形：药毒伤人正气，即伤阴、伤阳、伤气血津液，伤人正气的进一步发展就是毁形，最常见的就是体重快速增加，往往患者会诉求体重涨了几十斤。药效之外的毒副作用，可引起患者周身不适，影响机体功能，需要治疗。

【验案举隅】

张某，男，40 岁，汉族，已婚，教师。2016 年 3 月 8 日初诊。

主诉：精神分裂症 10 余年，双侧乳房胀痛半个月。

现病史：患者的母亲伴诊。患者患精神分裂症 10 余年，曾住安定医院 1 次，服用过多种抗精神病药物，近期服用氨磺必利片，每日 3 片；奥氮平，每日 3 片；劳拉西片，每日 2 片，精神症状稳定。近半个月出现双侧乳房胀痛难忍，稍有增大，无溢乳，尚柔软，嘴唇发暗，胃脘胀，睡眠可，二便调。舌红苔黄，唇暗，脉滑。

既往史：胃炎、胃溃疡病史。

个人史：有工作，已婚无子女。

家族史：否认家族遗传病史。

专科、辅助检查：患者意识清晰，定向力完整，有自知力。血泌乳素68.77ng/mL（正常值4.04～15.2ng/mL）。心电图检查示窦性心律，T波改变。

中医诊断：药源性乳房胀痛；癫病。辨证属气滞血瘀。

西医诊断：药源性乳房胀痛；精神分裂症；高泌乳素血症。

辨证分析：患者精神分裂症病史多年，长期使用抗精神疾病的西药后，药物毒邪不能及时排出体外，影响脏腑气机，使肝肾不足，瘀毒阻络，集中于乳房，则表现为双侧乳房胀痛难忍，稍有增大，重则溢乳；嘴唇发暗，舌红苔黄，脉滑为气机不畅，气血瘀滞的表现。

处方：菊花15g，川芎20g，丹参30g，桃仁20g，红花20g，昆布15g，金银花30g，板蓝根30g，瓜蒌30g，大青叶30g，马齿苋30g，白茅根30g，炙甘草10g，紫草15g，赤芍30g，佛手15g，茯苓30g，神曲10g，黄芩30g，紫花地丁30g，生石膏80g（先煎），珍珠母60g（先煎）。14剂，水煎，每日1剂，分两次口服。

二诊：2016年3月22日。患者的母亲伴诊。诉乳房疼痛范围缩小，主要集中于乳头，疼痛程度未减轻，嘴唇紫暗，纳可，二便调。有自知力。

处方：菊花15g，川芎20g，丹参30g，桃仁20g，红花20g，昆布15g，金银花30g，板蓝根30g，瓜蒌30g，大青叶30g，马齿苋30g，白茅根30g，炙甘草10g，紫草15g，赤芍30g，佛手15g，茯苓30g，神曲10g，黄芩30g，紫花地丁30g，生石膏80g（先煎），珍珠母60g（先煎）。14剂，水煎，每日1剂，分两次口服。

三诊：2016年4月19日。家属伴诊。诉3天前双乳已不痛，纳可，眠安，二便调。自知力存在。

处方：菊花15g，川芎20g，丹参30g，桃仁20g，红花20g，昆布15g，金银花30g，板蓝根30g，瓜蒌30g，大青叶30g，马齿苋30g，白茅根30g，炙甘草10g，紫草15g，赤芍30g，佛手30g，茯苓30g，神曲10g，黄芩30g，紫花地丁30g，生石膏80g（先煎），珍珠母60g（先煎），佩兰30g，炒枳壳20g，浙贝母10g。14剂，水煎，每日1剂，分两次口服。

按语： 长期服用抗精神病类西药，精神症状稳定，但西药引起的副作用会导致新的疾病。此因瘀毒阻络（病理性代谢产物及药毒）。本案组方以解毒活血通络之品，畅通气机，则气血中的瘀滞药毒可解，气机通畅则脑神得畅，脑神畅通则神清，精神症状稳定。方中板蓝根、大青叶、白茅根、金银花等解药毒配合活血药，可直达病脏。需要注意的是，此类药毒重则可引起男性乳房女性化、疼痛，甚至流奶水样物质。

六、对迟发性运动障碍的辨证论治

迟发性运动障碍发生的前提是长期、大剂量服用抗精神病药物。1959 年，Sigwald 第一次提出迟发性运动障碍这个药源性疾病，认为长期使用抗精神病药物的患者，在治疗的后期会出现不自主异常运动的一系列综合征，最初可能出现轻微的症状，如舌、口唇周围不自主地轻微颤动，不自主地旋转舌头，不自主地咀嚼，不自主地鼓腮，不自主地舔口唇等，称为口 - 舌 - 颊三联征，严重的会影响进食，进一步病情加重，可出现四肢不自主地摇摆不定、无目的性的舞蹈样动作、肢体不自主地扭动旋转等，给患者带来极大的痛苦和精神折磨。

父亲认为，精神疾病患者长期且大量的服用抗精神病的药物后，药物毒邪蓄积体内，日久则药物毒邪化热，热毒积聚，热毒上炎，故出现口 - 舌 - 颊三联征之象；热毒随着脾胃的运化功能向四肢等处输布，则出现四肢不自主地摇摆不定、无目的性的舞蹈样动作、肢体不自主地扭动旋转等；热毒互结，则患者出现舌红、苔黄甚至黄厚腻，脉弦或弦数等。

【验案举隅】

案 1 孙某，女，44 岁，汉族，未婚。2015 年 12 月 22 日初诊。

主诉：身体扭曲、脖子向右歪，伴重复做同一件事 20 年。

现病史：患者自己来诊。患者 1992 年 3 月被确诊为精神分裂症，曾服用多种抗精神疾病药物，1996 年逐渐出现斜颈（最开始是头部极度后仰，需要别人帮助托后脑），强迫症状（反复锁门、反复查看是否掉东西等），近些年服用氯氮平。患者平素反复锁门，走路快，行走过程中，身体扭曲，脖子向右扭，需要用手托住头，腰向前弯，再向右扭，落座后身体自然摆正，时有甩头发的动作，每次看病后，反复告诉医生自己有医保、需要代煎，反复查看是否落东西。大便 1 ~ 2 天 1 次，排气多，眠尚可。舌暗，苔白，脉数。心率偏慢。

专科、辅助检查：有自知力，穿衣整齐，快速步入诊室，急忙就座。

既往史：精神分裂症 24 年，现每晚服用氯氮平 8 片。

个人史：未婚，因生病的原因没有固定工作，现在北京第六医院作志愿者。

家族史：否认家族遗传病史。

中医诊断：药毒（肝肾不足，瘀毒阻络）；癫病（肝肾不足，脑神失养）。

西医诊断：迟发性运动障碍；精神分裂症；强迫症。

辨证分析：患者病史 20 余年，长期使用西药后，药物毒邪不能及时排出体外，影响脏腑气机，肝肾不足，瘀毒阻络，发为反复锁门，走路快，行走过程中身体扭曲，脖子向右扭，需要用手托住头，腰向前弯，再向右扭，落座后身体自然摆正，时有甩头发的动作等。

处方：菊花 10g，川芎 20g，丹参 30g，葛根 80g，生石膏 60g（先煎），砂仁 6g，炒酸枣仁 60g，茯苓 30g，珍珠母 30g（先煎），佛手 10g，香橼 10g，神曲 10g，龟板 20g（先煎），鸡血藤 40g，生杜仲 30g，桃仁 20g，佩兰 30g（后下），郁李仁 30g，酒大黄 20g，火麻仁 30g，莱菔子 30g，怀牛膝 30g，沙参 30g。14 剂，代煎，每日 1 剂，分两次口服。

医嘱：要求查看是否落下东西的动作只许做 1 次，出了诊室的门不许再回来。保持大便通畅，多吃菜。

二诊：2016 年 1 月 5 日。患者自来。诉大便通畅，自觉脖子不那么僵硬，余可。有自知力，穿衣整齐，快速步入诊室，急忙就座。舌暗，苔白，脉数。

处方：一诊方加桃仁 30g。7 剂，代煎，每日 1 剂，分两次口服。

三诊：2016 年 1 月 12 日。患者自来。诉自我感觉走路能直起腰了。舌暗，苔白，脉数。

处方：二诊方加生石膏 80g，玄参 30g，麦冬 30g。14 剂，代煎，每日 1 剂，分两次口服。

四诊：2016 年 1 月 19 日。患者自来。诉近日受凉外感，鼻塞流涕，打喷嚏，自我感觉走路能直起腰了，大便 1～2 日 1 行。

处方：菊花 15g，川芎 15g，丹参 30g，葛根 30g，金银花 30g，芦根 30g，辛夷花 15g（包煎），板蓝根 30g，佛手 20g，茯苓 30g，香橼 10g，砂仁 6g（后下），炒酸枣仁 60g，火麻仁 30g，郁李仁 10g，酒大黄 20g，桃仁 20g，生杜仲 10g，龟板 20g（先煎），鸡血藤 40g。14 剂，代煎，每日 1 剂，分两次口服。

五诊：2016 年 2 月 2 日。患者自来。诉感冒已好，周围的朋友说患者从后面看，感觉腰直了，脖子歪的情况减少，大便日 1 行，有时成形，有时不成形，纳可，眠安。舌暗，苔白，脉数。

处方：二诊方加生石膏 60g。14 剂，代煎，每日 1 剂，分两次口服。

案 2 余某，男，26 岁，汉族，未婚。2016 年 1 月 26 日初诊。

主诉：妄想状态 5 年，努嘴斜颈 1 个月。

现病史：患者的父亲伴诊。患者自诉病史 5 年，因为妄想状态在当地专科医院住院 3 次，均妄想症状消失，好转出院。2015 年 4 月最后一次出院后，每

王彦恒 王琳

天服用氯丙嗪 8 片及泰尔登（用量不详），病情平稳。1 个月前开始出现努嘴，幅度进行性增大，嘴巴张到最大、时闭时张，脖子时有不自主地向左侧歪，下肢不自主地抖动，停服氯丙嗪 2 周，停服泰尔登 1 周，改服奥氮平 1 片，妄想症状无反复，努嘴、斜颈、下肢抖动不缓解。患者不愿意出门，不理发，怕被熟悉的人看见，自我感觉很痛苦，故来京求医。现患者不自主努嘴，幅度大，嘴巴张到最大，时闭时张，脖子时有不自主地向左侧歪，下肢不自主地抖动，人越多、越紧张则症状越重，仅睡着后缓解，纳可，眠欠安，大便日 1 行、不畅，小便调。舌紫暗，苔厚腻，脉弦。

家族史：否认家族遗传病史。

中医诊断：药毒（肝肾不足，瘀毒阻络）；癫病（肝肾不足，脑神失养）。

西医诊断：迟发性运动障碍；妄想状态。

辨证分析：患者病史 5 年，因长期使用西药后，药物毒邪不能及时排出体外，影响脏腑气机，肝肾不足，瘀毒阻络，发为不自主地努嘴，幅度大，时闭时张，脖子时有不自主地向左侧歪，下肢不自主地抖动。

处方：菊花 15g，川芎 15g，丹参 30g，板蓝根 30g，茵陈 20g，白茅根 30g，生地 30g，玄参 30g，麦冬 30g，黄连 10g，佩兰 30g（后下），鸡血藤 30g，百合 30g，沙参 30g，山茱萸 30g，石斛 30g，生杜仲 30g　火麻仁 30g，莱菔子 30g，怀牛膝 30g，生石膏 180g（先煎），珍珠母 60g（先煎），龟板 30g（先煎），炒酸枣仁 60g。35 剂，水煎，每日 1 剂，分两次口服。

医嘱：服用汤药的同时，西药不加量、不减量。

二诊：2016 年 3 月 4 日。患者的父亲伴诊。诉服第 15 剂时，努嘴现象明显改善，一天比一天好，近日努嘴、下肢抖现象只发生在紧张时，而且幅度变小，斜颈消失，敢见人了，理了头发，二便调，眠可。有自知力，穿衣整齐，步入诊室。舌紫暗，苔白，脉弦。

处方：上方加生石膏 260g，茵陈 30g，龟板 30g。30 剂，水煎，每日 1 剂，分两次口服。

按语： 从这两个案例可以看出，患者均为 20 多岁发作，精神疾病诊断明确，属于系统长期服用抗精神疾病药物后出现的迟发性运动障碍。案 1 方以解毒活血通络之品，畅通全身气机，则血中之瘀滞药毒可解，板蓝根可保肝、促代谢。案 2 方用生石膏、板蓝根、茵陈、白茅根解药毒；生地、玄参、麦冬养阴润便，滋水行舟排毒。另外，案 1 患者是发作迟发性运动障碍 20 年才开始服用中药治疗，案 2 患者是发病 1 个月即开始服用中药，二者都有效，但效果显然不同，故应尽早服用中药。

女承父业传承精髓，兼收并蓄实效为凭

我是王彦恒之女王琳，1971年10月出生，1997年6月毕业于北京联合大学中医药学院中医专业，同年进入北京市鼓楼中医医院从事中医临床工作至今，2010年10月师从国家级师带徒指导老师陈文伯教授学习，跟师5年，于2015年10月考评合格，准予出师。从事临床工作以来，我一直跟随父亲王彦恒学习，2015年12月参加北京中医药传承"双百工程"，正式拜国家级师带徒指导老师、我的父亲王彦恒为师，跟师3年，2018年12月师承结业。2016年12月，我晋升为副主任医师，曾任北京中西医结合学会第三届精神卫生专业委员会委员，先后参与国家级名老中医陈文伯传承工作室、北京中医药薪火传承"3+3"工程陈文伯名医传承工作站、国家级名老中医王彦恒传承工作室的建设工作，参与北京市中医药科技基金课题研究两项，东城区科委课题研究4项，在核心期刊上发表文章5篇，参与两部著作的编写；曾获北京中医药薪火传承集体贡献奖、东城区卫生系统优秀医务工作者、东城区精神卫生工作先进个人。

临床擅长以中医药治疗顽固性失眠、焦虑症、抑郁症、情感性疾病、药源性疾病、迟发性运动障碍、老年病等。现将我的临床诊治病案分享如下。

案1 崔某，男，84岁，因"恐惧、失眠2周"于2015年10月12日来诊。

患者2周前因哥哥在睡梦中去世，出现失眠、恐惧，时常说自己和大哥得的一样的病，觉得自己也活不久，害怕在睡梦中死去（兄弟二人均为冠心病支架术后，有高血压、高血脂），不敢上床睡觉，头昏脑涨，因害怕吃西药成瘾，不敢吃安定类药物助眠，遂来我院就诊。患者现失眠、恐惧、怕死、不敢睡觉，夜间加重，不敢上床，只在椅子上打盹，心烦起急，坐卧不宁，头昏脑涨，下肢水肿、麻、凉，小便调，大便干、两日1行，纳呆少食。既往高血压、高血脂、冠心病支架术后、耳聋。否认药物及食物过敏史。T36.6℃，BP140/80mmHg，双肺呼吸音清，未闻及干湿性啰音，心率78次/分，律齐，双下肢水肿。舌红、苔白腻，脉细。神清，精神可，体胖，面色红润，步入诊室，语速快，愁眉苦脸。

中医诊断：不寐（阴虚火旺）。

西医诊断：睡眠障碍，惊恐发作。

治则：滋阴降火助眠为主。

处方：菊花 10g，川芎 15g，丹参 30g，葛根 30g（先煎），生石膏 60g（先煎），珍珠母 60g，生地 30g，玄参 30g，麦冬 30g，火麻仁 30g，郁李仁 30g，莱菔子 30g，何首乌 20g（先煎），龟板 30g，地骨皮 30g，首乌藤 30g，炒酸枣仁 60g，肉苁蓉 30g，石斛 15g，佩兰 30g，猪苓 30g，太子参 15g，五味子 10g。3 剂颗粒剂，日 1 剂，早晚各 1 次，水冲服。

服上方 3 剂，晚间敢上床睡觉，入睡时间较前增加，表情较前自然，坐卧不安减轻。前方继服 2 剂，每日晚间上床睡眠时间能达到 6 小时，诸症均有改善，大便畅，纳食香，有笑容。前方继服 2 周，以巩固疗效。门诊随诊，病情平稳，舌淡红、苔白腻减，脉细，双下肢不肿，故减猪苓，改每晚服用 1/2 剂助眠，服用 1 周后改每晚服 1/4，服用 1 周后停药观察。后遇事睡眠不好时，会来院间断服用汤药，以"川菊饮"（菊花、川芎、丹参）为君，佐以增液汤加生石膏、珍珠母滋补心阴、重镇安神助眠；以酸枣仁、首乌藤安魂助眠；何首乌、龟板补肾益脑助眠。

案 2 程某，女，39 岁，因"心悸、手抖、汗出 1 天"于 2015 年 12 月 25 日来诊。

患者既往抑郁焦虑症病史 10 年，间断服用抗抑郁焦虑药。昨天因父亲开车出车祸，需要负全责，病情反复，出现心烦、心悸、坐卧不宁，心里说不出的难受，烦冤，气短，头蒙，紧张，手抖，手脚汗出，发脾气，失眠，纳食差，大便不畅。因不想服西药，遂来我院就诊。神清，精神可，体瘦，面色发暗，步入诊室。T36.3℃，BP120/80mmHg，双肺呼吸音清，未闻及干湿性啰音，心率 70 次 / 分，律齐，双下肢不肿。舌淡暗、苔白，脉沉细。心电图检查示窦性心律。否认药物及食物过敏史。育有 1 女，2 岁。

中医诊断：惊悸（心肾两虚）。

西医诊断：焦虑伴抑郁状态。

治则：以养心益肾为主。

处方：菊花 6g，川芎 10g，丹参 30g，太子参 60g，五味子 10g，麦冬 30g，益母草 30g，佛手 15g，香橼 10g，砂仁 6g，佩兰 30g，神曲 10g（先煎），珍珠母 30g（先煎），龟板 30g，淫羊藿 30g，肉苁蓉 30g，杜仲 30g，青蒿 15g，地骨皮 30g，沙参 30g。14 剂颗粒剂，每日 1 剂，早晚各 1 次水冲服。

二诊：2016年1月8日。服上方后，诸症稍有好转，纳食仍少，头晕，大便不畅，舌淡暗、苔白，脉沉细。上方加佛手20g，炒酸枣仁60g，生黄芪30g，火麻仁30g。7剂颗粒剂，水冲服，日1剂。

三诊：2016年1月15日。诉手腿时常抖，咽略干，大便两日1行，纳食较前好。难受的时候紧张头痛，喜卧，不愿意与人接触，时常气短、浑身乏力，舌淡暗、苔薄白，脉沉细，唇略干。上方加仙茅6g，郁李仁30g，柏子仁40g。7剂颗粒剂，水冲服，日1剂。

四诊：2016年1月22日。诉近3天情绪较好，起口疮，纳食较前好，大便两日1行，略咳，困倦易醒，眼睛睁不开，舌淡暗、苔薄白，脉沉细。前方减仙茅，加神曲15g，酒大黄10g，金银花30g，太子参30g，石斛30g。7剂颗粒剂，水冲服，日1剂。

五诊：2016年1月29日。诉情绪较好，大便两日1行，口疮已愈，困倦却睡不实，口干，眼涩，咽痛。舌淡暗、苔薄白，脉沉细。前方减生黄芪、淫羊藿，加酒大黄至20g，板蓝根30g。7剂颗粒剂，水冲服，日1剂。

六诊：2016年2月5日。诉情绪较好，大便两日1行，有困倦感，纳食好，舌淡暗、苔薄白，脉沉细。前方减太子参、砂仁。7剂颗粒剂，水冲服，日1剂。

后来患者电话联系，诉情绪好，未再就诊。

按语： 此患者是脑神和肾志之间的关系失调，虚热内生，上扰神明。方以"川菊饮"加减，通脑神，沟通上下，使脑神与脏神想接续。

案3 徐某，女，76岁，因"记忆力差、命名困难4年"于2015年11月6日来诊。

患者近4年无诱因逐渐出现记忆力减退，如记不住三餐吃了什么、孩子在哪里工作，知道住哪个小区，但门牌号码记不住，命名困难，计算困难。查MRI示脑萎缩。曾在安定医院诊断为痴呆，给予再普乐5mg口服，每晚1次。患者想中药调理，遂来我院就诊。患者记忆力差，命名、计算困难，失眠，外走、坐不住，小便频，大便干、3日1行，纳少。T36.3℃，BP110/80mmHg，双肺呼吸音清，未闻及干湿性啰音，心率68次/分，律齐，双下肢不肿。神清，精神可，与人沟通困难，形体肥胖，面色发暗。舌红、少苔、脉细。既往体健。否认药物及食物过敏史。

中医诊断：痴呆病（肝肾两虚，虚阳上扰）。

西医诊断：痴呆。

治则：以滋补肝肾为主。

处方：菊花 15g，川芎 15g，丹参 30g，炒酸枣仁 60g，金银花 30g，板蓝根 30g，山茱萸 30g，何首乌 20g，火麻仁 30g，郁李仁 30g，熟大黄 30g，瓜蒌 30g，黄芩 30g（先煎），生石膏 60g（先煎），珍珠母 60g（先煎），龟板 30g，生地 30g，玄参 30g。7 剂，水煎，每日 1 剂，分两次口服。

二诊：2015 年 11 月 13 日。面色较前红润，躁动、外跑减少，大便通畅，记忆力、命名仍困难。前方加生龙齿 30g，麦冬 30g。7 剂，水煎服。

三诊：2015 年 11 月 20 日。患者安静就座，家属诉患者不外跑，坐得住，纳食较前香，记忆力仍差。前方继服 14 剂。

患者病情平稳，门诊随诊。

按语：本案方以"川菊饮"为君，活血通脑；山茱萸、何首乌、生地、玄参益肾健脑；炒酸枣仁安神健脑；生石膏、珍珠母、生龙齿重镇安神，助眠健脑。

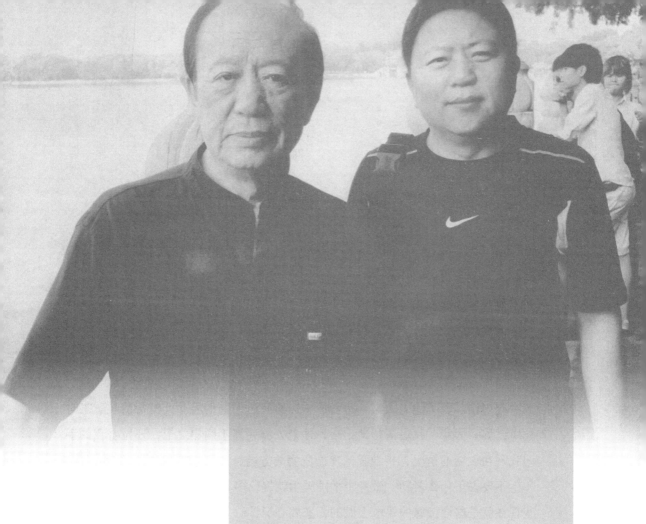

陈文伯
（1936年12月—2018年2月）
男科送子观音 终成肾派泰斗

陈红
（1963年8月生）
兼收并蓄 立足临床

2018 年 2 月 23 日 9 时 46 分，是我永生难忘的时刻，我敬爱的父亲、京城大医陈文伯，带着对中医的执着和偏爱，与世长辞。父亲离开了他的亲人，离开了他一生为之而奋斗的中医事业。但是，他用一生给我们留下的一整套中医辨证治病理论及临床治疗经验，以及一丝不苟的学术精神，是我终身受益的最宝贵财富。

如今，父亲离开我们已 3 年，我深深地爱着我的父亲，时时还在梦中和父亲一起出诊，聆听他老人家一边看诊一边给我讲用药的经验，每每清晨醒来时，枕巾已湿一大片。我仍清楚地记得，他老人家迷离于病榻之上，还拉着我的手，问我现在血糖的情况，指导我治疗糖尿病的方药，还不忘嘱咐我，"红儿，你这一生不要去争什么名利，做一个平民医生就好，多看好几个病人比什么都强"！我现在就是这样按您的要求去做的，您放心吧！

出身中医世家，传承名医衣钵

我的父亲陈文伯，1936 年 12 月出生于河北省永清县辛立庄村，中国共产党优秀党员，主任医师，北京市鼓楼中医医院原院长，"京城名医馆"名誉馆长，北京市第十、十一届人大代表，国家级名老中医，首都国医名师，全国第二、三、四批老中医药专家学术经验继承工作指导老师，中国现代男科奠基人之一。曾任中国中医药学会外科分会男性学专业委员会主任委员、北京中医药学会男性病专业委员会主任委员、北京中医药学会内科学会副主任委员等职；主编《中医男科学》《中国现代百名中医临床家丛书——陈文伯》等专著 10 余部；国内外发表论文 200 余篇。曾获中华中医药学会科学技术奖、华夏医学科技奖、全国抗衰老保健药品金奖、国际医药博览会铜牌奖、北京市科技进步奖、北京市卫生系统科技进步奖等奖励，先后荣获"全国卫生系统模范工作者""北京市有突出贡献的专家"和"第二届东城杰出人才"等荣誉称号，享受国务院政府特殊津贴，并多次荣获东城区和东城区卫生系统"优秀共产党员"称号。

父亲出生于中医世家，我的祖父陈明当时受聘为北平平民医院中医眼科医生，因此，父亲自幼随父母从河北老家来到北京生活。父亲有兄弟六人，在北京与父母同住于一间不足12平方米的房间内，生活可谓艰辛。父亲幼年时，常常到北平平民医院眼科好奇地看祖父为患者诊疗，看到祖父用一个葫芦的底部装入中药水丸，兑入适量的白开水，使水丸融化，将装好药的葫芦扣在患者的病眼上，十几分钟后，当患者感到疼痛难忍时，用长钝针在葫芦底部放气，把药葫芦取下，眼病立即得到好转。祖父看到父亲好奇的样子，就告诉他：这个药葫芦可以治疗暴发火眼、内外障眼及一些常见的眼病，可以配制不同的水丸与热水混合后，利用其气，将药葫芦拨在病眼上，药物蒸发后，药到病所，病随药愈。父亲听到候诊室中的患者议论，用此方法治疗眼病时效果极好，在他幼小的心灵中，为我的祖父感到无比的骄傲。父亲从那时起，在心中埋下了长大后一定要像自己的父亲一样，当一名为穷苦人治病的好大夫的种子。

有一次，邻居家一个6岁的男孩患了"白口糊"，也称"走马牙疳"。这个病如不及时治疗，不仅满口牙齿要烂掉，且会危及生命。祖母赶快让父亲去医院唤祖父想办法治疗。父亲把病情详细地告诉了祖父，晚上，祖父将配制好的药方无偿送到病儿家中。病儿痊愈后，邻居带着孩子来感谢祖父，说道："陈大夫，您送来的药救了我孩子的一条命啊！"那时父亲才10岁，见此情景，就郑重地对祖父说："我也要学中医，长大了当一名中医大夫。"祖父当时微笑说道："你还小，要多读书！不然怎么看得懂中医书，怎么当大夫呀！"从那时起，父亲明白了读书的重要性，立志要成为为穷苦人治病的好大夫。

父亲一家8口，全靠祖父一人的工资养家糊口，兄弟们还要上学，生活拮据。父亲14岁那年，祖父严肃地看着父亲说："你不是想学中医吗？现在就开始学吧。"父亲于是拜祖父的好友、京城名医、原北平国医学院董事、北平平民医院中医科主任陈世安先生门下学习中医。陈世安老先生得益于其师陈估家。陈估家当时在河北名声极大，尤善内科及妇幼儿科。因陈世安老先生得其真传，对内科、妇幼、儿科深有造诣，在京城颇有声望。父亲遵从师训，从基础开始，先后背诵了《药性赋》《汤头歌诀》《医宗金鉴》《伤寒论》《金匮要略》《内经知要》《温病条辨》《神农本草经》等。其中有许多条文看不懂请教老师时，陈世安老先生耐心地结合临床病症加以讲解，并耐心地教导说："要静下心来看书，心浮气躁是难以读懂医书之理的，要多读几遍，多看各家注解。"随后，父亲开始跟师抄方，接触临床。

1954年，父亲加入北京中医学会，同时参加"中医讲习班"，随后考入北京中医进修学校。经过3年系统的学习中医理论，1957年加入"报恩寺中医联合诊所"，担任中医师，不仅进一步跟师学习，还受到原北平国医学院院长孔伯华先生的弟子刘学文和唐泽丰"中医汇通学派"的指导，尤其唐泽丰先生多次带来其在20世纪40年代跟师孔伯华先生的临床医案，使父亲大开眼界，受益匪浅，进一步认识到中医学的博大精深，各家学派均有独特的学术观点。

此后，父亲参加组建北京市东城区北新桥医院，与老师一起在中医科工作，始终陪伴在老师身边学习临床诊治经验，后一直从事中医临床与管理工作。

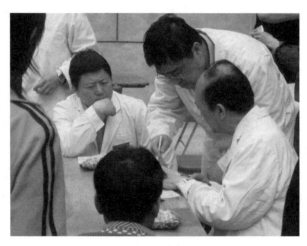

◎　陈文伯带领工作室成员下乡义诊（左一为陈红）

传承创新发展，敢为天下第一

父亲常说，读书不能读死书。因此，他精读经典著作，融会贯通，灵活运用。《金匮要略》云："肠内有痈脓，薏苡附子败酱散主之。"据此，父亲以薏苡仁、败酱草、冬瓜子、蒲公英、紫花地丁、桃仁、生甘草配方，治疗化脓性阑尾炎，收到奇效。仲景先师以木防己去石膏加茯苓芒硝汤治疗虚证之"支饮"病症，以此为基础，父亲治疗1例西医诊断为"结核性渗出性胸膜炎"合并心衰的患者。仿仲景方，用西洋参、生黄芪补元扶正，以炒白术、茯苓、山药健脾祛痰，重用薏苡仁化饮祛邪，效果甚佳。

父亲常说："没有全面的继承，创新就无从谈起。"在收治"石淋"（肾结石）患者中，则采取"化石法"治疗。他在总结前贤学说的基础上，提出"以石化石"之法，重用鱼脑石、滑石、芒硝等，取得了很好的效果。他根据多年临床实践，自拟"肠痈通用方"（马齿苋、蒲公英、桃仁、牡丹皮、薏苡仁、冬瓜仁、生甘草），用于临床治疗"肠痈"，屡用屡验，从而免除了不少患者的手术之苦。父亲自拟清心泻火、凉血解毒方，与中西医结合医师共同以"中药剂暴露疗法"，收治了大面积烧伤患者 800 余例，无 1 例出现败血症。这些经验在全国烧伤学术会议上进行交流，受到了高度关注和好评。父亲还以中药石灰、大黄制剂注入淋巴结核瘘管内，使多年不愈的淋巴结核患者得到了根治。此项成果获得北京市科技进步二等奖。

1981 年 2 月，父亲调任北京市鼓楼中医医院，任业务副院长。在他的主持下，鼓楼中医医院的肾病门诊、肠道门诊、肝炎门诊，全部由中医师接诊患者，并设置了 50 张床位。1982 年，在市卫生局的领导下，鼓楼中医医院举办了第一期"中医急症理论学习班"，为北京市培训了一支由 50 多名中医主治医生组成的、从事中医急症工作的人才队伍。1983 年 3 月 1 日，鼓楼中医医院创立了北京市第一家"中医急诊科"，以中医方法治疗急症及关格（肾功能衰竭）、真心痛（心梗）等重症，研制了生脉饮、增液汤等传统中药肌肉及静脉给药制剂，成功地用中药抢救了大面积急性心梗患者，为中医急诊开了先河。父亲研制中药离子交换后保留灌肠治疗肾衰患者，亦取得良效；研制的陈氏"痛经丸"、陈氏"定喘搽剂"、陈氏"定喘散"，均获成功。这充分展示了父亲在继承传统的基础上，在理论与实践两方面不断创新发展，取得丰硕成果。

由于男性不育症患者日益增多，新中国成立后，尤其在 20 世纪 80 年代，中医男科学有了很大的发展。父亲在 1981 年建立了全国第一家男性病门诊，1987 年又与金之纲教授、曹坚教授、徐福松教授、周玉微教授、王琦教授等，成立了全国第一届男科专业委员会，并陆续出版了一系列的男科专著，填补了清代至民国期间没有男科学专著的空白，为后来男科学的临床教学、诊断、治疗提供了丰富的经验。

父亲边实践、边摸索，对古代文献中"不育症"的历史渊源、沿革及发病特点，进行深入广泛的研究。从秦汉时期的医学巨著《黄帝内经》中的记载，历经汉代仲景学说；晋唐时期的《诸病源候论》《备急千金要方》；金元时期四大家对男科学的论述；明清时期，张景岳以"肾"为核心的学说理论，岳甫嘉所著《妙一斋医学正印·种子篇》，武之望的《济阳纲目》，傅山的《傅青主男科》；到民国时期张锡纯的《医学衷中参西录》等，父亲博览群书，尊古不泥于古，融会贯通，充实自我，用于实践，不断继承与创新。

父亲根据几十年丰富的临床经验，结合西医学临床检测手段，对于男性不育症中少精不育、弱精不育、死精不育、畸精不育、凝精不育（抗精子抗体免疫性不育）、精滞不育（不液化症）、多精不育、损精不育、小睾丸不育、无精不育的诊断、治疗，尤其是在中医辨证论治分型上均有许多新的突破，疗效有很大的提高，在国内外学术界得到认可。可以说，父亲的学术思想，为中医男科学的临床辨证治疗注入了新的观点与思路。父亲在 1984 年主持完成的科研项目"药膳'合雀报喜'治疗男性不育"轰动全国。1987 年，他参与了著名的中医男科"沅陵会议"，并与男科同仁一同创建了近代中医男科学。他首次将中医学的"肾命学说"运用到男科领域，奠定了主要男科疾病的中医诊治法则与基础，确保了疗效，在学术界享有较高的声誉与地位。父亲研制的"生精赞育丸"等院内制剂 23 种，为广大男科患者及家庭带来了福音与希望。

2003 年 SARS 流行，父亲根据中医传统理论和多年行医经验，积极建言献策，并研制了中药含漱剂和喷雾剂；2009 年参与了治疗甲型流感的有效中药方剂——"金花清感方"的研发，为祖国中医药事业的发展做出了突出的贡献。

倾囊相授带徒，著书立说育人

父亲在完成繁重的临床与科研任务的同时，十分重视青年一代中医人才的培养。他是全国老中医药专家学术经验继承工作指导老师、全国名医传承工作室和北京中医药薪火传承"3+3"工程名医传承工作站指导老师，为中国中医科学院代培了 3 名硕士研究生，培养了两名在北京中医药大学学习的台湾研究生，先后吸收院内外数十名中青年中医参与中医传承工作，毫无保留地传授自己的临床经验，为中医各学术领域培养出多名骨干，带出了一批全面掌握中医男科疾病诊治规律、能系统进行有关科研项目研究的本院中青年中医。此外，父亲还根据国家和北京市中医管理局的师带徒计划安排，先后带出 6 名弟子，被评为"全国老中医药专家学术经验继承工作优秀指导老师"。

父亲编著《中医男科学》，主编《中医男科丛书》《男性功能障碍》《男科新论》《男科临床新探》《家庭药膳 500 例》《糖尿病药膳》，并与他人合编《中国实用男科学》《燕山医话》等著作。

　　1993 年，时任鼓楼中医医院院长的父亲成立当时全国唯一一家由卫生行政部门批准的"京城名医馆"，先后汇聚了 40 余位国家级及北京市名老中医在此出诊。他说，建立"京城名医馆"，是为了给这些国宝级的老专家搭建一个发挥自己特长的平台，也是为了更好地保护好他们。近 30 年来，"京城名医馆"不仅为数十万的海内外患者解除了病痛，更在挖掘、总结、传承各大中医名家学术思想，培养后继人才等方面，建立了一个中医基地。

突出中医特色，强调病证结合

　　父亲是著名的国家级中医内科、男科专家，是现代百名临床实践家，60 余年的从医实践，特别是近 30 年的男性病临床实践积累，提出以"肾为人体生命之本"的学术观点，形成了以"肾命"为核心的辨证论治理论思想体系。父亲强调，临床时"病证结合，突出中医特色"，认为以中医病名为中医治病之"纲"，中医辨证为中医治病之"魂"。父亲在继承与挖掘中医传统医学的基础上不断创新与发展，特别是在治疗男性不育症的认识中，运用"肾命学说"，分析男性不育症的病因，强调"内因为本，外因为标，标本不可倒置"；在治疗上，倡导"以调和阴阳为治病之总纲"，具体治法以此类推，可百、可千、可万，以至无穷；在病机中，提出尽管男性不育症有复杂的病因，但最终导致患病的原因，为人体肾之"精气不足"，导致体内"阴阳失和"而发病。

　　中医学依据"天人合一"的整体观、内因观、辨证观的理论体系的指导，通过长期的临床经验之积累，结合当代高科技的检验手段，对于不育类，杂病类，前阴子睾、阴茎类，精宫精浊、血精类，房中阳痿、早泄类，房劳、疫疬、杨梅疮、淋病类，逐渐形成完整的中医男科病证结合、辨证论治的理论体系。

　　父亲并不排斥西医，他认为，中西医结合形式目前已形成了一支新的医药学派，在国内外有较大影响，与国内中医学、西医学形成三足鼎立之势。而西医病证结合形式，是我国医学界第一位的主流学派。以西医病证结合而论，首先应该明确西医学以"病"为主体，其证只是"症状"，并非中医之"证"，尽管西医学在 20 世纪 80 年代初，建立了"循证医学体系"，但至今西医学仍以辨病为其特点，始终突出的是"病"不是"证"，而中医学以辨"证"为其特点，始终突出"证"而不是"病"。例如，前列腺炎，只要通过检验检查是否有细菌，炎性细胞多少或支原体、衣原体，结合临床症状，就可以诊断为细菌性前列腺炎（包括急、慢性前列腺炎）、非细菌性前列腺炎及前列腺痛，依据其"病"以诊断，即可采用抗菌、抗炎、抗微生物的药物治疗。因为细菌性急、慢性前列腺炎与非细菌性前列腺炎，以及前列腺痛的临床症状极为相似，因此，必须以"辨"病为主进行治疗，方能准确无误，如果以临床症状为主，则难以做到对症治疗，必然会事倍功半。

父亲认为，以上充分说明中医、西医、中西医结合的三种不同的病证结合形式，都是以临床实践与不同的医学理论体系为指导，虽然各有其不同的特点，但都符合疾病发生、发展与转归的客观规律，都是有其科学内涵的。

父亲认为，"病"为医之纲，"证"为医之魂，病名是在临床实践中依据疾病的病位、病性、病因、病机、病状的特点，通过分析综合成为"病"名，而"证"是疾病发生、发展及转归的不同阶段，在人体生命变化中的实质性的具体反映。只有抓住"证"的特点，才能够抓住疾病的实质，只有抓住"证"这一规律性的认识，才能不断地发现新的疾病的发展规律，也只有不断地发现新的"证"的规律，才能使中医学有质的飞跃性的发展。例如，前列腺是男子的附性腺体，而中医称为"精室""精宫"，属于男子的"外肾"生殖系统，中医依据"精宫"的临床证候、表现特点，而立名为"淋浊"病（急性细菌性前列腺炎）、"精浊"病（慢性前列腺炎症），既指出了病证，又指出了病位，以此与中医学"五淋"病相区别。因为中医学认为，"精浊"病出于"精窍""精道"，而淋病出于"溺窍""溺道"。淋病出"溺窍"，病在肝脾，"精浊"出"精窍"，病在心肾。这决定了了"淋病"与"浊病"的两种不同病证的辨证论治。

此外，中医病名不仅有其客观的依据，而且符合于中医辨证理论体系。在临床实践中，以其病证结合治疗疾病起到了良好的效果。中医药学理论是完整的科学理论体系。作为系统的中医药理论体系，中医病名与中医病症是不可分割的一个整体。譬如"遗精"病，中医有"梦遗"与"滑精"之别。梦遗者，其证以心肾不交、阴虚阳亢为多见，表现为实证；而"滑精"，以肾气不固为主，表现为虚证。

为此，中医治病、立法、处方、用药必须冠以中医病名为"纲"，以中医辨证为核心，才能取得良好的疗效；而西医的病名，只能附在中医病名之后，作为诊断疾病的参考，否则，中医病证结合的理论体系将被割裂，中医学将成为无"病"可依，无"证"可辨的残缺不全、支离破碎的医学体系。

父亲认为，中医学与西医学都有几千年的医学史，是两种不同的医学体系。两种医学理论可以相互交流补充、渗透、借鉴和发展，但不可相互代替，如果硬性规定哪一种医学体系必须被取消，将会给人类的身心健康，乃至生命带来不可弥补的损失。例如"精浊"病，西医称为慢性前列腺炎，中医通过辨证认为有热有寒，有虚有实之区别，而用药必须遵循热者寒之、寒者温之、虚则补之、实则泄之辨证用药的基本原则，方能取得良效，否则依据"精浊"病，用单一药物治疗，其疗效将大大降低，甚至使病情加重。

父亲曾说，世界上一切事物都是多元的，那么医学体系为什么不可以多样化地为人类健康服务呢？而客观上，医学体系就是这样丰富多彩、变化无穷而为人类所认识、所运用的。所以，中医必须坚持病证结合、辨证论治的理论体系，切不可步余云岫全盘西化、消灭中医之后尘，而只有进一步发展这一独特的科学的中医药理论体系，才能并立于世界医药学理论体系之林。

中医药学理论是中华民族文化的重要组成部分，与中华民族文化有着千丝万缕的联系，是中华民族文化的瑰宝之一。中医病证、方药在古典著作中频频出现，而且在现代文学作品中也屡见不鲜。中医药学不同于西医学，就在于它是中国古老文化的一部分，在其古朴的哲学思想指导下，将哲学、天文、地理、数学、生物学、矿物学、化学、人类学、心理学等诸多学科的知识融汇在医学的理论和实践中，逐步形成一门较为完整的、科学的理论体系。

父亲认为，中医药学有着中华民族文化的深厚底蕴，仅从中医药学家的组成，就可略见一斑：①儒医：以"正"为其特点，如"正气存内，邪不可干""扶正祛邪""调和阴阳"等儒家思想，在中医学术中占有极为重要的位置。②道医：以老庄哲学为指导思想的道家思想，以"清"为其特点。"淡泊名利""养心宜静"的道家养生防病的哲学思想，对中医学的影响极大。③佛医：以"和"为其特点，在历代高僧中，出现了很多有名的僧医。因为"医本仁术"，"仁术"即是"济世活人"之术，与佛家"普度众生"的"和"的意愿是一致的。④世医：至今在北京名医中，有第17代世传中医，他们学医的过程，既要读中医药古籍，同时又深得口传心授许多绝技、秘传、秘方，在治疗中有独创之处。⑤药医：药医在农村较为广泛，他们通过学习中医基础理论，既采集运用中药治疗疾病，同时又学习医书，长期临床实践，成为"药医"。⑥铃医：走街串巷的"郎中"，其偏方、草药确有很高疗效。

总之，中医"病证"理论，涉及中华民族文化的各个方面，因而对中医药学这一民族文化"宝藏"，既要积极地进行中医药现代化，又要保持中医学理论的更快发展。提高中医药治疗效果，一定要防止一哄而起，"废医存药"或"全盘西化"的倾向，使"中医病证结合理论"瑰宝被淹没在心浮气躁的虚幻中。

父亲认为，中医、中西医结合、西医这三支队伍，其根本目的，都是为了人类的健康服务，但三者的医学体系不同，其历史使命也各有春秋。中医药学应依靠自己的理论体系，汲取现代科学技术和手段，特别是中医学之长，提高自己的诊断技术，改变中药剂型，提高疗效，促进中医药学的发展。以西医病名为纲，以此取消中医的病名，中医理论体系就难以全面发展，中医学的历史使命就难以完成。当然，西医学如果以中医病名为纲，也必然会影响西医学理论体系的发展。只有从事中西医结合的医家可以用西医病名为纲，或者以中医病名为纲均可。

父亲认为，目前，用中医药治疗许多男科疾病都取得了较好的效果，但是不被西医所承认的部分，不能认为是不科学的，只能说是西医学的现代化水平，尚不能解释中医治好病的科学内涵，不能认为中医治好病是不可信的。

譬如20世纪60年代，西医学认为，中医治疗"肠痈"（急性阑尾炎）用解毒通腑法、用泻药会造成阑尾穿孔，而致人死亡。但是通过大量的病历证实，中医药通泄法完全可以治好肠痈，从而使西医认识到，肠痈是可以用通泄法治疗的。不能说汉代张仲景用大黄牡丹汤治疗肠痈是不科学的。又如，全国各地的中医药学家，以中医病证结合、辨证论治治好一部分经西医专家诊断、做睾丸活体检查证实为"生精停滞真性无精子症"的患者，不能因为从西医学还不能解释其治病机理，就认为中医药治疗无精子症是不科学的。相反，中医药治疗无精子症，其实用价值不低于西医的人工授精，甚至于试管婴儿的实用价值。因此，父亲认为，非常有必要在中医理论体系指导下，深入研究中医治疗男科疾病的内在规律，促进中医男科学术事业的不断发展。

男科送子观音，终成肾派泰斗

父亲强调，治病必求于本，补益肾精是中医理论体系整体观点、重要论点之一。他认为，人体的形成是肾所藏之精相互结合的结果，是生命存在的基本物质，无此物质，则人无以构成与存在。因此，他总结并提出了人体十三本论之说。

历代医家均重视肾为先天之本论，肾为水脏，水位于中，人之形质皆为水类，内外百体皆赖水养。人身之水以肾为源。古代医家在《周易》等古典哲学的基础上，把肾列为五行之首，为中医药学理论体系的发展奠定了坚实的理论基础。人身之本，虽有先天后天之说，肾为先天之本以生发，脾为后天之本以荣养，肾为生气之源，脾为运化之主，然肾为五脏之本。京城四大名医之一、中医泰斗孔伯华先生精辟地提出了"肾为本中之本"的卓越见解，使肾在人体生命过程中的重要作用得以升华，使"治病求本"即治"肾"的观点加以深化。孔先生反对脱离实际的"虚学"，强调"实学"。注重临床实践，其思想对京城的中医界至今有很深的影响。

父亲提出的肾之十三本论分别是生命之本、生长之本、生殖之本、盛衰之本、生精之本、开阖之本、阴阳二气之本、气之本、生血之本、水液代谢之本、封藏之本、阳气之本、色欲之本。此论为临床治疗提供了宝贵的理论基础，并广泛应用于临床实践，形成了以重视补肾为特色的辨证论治学术思想体系。

父亲始终认为，调和阴阳是治疗一切疾病的大法，因为人体的构成，虽有脏腑、气血、津液、经络之分，但不外乎阴阳两大物质的类别；维持人体生存的要素尽管很多，但均包含在阴阳两大物质之中；疾病的发生、发展尽管变化万千，也依然是阴阳两大物质的偏盛偏衰。

父亲在 60 余年的临床实践中，在中医内科、男科的实践中，逐步认识到"男性不育症是男科学中的核心病证"，是多学科、多病种的病证类，绝非是单纯的一种不育症候群所能概括的。它涉及中医内科的心脑血管病、肝病、肾病、肠胃病等；涉及外科的皮科湿疹、皮癣、过敏性皮炎等；涉及泌尿科的癃闭症、精浊症（前列腺炎）、睾丸炎、阳痿、早泄等。

父亲在所著的《中医男科学》一书中提出，男性不育症就种子类可分为男性不育、优生优育、节制生育；前阴疾病类有淋浊病、精浊病、癃闭病、子痈病、囊痈病、血精病、水疝、肾岩病；在杂病类中有乳病病、房劳病、白淫病、伤寒（六淫）交接劳复病、女劳疸、房厥病；房中疾病有阳痿病、早泄病、阳弱病、阳强病、阳缩病、遗精病、不射精病、逆行射精病；房劳疫毒病（性传播疾病）中包括房劳疫毒病（艾滋病）、杨梅疮（梅毒）、淋性疫毒病（淋病）、非淋性疫毒病（非淋菌性尿道炎）等多病种疾病。

父亲在临床治疗男性不育症中，以阴阳学说为指导，辅以现代科学的检查手段，服用中药治疗，临床治愈者不在少数。

一、少精不育

少精不育即少精子不育病证。凡是精子密度在 2000 万／毫升以下者；精子绝对值在 4000 万／毫升以下者，同居 1～2 年未采取避孕措施，其妻有生育能力而未身孕者即可诊断为男子少精不育。少精不育在男性不育中所占比例较大，表现为肾阴虚、肾阳虚、肾阴阳两虚或阴虚内热等证型，临床常以育肾阴、温肾阳、清肾热诸法治疗，目的使体内阴阳两大物质达到平衡而精充子长。

【验案举隅】

某男，35 岁。婚后 5 年同居未育，其妻妇检正常。患者长期接触放射性物质，造成机体免疫力低下。临床表现为面色无华，神疲嗜卧，腰膝酸软，舌淡苔白，脉细尺弱。是为精气不足之象。查精子密度 1100 万／毫升，畸形精子 16%。治以补肾填精之法，以达阴阳平衡，精充子长，助身孕之目的。组方：以枸杞子、鹿茸粉、淫羊藿等补阴益阳、益肾填精之品为主。服用 1 个月后，患者精子密度 6800 万／毫升，畸形精子 12%。继服药不足两个月，其妻怀孕。

二、死精不育

死精不育是指精子的成活率低于 60% 者，表现为精虚阳弱，气盛血瘀，阴虚内热，造成气血失畅，阴阳失调，治疗以温肾填精、益气活血、育阴清热为法，使气血得畅，阴阳调和，精充子强。

【验案举隅】

某男，30 岁。婚后 4 年同居未育，其妻妇检正常。临床表现为时有阳事不举或举而不坚，面色苍白，畏寒肢冷，腰膝酸痛，舌淡苔黄，脉沉迟尺弱。是为肾阳虚衰之象。查精子密度 6500 万／毫升，活率 40%。治以温肾兴阳、活精助育之法，以达阴阳平衡、精强子壮、助身孕之目的。拟温肾活精汤加味。主用淫羊藿、巴戟天、鹿鞭、附子、肉桂、枸杞子、红花、当归等温肾益阳、补肾填精、活血通络之品。服药 1 个月后，患者房事尚可，面色红润，腰痛消失，畏寒肢冷好转，舌红苔白，脉沉弦。精子密度 8300 万／毫升，活率 67%。继服上方，附子、肉桂减半量，再服一个半月后，其妻怀孕。

三、弱精不育

弱精不育是指精液排出体外 1 小时后，向前活跃直线运动精子 3～4 级低于 40% 者。父亲在临床诊治过程中，将弱精不育的病因归纳为精气不足、精脉瘀阻、精室湿热、脾肾不足、命门火衰、阴精不足、阴虚液少所致。治疗上采用益肾填精、清利湿热、活血祛瘀、养阴清热、健脾益肾、温肾壮阳、散寒暖室、育阴增液、强精助育之法。用药组方上万般变化，不离其宗，以阴阳平衡、互根互用为要。

【验案举隅】

某男，30 岁。婚后同居 4 年未育，其妻妇检正常。房事阴茎勃起不坚，畏寒肢冷，时感腰酸软，尿频，尿后余沥不净，阴囊潮湿，纳少，大便正常，小便稍黄，舌淡苔白稍腻，脉沉弦滑尺弱。实验室检查：精子活动力 1 级，白细胞 8 ～ 10 个 / 高倍视野。证属肾阳不足，湿热下焦所致精弱不育。治以清利湿热、益肾强精。处方：淫羊藿、枸杞子、菟丝子、生地、熟地、女贞子、山茱萸、知母、黄柏、当归、红花、丹参、三七粉、蒲公英、紫花地丁、牡丹皮、甘草。30 剂，水煎，每日 3 次，每次服 100mL。嘱忌辛辣、烟酒，节制房事。

患者 1 个月后复诊，述诸症好转，实验室检查：精子密度 6800 万 / 毫升，死亡率 52%，活动力 2 级，白细胞 1 ～ 3 个 / 高倍视野。舌红苔薄黄，脉弦细尺弱。前方减蒲公英、紫花地丁，改水泛为丸，服 3 个月，每日 3 次，每次 15g。医嘱如前。

3 个月后，其妻怀孕。

按语：本案方中以淫羊藿为君，益肾填精，温肾助阳；臣为菟丝子、枸杞子、女贞子、山茱萸、生地、熟地、知母、黄柏，滋阴清热，育阴生精；当归、红花、丹参、牡丹皮、三七粉活血祛瘀止痛以通精脉；蒲公英、紫花地丁清利湿热，以强肾精；甘草调和诸药。全方配伍，阳得阴助，阴得阳化，清利湿热，使精强得育。

四、无精不育

无精子不育占不育症的 1/5，诊断要点是禁欲 5 ～ 7 天，经连续 3 次实验室精液常规检查未找到精子，经睾丸活体检查报告精子生长停滞。辨证分型：①热郁精室，阴阳欲绝。②血瘀精阻，气血失调。③阴精不足，气不得化。④先天不足，精不成形。根据临床辨证，分别治以清肾净室，调和阴阳；活血通经，调和气血；温肾养阳，煦精生子；育阴补阳，使阴生阳长。

【验案举隅】

某男，32 岁，婚后 3 年同居未育，其妻妇检正常，有生育能力。实验室检查未见到精子，白细胞 3～5 个/高倍视野。B 超检查示双侧睾丸 6mL。曾行睾丸病理检查，显示双侧睾丸组织曲细精管内未见成熟精子，偶见精细胞。现患者腰酸乏力，阴囊潮湿，尿频，尿痛，口干舌燥，舌暗红，苔薄黄，脉沉细，尺弱。此因精气不足，精室湿热所致。治以益肾生精，清利湿热。

处方：鹿茸粉、淫羊藿、肉苁蓉、山药、熟地、何首乌、枸杞子、野菊花、知母、黄柏，和蜜为丸，服用 30 天。

二诊：患者服上方 1 个月后，临床症状减轻，舌红苔淡黄，脉沉细尺弱。精液检查无精子，白细胞 1～3 个/高倍视野。上方继服 3 个月。

三诊：患者服上方 3 个月后，自觉精神体力佳，性欲强，睾丸有涨感，勃起正常，临床症状消失，舌红苔白，脉沉细，尺稍弱。精液检查无精子，白细胞 0～1 个/高倍视野。B 超检查示双侧睾丸 8mL。前方减野菊花，加女贞子滋阴生精之品。继服 3 个月。

四诊：患者服上方 3 个月后，自感睾丸涨感明显，睾丸体积增大，舌脉如前。B 超检查示双侧睾丸 12mL。上方加丹参等活血之品继服。

经过一年半不间断的中药治疗，患者由无精子到出现少量精子直至妻子怀孕。

按语：本案患者为精气不足，精室湿热，方以鹿茸粉温肾填髓，生精助育，为君；淫羊藿、肉苁蓉、山药、熟地、何首乌、枸杞子滋肾增精，益气补肾，为臣；野菊花、知母、黄柏清热利湿，清肾养阴，为佐使。全方合用，益肾生精，清利湿热，以达阴阳平衡、精生子长之力。

五、滞精不育

精滞不育（精液不液化）是指精液排出体外 1 小时内，精液液化不良或不液化者。本病在我国古代文献中尚无记载，父亲根据多年临床诊治经验并以中医病名为纲，提出"滞精不育"的诊断病名。中医学认为，人体是一个整体，滞精不育是由于脏腑阴阳的偏衰所致，男子"阴虚液少"是其主要致病原因。父亲据此提出"阴虚液少"论，再进行辨证施治，取较好的临床疗效。

滞精不育既有可能由于阴液亏虚，虚火内炽而致精液黏稠难化，又可能因阳气虚馁，命门火衰而致精液寒凝不化，还可因气阴两虚而致精滞不化，也可因湿热毒邪蕴结下焦，致精液混浊难化。治疗时应针对不同情况，调整处于失去动态平衡的阴阳两大物质系统，采取育阴增液、益气养阴、温补肾阳及清利湿热等不同法则施治。

【验案举隅】

某男，34 岁，婚后 4 年同房未育，其妻妇检未见异常。实验室检查示精液不液化。现患者腰膝酸软，性欲淡漠，形寒肢冷，面色㿠白，房事举而不坚，举坚时短，尿清长，大便不成形，舌质淡，苔白，脉沉迟尺弱。辨证属肾虚肾寒，精滞不育。治以温肾化滞。

处方：鹿茸粉、淫羊藿、附子、肉桂、巴戟天、菟丝子、车前子、山茱萸、山药、茯苓、泽泻、生甘草。60 剂，水煎服。

医嘱：治疗期间忌烟酒及辛辣之品，保持生活规律，睡眠应充足，节制性生活，每周不超过 1 次。

二诊：患者服上方 2 个月后，临床表现基本消失。实验室检查示精液不完全液化。以上方加生牡蛎、玄参、熟地，继服 1 个月。

三诊：患者服上方 1 个月后，实验室检查示精液完全液化。继服上方 1 个月。

四诊：患者服上方 1 个月未尽，其妻怀孕。

按语： 本案为命门火衰，肾虚肾寒所致精滞不育，组方以鹿茸粉、淫羊藿、附子、肉桂温肾兴阳，化滞助育，为君；巴戟天、菟丝子、车前子益肾通精，化滞助育，为臣；山茱萸、山药、茯苓、泽泻滋肾利水，化滞助育，为佐；一味生甘草调和诸药，为使。全方合用，共奏温肾化滞之功。本案诊治过程中始终贯彻以中医辨证理论为主，以中医病名为纲，辅以现代科学的检查手段，以肾为主，益阳补阴，阴阳平衡，体现了阴阳学说在治疗男性不育中的重要性。

父亲治疗男性不育，以"肾为人体生命之十三本论"为理论依据，强调肾"精"的重要性，提出男性不育的原因不离内因、外因、不内外因三种。在辨证方面，父亲以六纲辨证肾之精、气、阴、阳、水（液）、火的不同，分别论治，并提出"病"为医之纲，"证"为医之魂的理论思想，重视疾病在发生发展过程中"证"的重要性。在治疗上，以调和阴阳为治疗大法，阴阳平衡，扶正祛邪，临证加减，做到药随症变，病随药愈。

父爱如山，中医救命

1963 年初秋的一个早上，在北京东城一座小四合院内，一个小生命等不及足月怀胎，提前两个多月出生，要看看这个五彩斑斓的世界，一个体重不足四斤的早产儿，就是我，父亲的长子——陈红。

我出生后，在医院暖箱中挣扎时日，眼见不可活。外祖父、京城名医陈世安毅然将我接回家中，每日托在手中，精心照料。在我一岁半时，因患腺病毒性肺炎，住儿童医院治疗半个多月，因呼吸衰竭合并心衰，医院多次下病危通知，无奈之下，父母将我接回家中，当时症状是身热退，唯鼻翼翕动，昏睡，哭而细无声，呼吸微弱，口唇紫绀，尿少，脉微弱欲绝。当属邪阻心肺，正气欲脱。在外祖父的指导下，父亲急用西洋参、藏红花、蛤蚧尾、桃杏仁、川贝母、麦冬、五味子、生甘草煎汤，用滴管从口角处滴入，每日6次，每次10滴。3日后我睁开了双眼，尿量增多，但仍哭声细微，大便稀少，脉沉细弱。外祖父与父亲继以前方加山药医治。7日后，诸症悉减。他们又以前方加生黄芪、白术煎汤，每日滴6次，每次增至15滴。在外祖父陈世安和父亲陈文伯1个多月的悉心治疗照顾下，我终于转危为安，得以活了下来。

我自幼体弱多病，再因父母工作繁忙，因而由外祖父和外祖母看护，5岁时因好奇，跟随外祖父到患者家中出诊，看到外祖父受人尊重的情形，觉得很自豪。记得外祖父让我背的第一个口诀是"面口合谷收，肚腹三里留，腰背委中求"。他还常讲"要想小儿安，三分饥和寒"。外祖父善治小儿，因喜用陈皮，故被称为"陈皮大夫"。在我从部队回来的第二年，一日，外祖父于床榻之上打坐，无疾而终。那年，他老人家94周岁。

我得益于出生在中医世家，自幼深受传统中医理论熏陶，耳濡目染，可以说是有一定的基础。成年后我参军入伍，锻炼体魄。入伍期满，归返家中。

记得我在29岁时，因喜好饮酒，导致急性肝坏死，出现面色暗黄，双眼黄疸浸出，舌苔黄厚而腻，口干苦口渴，高热，汗出不退，纳差，大便秘结，周身乏力，又一次在死亡的边缘徘徊。父亲当时正在福建参会，闻讯后急忙赶回北京，为我调制方药。在父母的精心照料下，经过一个半月的治疗，我得以康复，中医再一次挽救了我的生命。

在35岁时，我因生活起居无度，加之家族遗传史，患上了2型糖尿病，当时检测空腹血糖达到24个单位。我近乎崩溃了，觉得生活无望，回到母亲家中，倒在沙发上，昏昏沉沉地睡着了。不记得睡了多久，蒙眬之中，觉得有人摸着我的头轻声说道："红儿不怕，有爸爸在保你无事。"我当时就泪奔了，我终于明白，什么叫父子情深。自此，我才顿悟，不能总让父母担心。在父亲的督促下，我考入北京中医药大学，从上大专到续本，系统学习中医基础理论。经过 5 年的学习，完成了中医专业本科的学业；其间亦跟随父亲系统学习中医理论，研习经典，博览众家学说，同时伺诊抄方，接触临床，广阅病例。

亦父亦师，传承使命

2008 年 7 月，我有幸被批准为第四批全国老中医药专家学术经验继承人，拜百名中医临床家陈文伯教授，也就是我的父亲为师。在患者眼中，他是受人敬仰的圆梦者；在同行眼中，他是令人敬佩的国医大家；在学生眼中，他是从医道路的引领人；在我的眼中，他既是慈父，又是严师。从医 60 多年，他始终将"医以民为天"作为座右铭，用一生诠释着"大医精诚"的真谛。

我是 2007 年调入北京市鼓楼中医医院男性科，开始临床工作。从那时起，我边工作边学习，在长期的工作学习过程中，西医学知识及诊疗水平不断提高。随着接触患者、病种的增多，我越发感觉到中医药治病的优势，因而也愈发感到中医药知识和经验的匮乏，曾经多少次梦想过重新回到课堂，聆听老师的教诲。而跟师给了我一个实现梦想与老师面对面学习的好机会，我是幸运的，我也很珍惜有这样一个机遇。

在 3 年的跟师学习过程中，我每周随父亲临床学习不少于两天，自己独立完成临床实践每周 3 天。在工作之余，按照大纲要求拜读经典医籍，对《内经》《伤寒论》《温病学》《金匮要略》经典著作进行了深刻的研修。不仅如此，我还研读了隋代巢元方所著《诸病源候论》、明代岳甫嘉所著《妙一斋医学正印·种子篇》、明代武之望所著《济阳纲目》、清代傅山所著《傅青主男科》及《神农本草经》等与我临床专业密切相关的中医著作。我按时参加并完成了北京市中医管理局组织的专家讲座及第四批全国老中医药专家学术经验继承理论课程培训班的学习，取得了结业证书。年事已高的父亲不辞辛劳，在 3 年的时间里，在每周工作之余，为我批改了 36 份月记，60 份以上的病案，经典读后感 11 份，讲解 180 余篇的随师笔记，批改我所写的论文。有时父亲不顾第二天早起出诊的辛苦，晚上为我批改到深夜，作为儿子也是继承人的我，心中所感是无法用言语来表达的。父亲常对我说："大段时间学习的机会很少，要珍惜这三年的临床学习时间，利用好它。"我记住了，也是这样做的。

通过 3 年的学习，我初步理解了父亲诊治疾病独到的辨证论治思想体系，以及用药配伍的基本原则，在提高了自己临床诊治水平的同时，最让我欣慰的是，我与父亲的感情愈发深厚了。跟师学习亦使我在独立临床实践过程中，思路更加开阔，医技水平较前有了很大的提高，患者人数逐步增多，临床治愈率增高，亦积累了大量的中医治疗男性疾病的临床经验。

我多次参与省市、区级重大科研项目的研究，曾获得 2004 年度东城区卫生局科技进步三等奖；2007 年科研课题"'抗体平'对抗精子抗体阳性男性不育患者精子膜结构的影响"获中华中医药学会科学技术三等奖。在跟师学习的 3 年时间里，我完成了科研项目课题"精滞不育（不液化症）的中医诊治规律研究"，并发表论文 1 篇。我多次应邀参加全国中医及中西医结合男性学学术研讨会，《液化丸治疗精液不液化 100 例临床对比观察》《陈文伯教授"肾为人体生命之本"的中医理论思想》《陈文伯中医男科病症结合学术思想研究》《读〈内经〉养生篇的体会——百岁工程话养生》等论文均获得大会优秀论文奖。近年来，我在各级期刊发表论文 10 余篇，参与《男科新论》《男性性功能障碍》《中医男科学》《中国百年百名中医临床家——陈文伯》等多部学术著作的编写，取得了一点成绩。

2010 年，我有幸与父亲参加北京电视台《养生堂》节目录制，播出后反响极大，门诊量剧增，使我倍感压力。父亲跟我讲：对待来找你的病人，有本地的，还有一大部分是外地甚至外国者，一定要认真准确诊断，用药要严谨，不得马虎。我从那时起谨记父亲的教诲，翻查大量的书籍及父亲、中医前辈的治病方册，努力做到准确无误，提高临床疗效。

目前，我是北京市鼓楼中医医院男科副主任医师，京城名医馆出诊专家，全国名老中医陈文伯传承工作室、北京中医药薪火传承"3+3"工程——陈文伯名家研究室及创新工作室负责人，世界中医药学会联合会男科学会理事，中国民间中医药学会生殖与男科分会常务理事；已从事临床内科、男科工作近 30 年，尤擅治疗男女不育不孕症、男性性功能障碍、少精病、弱精病、死精、精滞、精凝不育等。

兼收并蓄，立足临床

我的医学理论，承袭父亲陈文伯先生，结合历代名家经验，兼收并蓄，立足临床，虽师古而不拘泥，对前贤的理论、原则和经方，结合自身的临床实践，不断加以总结和补充。现对我的诊治经验总结如下。

一、倡导"肾为本中之本"学说

我认为，肾是人体最重要的脏器，是人体多项重要功能的根本。生命的延续全依靠肾。肾中所藏之精，是生命最基本的物质基础，生命的形成依赖肾精的互相结合，故曰肾乃生命之本。人体的生长发育、形体盛衰，亦依赖肾精的充盈，故曰肾为人体生长之本、人体盛衰之本。肾主天癸，为生殖之本。《内经》云肾为"作强之官，伎巧出焉"，"作强"有两种解释，其一指男女的性能力，也就是说人的性能力由肾来决定。其二，"强"通"疆"，为"君子自疆不息"的"疆"，作强就是保证种族繁衍，也就是说人的生殖能力。因此说，肾为生殖之本，主性欲，为色欲之本。肾为生精之本，人体的精髓、元气、精室、睾丸与精之化生皆为肾所主。人体之正气，其根本在于肾之元气，肾含元阴、元阳，故曰肾为阴阳二气之本。肾主纳气，为气之本；主气化，为膀胱气化开阖之本；主五液，为体液之本，水液代谢之本。我将"肾为本中之本"理论与临床实践广泛结合，形成以重视补肾为特色的辨证论治学术体系，不仅用于治疗男科疾病，更用于治疗诸多内科疾病，如贫血、失眠、哮喘、高血压、糖尿病等。

二、内伤七情、外感六淫均可致病

男性疾病病因复杂，一般可概括为"七情"内伤、六淫侵袭、脏腑虚弱、房事过频、饮食失调、疲劳过度、中西药物、各种射线、外伤、肿瘤、环境污染等。种种原因引起精气不足，出现各类病症。

三、治疗以肾为主，辨证施治

男科疾病的发病与五脏六腑均有联系，其病位在肾，多为肾自病，或其他脏腑失衡渐及肾，而使肾中阴阳精气发生病变。其病变过程中亦常产生多种病理产物，如痰浊、瘀血等，造成多系统的病变。因此，在治疗此类疾病时，我认为当以肾为主，整体辨证论治。根据不同的患者体质、不同的病因病机、不同的临床表现、不同的病程阶段，找到主要矛盾，整体调节，达到治疗目标。

四、精滞不育（精液不液化）的中医诊治

（一）实验资料

1. 一般资料

按照《中医男科学》所载标准，选定 2006 年 3 月～ 2008 年 8 月期间来我院治疗的精滞不育（精液不液化）患者 300 例，年龄在 23 ～ 45 岁之间，平均年龄 29.9 岁，不育年限为 2 ～ 5 年，有慢性前列腺炎等生殖系统感染史者 84 例、精索静脉曲张者 33 例、双侧隐睾者 1 例、睾丸鞘膜积液者（已手术）1 例，无明确病史者 181 例；个人生活史中饮酒者 118 例，有经常夜间睡眠不足者 57 例；按中医辨证，属阴虚液少证 258 例，气阴两虚证 20 例，湿热证 16 例，阳虚证 4 例（详见表 1）。

表 1　患者中医证型分布情况表

证型	阴虚液少证	气阴两虚证	湿热证	阳虚证
例数	258	20	18	4
百分比	86%	6.7%	6%	1.3%

2. 研究方法

病例选择标准（参考《中医男科学》所载标准）如下。

（1）婚后同居 2 年以上，性生活正常，除外女方因素而未孕者。

（2）实验室检查：精液自排出体外，1 小时以内液化不良或不液化者。

（3）排除其他严重慢性疾病。

三者皆具备方可入选。

注意事项：①实验室内温度过低易出现精液不液化，要求实验室温度必须保持在 16℃以上。②采精时，患者如使用安全套，可延长液化时间，要求患者不得使用安全套留取精液标本。③取精后已超过 1 小时以上，对于精液不液化患者容易造成漏诊。要求患者必须在采集标本 1 小时内送到实验室，化验员必须注明留取标本时间。

3. 中医辨证分型标准

中医辨证分型参考《中医男科学》所载标准。

（1）**阴虚液少证**：精液量少，头晕耳鸣，五心烦热，口干，咽干，夜梦盗汗，舌红少津，脉细稍数。

（2）**气阴两虚证**：精液量少，精滑早泄，小便频数，腰膝酸软，头晕耳鸣，

舌质淡红，苔白，脉细尺弱。

（3）湿热证：精滞不化，色黄腥臭，阴囊潮湿或热胀，小便混浊或尿黄短赤，舌质红，苔白腻或黄腻，脉弦或滑数。

（4）阳虚证：精滞不化，形寒肢冷，面色㿠白，腰膝酸软，舌质淡，苔白，脉沉迟。

4. 疗效判断标准

疗效判断标准根据《中医男科学》所载标准制定：①临床治愈：主要症状和体征消失，理化指标恢复正常（精液完全液化）。②有效：主要症状和体征部分减轻或消失，理化指标部分有所好转（精液液化时间缩短）。③无效：主要症状和体征及理化指标无改变（精液仍不液化）。

5. 具体治疗方法

具体治疗参照《中医男科学》所载方法，结合我院经验制订。

将符合前述病例选择标准的患者，按照中医辨证分型原则分别采用以下治疗方法治疗，3个月为1个疗程，治疗前后分别填写症状积分表，详细记录症状变化情况，并进行精液常规检查、血清内分泌激素检查，按照疗效判断标准，对取得的数据用统计学方法（剂量资料用 t 检验，计数资料用 x^2 检验）进行分析。

（1）阴虚液少证：采取育阴增液化滞法，以生地、熟地、玄参、车前子、牡丹皮、盐知柏、生牡蛎等，和蜜为丸，每丸重9g。每日3次，每次2丸。

（2）气阴两虚证：采取益气养阴化滞法，以生地、熟地、玄参、车前子、牡丹皮、盐知柏、生牡蛎、枸杞子、山药等，和蜜为丸，每丸重9g。每日3次，每次2丸。

（3）湿热证：采取育阴清热利湿化滞法，以生地、熟地、玄参、车前子、牡丹皮、盐知柏、生牡蛎、黄芩等，和蜜为丸，每丸重9g。每日3次，每次2丸。

（4）阳虚证：采用温肾化滞法，以生地、熟地、玄参、车前子、牡丹皮、生牡蛎、肉苁蓉、肉桂、淫羊藿等，和蜜为丸，每丸重9g。每日3次，每次2丸。

（二）研究结果

研究结果见表2～表5。

陈文伯 陈红

表 2　临床疗效分析表

组别	临床治愈	有效	无效	有效率
阴虚液少证	228 例	12 例	18 例	93%
气阴两虚证	13 例	4 例	3 例	85%
湿热证	10 例	6 例	2 例	88.9%
阳虚证	1 例	3 例	0 例	100%
合计	252 例	25 例	23 例	92.3%

从表 2 可以看出，经过上述方法治疗，临床治愈 252 例，有效 25 例，无效 23 例，有效率为 92.3%。其中，阴虚液少证 258 例，治疗后，无效 18 例，总有效率 93%。气阴两虚证 20 例，治疗后，无效为 3 例，总有效率 85%。湿热证 18 例，治疗后，无效为 2 例，总有效率 88.9%。阳虚证 4 例，治疗后，无效为 0 例，总有效率 100%。各组间疗效无明显差异（$P > 0.05$）。这表明，精滞不育症辨证分型标准与治疗方法准确有效。

表 3　治疗前后内分泌激素变化表

项目	治疗前	治疗后	P 值
FSH（mIU/mL）	4.97±0.41	5.16±0.12	> 0.05
LH（mIU/mL）	4.65±0.63	4.92±0.36	> 0.05
PRL（ng/mL）	8.55±0.35	9.28±0.29	> 0.05
T（ng/mL）	5.66±0.74	6.46±0.48	> 0.05
E2（pg/mL）	44.28±7.95	56.18±9.72	> 0.05

从表 3 可以看出，治疗前后，患者血清内分泌激素检查值均在正常范围以内，无明显变化，无明显差异（$P > 0.05$）。

表 4　饮酒与疗效的关系表

组别	有效	无效	合计	有效率
有饮酒史组	105 例	13 例	118 例	88.9%
无饮酒史组	172 例	10 例	182 例	94.5%
合计	277 例	23 例	300 例	92.3%

从表 4 可以看出，饮酒与疗效无明显差异（$P > 0.05$），治疗前患者是否饮酒与治疗效果关系不大。

表 5　睡眠与疗效关系表

组别	有效	无效	合计	有效率
睡眠充足组	238 例	5 例	243 例	97.9%
睡眠不足组	39 例	18 例	57 例	68.4%
合计	277 例	23 例	300 例	92.3%

从表 5 可以看出，睡眠与疗效有明显差异（$P < 0.05$）。这表明患者生活史中睡眠情况与治疗结果有一定关系，睡眠不佳者治疗效果较差。

（三）讨论

1.精液不液化，在我国古代医著中并无记载，近年来随着对男性不育症研究的逐步开展，有人依据中医理论对其做出了种种解释。有人认为，精液不液化是由于脾肾阳虚，无力温煦以致精液凝滞不化；也有人认为是肾阴不足，虚火内炽，灼烁精液，致使精液黏稠难化。还有人认为，精液不液化为气血两虚引起；或属于湿热下注引起。我认为，精液化验结果与多数西医检查指标一样，仅凭这一项不能断定属于哪一证，还应依据中医理论四诊合参，广泛收集患者证候，注重人体内阴阳的平衡，方能准确辨证。

2.根据"肾者，主水，受五脏六腑之精而藏之""肾气盛……精气溢泻，阴阳和，故能有子"的理论，人类的生殖繁衍与肾所藏之精是否充盈有较为密切的关系。各种原因造成生育力低下以致不育，也可以认为是由于内外邪气（如六淫、七情等）影响了肾之藏精功能，使肾之阴阳失去平衡的结果，精液不液化亦不例外。因此，临床可选用生地、熟地、玄参、车前子、牡丹皮、盐知母、盐黄柏、生牡蛎等药物治疗。其中生地滋阴清热，有补虚宣泄之功；熟地治水亏火旺，少阴不足，阳明有余，为君。玄参滋阴降火，为臣，《药类法象》称之为"足少阴肾之君药也，治本经须用"，可治火有余而阴不足。佐以生牡蛎软坚散结以化精滞。车前子强阴益阳又祛湿热，用通于闭之中，用泻于补之内。牡丹皮、盐知母、盐黄柏相伍，祛肾之燥火，然肾欲坚，以火伤之则不坚，宜从其性以补之，故以知母、黄柏为使。合方共奏育阴增液、滋水行舟、通利下焦、以化精滞之效。气阴两虚者加枸杞子、山药益气养阴，湿热下注者加黄芩、金银花等清利湿热，肾阳不足者加肉苁蓉、肉桂、淫羊藿温补肾阳。

3.研究结果显示，患者生活是否规律、睡眠是否充足对精液不液化的治疗影响甚大。在睡眠不足的患者中，治疗有效率为 68.4%，明显低于睡眠正常组（97.9%），有较为明显的差别。而且研究还发现，在无效组 23 例患者中，至少有 16 例有无法改变的夜间工作史（如三班倒的工人或需夜晚工作的商界、知识界人士）。产生这一结果的原因，与长期睡眠不足、阴精耗损严重有关。《内经》关于睡眠的论述为"阳入于阴则寐，阳出于阴则寤"。睡眠不足时，阳气不得入于阴分潜藏而浮越于外，则可灼耗阴精，出现诸如头晕目赤、口干舌燥、溲黄便干、精神疲惫等一系列阴虚火旺之象，久之可耗伤肾精，出现肾之阴液不足之象，导致精液黏稠难化。此过程如不能及时得到改变，病因不能去除，则治疗效果将受到严重影响。对此，应从两方面着手，一方面，要求患者配合医生治疗，注意劳逸结合，保证睡眠的充足；另一方面，须加大育阴填精药物的剂量，使阴精得以充盈，方可取得满意的疗效。

4. 饮酒患者与不饮酒患者的比较，疗效无明显差别，可能与此因素对精液液化影响较小有关，也可能与患者较易接受医生建议，及时停止饮用有关。另外，结果还显示，内分泌激素检查与精液液化关系不大，治疗前后的结果均在正常范围内，且无明显变化。因此，临床对本病患者无须做内分泌激素检查，可在一定程度上减轻患者医疗负担。

5. 根据以上结果，我们认为，精滞不育（精液不液化）的分型与证治，可采用本实验方法推广，进一步扩大应用并完善后，形成该病诊疗常规。具体方法详述如下。

（1）阴虚液少证

证候：精液量少，头晕耳鸣，五心烦热，口干咽干，夜梦盗汗，舌红少津，脉细稍数。

实验室检查：精液自排出体外，1 小时以内液化不良或不液化。

治法：育阴增液化滞。

处方：生地 15g，熟地 15g，玄参 12g，车前子 10g，牡丹皮 6g，盐知母、盐黄柏各 6g，生牡蛎 20g。水煎服或和蜜为丸，连服 3 个月。

（2）气阴两虚证

证候：精液量少，精滑早泄，小便频数，腰膝酸软，头晕耳鸣，舌质淡红，苔白，脉细尺弱。

实验室检查：精液自排出体外，1 小时以内液化不良或不液化。

治法：益气养阴化滞。

处方：生地 15g，熟地 15g，玄参 12g，车前子 10g，牡丹皮 6g，盐知母、盐黄柏各 6g，生牡蛎 20g，枸杞子 10g，山药 15g。水煎服或和蜜为丸，连服 3 个月。

（3）湿热证

证候：精滞不化，色黄腥臭，阴囊潮湿或热胀，小便混浊或尿黄短赤，舌质红，苔白腻或黄腻，脉弦或滑数。

实验室检查：精液自排出体外，1小时以内液化不良或不液化。

治法：育阴清热利湿化滞。

处方：生地15g，熟地15g，玄参12g，车前子10g，牡丹皮6g，知母6g，生牡蛎20g，黄芩10g，黄柏10g。水煎服或和蜜为丸，连服3个月。

（4）阳虚证

证候：精滞不化，形寒肢冷，面色㿠白，腰膝酸软，舌质淡，苔白，脉沉迟。

实验室检查：精液自排出体外，1小时以内液化不良或不液化。

治法：温肾化滞。

处方：生地15g，熟地15g，玄参12g，车前子10g，牡丹皮6g，生牡蛎20g，肉苁蓉15g，肉桂6g，淫羊藿15g。水煎服或和蜜为丸，连服3个月。

此外，应明确告知患者，治疗期间忌烟酒及辛辣之品，保持生活规律，睡眠应充足，节制性生活，每周不超过1次。

五、典型病例

1. 阳痿

高某，男31岁。2010年2月4日初诊。

主诉：阳痿6个月。

现病史：患者自述婚后6个月以来明显出现阳事不举，晨起阳举不足1分钟，腰酸痛，周身乏力，神疲嗜卧，四肢逆冷，纳食尚可，大便调，尿清长。

既往吸烟、饮酒。无药物过敏史，否认其他病史。

望闻切诊：面色苍白无华，精神疲惫，体态适中，语音低微；毛发、胡须分布正常。阴茎长5cm，双睾丸12mL，质中，无明显结节及触痛。附睾、输精管正常，无精索静脉曲张，前列腺正常。舌淡苔白，脉沉细弱。

实验室检查：男性睾酮激素水平243ng/dL，小于正常值（500ng/dL）。

辨证分析：患者阳事不举，晨起阳举不足1分钟，腰酸痛，周身乏力，神疲嗜卧，四肢逆冷，小便清长，面色苍白无华，精神疲惫，语音低微，舌淡苔白，脉沉细弱。证属精气匮乏，肾阳不足之象。

中医诊断：阳痿。

西医诊断：勃起障碍。

辨证：肾阳不足，命门火衰。

治则：益肾举阳。

处方：淫羊藿 30g，仙茅 15g，枸杞子 15g，黑附片 6g，肉桂 3g，红参 3g，山茱萸 10g，鹿角胶 10g，鹿茸粉 0.3g，生甘草 6g。14 剂，水煎服，每日 2 次，每次 100mL。

医嘱：忌生冷、辛辣、烟酒，节制房事，睡子时觉。

二诊：2010 年 2 月 22 日。患者服上方后，精神转佳，肢冷已除，四肢已温，房事交合可达 2 分钟，余症如前，舌淡苔白，脉沉细尺稍弱。上方加减治之：前方加九香虫 6g，制马钱子 0.3g，14 剂，水煎服。医嘱同前。

三诊：2010 年 3 月 8 日。患者服药后，同房交合可维持数分钟以上。性欲尚可，但仍感腰酸乏力，舌淡苔白，脉弦细。前方加丹参 10g，水蛭 3g。继服 14 剂，用法、医嘱同前。

四诊：患者服药后，阴茎举而坚，交合满意，临床症状基本消失，病告愈。

按语：患者发病 6 个月，时间不算久远。根据临床症状分析，诊断为肾阳不足，命名火衰所致阳痿。在治疗及组方上运用黑附片、肉桂温补命门火衰，为君；补阳之品淫羊藿、仙茅、山茱萸、鹿角胶、鹿茸粉温补肾阳，补益精血，为臣；枸杞子补肾填精，阴阳双补，红参大补元气，为佐；生甘草调和诸药，为使。全方合用，有益肾举阳之效。二诊加九香虫、制马钱子，增强通窍举阳之功。三诊加丹参、水蛭，增强活血通利之效。纵观本案临床诊断与治疗过程，依据肾为生命之本的辨证思想，以阴阳平衡为治疗大法，抓住主证，随证变化，临床上屡用屡验。

2. 阳事不举伴不射精症

刘某，男，38 岁。2010 年 4 月 8 日初诊。

主诉：同房不射精，伴阳事不举 3 个月。

现病史：患者自述婚后 3 年房事频繁，每周 2～3 次，近期出现房事时无精液流出，渐出现阳事不举，性交无法完成，伴腰酸乏力，失眠，健忘，偶见遗精量少，畏寒肢冷，纳食尚可，大便不成形，小便清长。

既往饮酒，无药物过敏史，否认其他病史。

望闻切诊：面色苍白无华，精神疲惫，体态适中，语音低微无力；毛发、胡须分布正常；阴茎长 5cm，双睾丸左 8mL、右 10mL，质中，无明显结节及触痛。附睾、输精管正常，无精索静脉曲张，前列腺正常。舌淡苔白，脉沉细弱。

实验室检查：男性睾酮激素水平 357ng/dL，低于正常值。

辨证分析：患者自述婚后 3 年房事频繁，每周 2～3 次，近 3 个月以来，出现房事时无精液射出，渐出现阳事不举，性交无法完成，伴腰酸乏力，失眠，健忘，偶见遗精量少，畏寒肢冷，大便不成形，小便清长。舌淡苔白，脉沉细弱。此为房事过频，耗伤肾精，致使阳事不举伴不射精症。

中医诊断：阳事不举伴不射精症。

西医诊断：勃起障碍。

辨证：肾精不足，阳事不举。

治则：益肾填精，通利精窍，温肾举阳。

处方：淫羊藿 30g，熟地 10g，枸杞子 15g，何首乌 15g，山茱萸 10g，鹿角胶 10g，鹿茸粉 0.3g，路路通 10g，制马钱子 0.3g，生甘草 10g。14 剂，水煎服，每日 3 次，每次 100mL。

医嘱：忌生冷、辛辣、烟酒，节制房事，睡子时觉。

二诊：2010 年 4 月 22 日。患者服前方后房事举而不坚，性交勉强 1 次，不满意，服药期间遗精 1 次，量少。腰酸乏力、失眠、健忘减轻，畏寒肢冷好转，大便不成形，小便清长。前方加山药 15g，红参 6g。14 剂，水煎服，服法、医嘱同前。

三诊：2010 年 5 月 10 日。患者服药后，同房交合可维持 2 分钟以上，有少量精液射出，性欲尚可，但仍感腰酸乏力。舌淡苔白，脉沉细。前方加王不留行 10g，丹参 10g，水蛭 3g。14 剂，水煎服。用法、医嘱同前。

四诊：2010 年 5 月 24 日。患者服药后，阴茎举而坚，交合满意，射精感强烈，有精液射出，临床症状基本消失。患者告愈。

按语：患者 3 年来房事频繁，损其肾精，致使精亏液少，阳气亏虚，精窍闭阻，出现同房不射精，进而房事不举。根据临床症状分析，诊断为阳事不举伴不射精症。组方时运用补肾填精之品淫羊藿、山茱萸、鹿角胶、鹿茸粉温补肾阳，补益精血；枸杞子、熟地、何首乌益阴填精；路路通、制马钱子兴阳通窍；一味生甘草调和诸药。全方合用，有补肾填精、举阳通窍之功。

3. 不射精症

孔某，男，27 岁。2011 年 2 月 22 日初诊。

主诉：房事交而不射，伴举事不坚 6 个月。

现病史：患者婚后 6 个月即成房事时举势不坚且交而不射，每次阴茎勃起仅维持不足 2 分钟，偶遗精，伴神疲乏力，腰膝酸软，失眠，健忘，畏寒肢冷，纳少，尿频夜甚，偶见气短、心悸，大便调。

既往吸烟、饮酒，有手淫史，多时每日数次。否认家族史，无药物过敏史。

望闻切诊：面色㿠白，精神疲惫，体态消瘦，语音低微。毛发、胡须分布正常。阴茎长 5cm，双睾丸 12mL，质中，无明显结节及触痛。附睾、输精管正常，无精索静脉曲张。舌红苔白，脉沉细，尺弱。

辩证分析：患者虽同床，但房事时举势不坚且交而不射，为手淫日久，伤耗精气，肾之精气亏损，精亏液少，故见神疲乏力、腰膝酸软、失眠、健忘等症。阴液亏少，损及肾阳，心肾阳虚，故临床见畏寒肢冷，气短，心悸，房事举而不坚。肾气虚损，则见尿频夜甚之症。

中医诊断：不射精症。

西医诊断：功能障碍。

辨证：精气不足，精窍闭阻。

治则：益肾兴阳，通窍开闭。

处方：制马钱子 0.3g，麻黄 6g，王不留行 10g，急性子 10g，路路通 10g，车前子 15g，泽泻 10g，巴戟天 10g，生地、熟地各 15g，红参 5g，枸杞子 15g，玄参 10g，菟丝子 10g，鹿角胶 15g，生甘草 6g。免煎颗粒剂 14 剂，每日 2 次，每次 1 袋，温开水冲服。

医嘱：忌生冷、辛辣、酒，节制性生活。

二诊：2011 年 3 月 8 日。患者服上方后，精神、体力较前充沛，阴茎勃起时间有所延长，性欲增强，但仍交而不射，偶见遗精，舌红苔白，脉沉细，余症减轻。可以看出，上方服 1 个月药后，症状有所好转，采用益肾兴阳、活血通脉显效，肾气不足尚未恢复到可控制射精的水平。继上方加鹿茸粉 0.3g，白通草 10g，以加强益肾通精之效。继服 14 剂，用法、医嘱如前。

三诊：2011 年 3 月 21 日。患者服上方后，性欲较前增强，临床症状较前均好转，房事时举而尚坚，可维持 2 分钟以上，可射精但觉无力，舌脉如前。前方加淫羊藿 30g，仙茅 15g，肉苁蓉 15g，以增强补肾益阳之功。14 剂，用法、医嘱如前。

四诊：2011 年 4 月 4 日。患者服前方后，房事时举而尚坚，可维持 5 分钟以上，临床症状基本消失，交合射精自觉较前有力，舌红苔白，脉弦细。从临证所现，患者病情基本告愈。建议食疗。

按语：患者婚后 6 个月，即成房事举势不坚且交而不射，每次阴茎勃起仅维持不足 2 分钟，偶遗精，伴神疲乏力，腰膝酸软，失眠、健忘，畏寒肢冷，纳少，尿频夜甚，偶见气短，心悸。此为精气亏损，损其肾阳，精窍闭阻而致的不射精症。方中所用制马钱子、麻黄、王不留行、急性子、路路通兴阳通窍，为君；车前子、泽泻利水通精，为臣；巴戟天、生地、熟地、红参、枸杞子、玄参、菟丝子、鹿角胶益气养阴，温肾举阳，为佐；一味生甘草补而不腻，调和诸药，为使。全方合用，益肾兴阳，通窍开闭，始终贯彻阴阳平衡为根本，使肾气充，精气旺，精有所养，开阖有度。另外，在临床治疗中，一定要注意本病应与逆行射精、无精液症相鉴别，方可做到辨证无误。

陈文伯　陈红

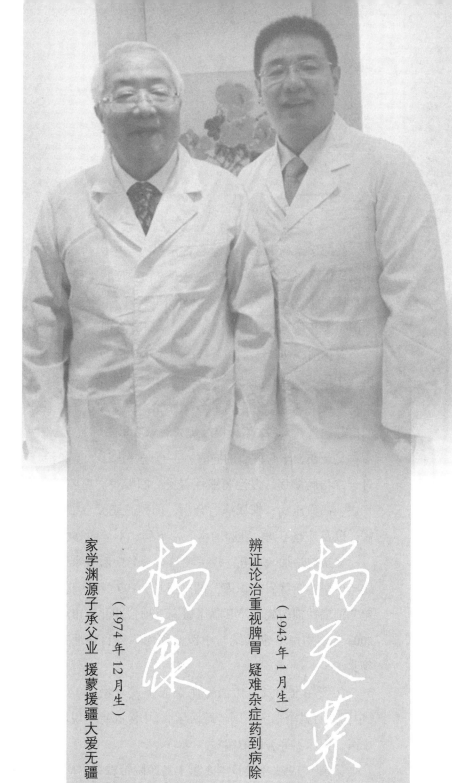

杨笑蒙
（1943 年 1 月生）

辨证论治重视脾胃 疑难杂症药到病除

杨康
（1974 年 12 月生）

家学渊源子承父业 援蒙援疆大爱无疆

我的父亲杨天荣，北京首都医科大学中医药学院教授、硕士生导师，北京市鼓楼中医医院京城名医馆特聘专家；曾任香港浸会大学中医药学院客座教授，首都医科大学中医药学院科研处处长，中国老年学学会中医研究委员会委员，中国中医药高等教育学会中医文献学研究会理事。

退休前，父亲一直在首都医科大学中医药学院从事医疗、教学、科研工作，讲授中医基础理论、中医诊断学、中医毕业论文写作、中医药科研方法、新药审批办法等课程，有丰富的教学经验；曾参加《中医专业 85（专）毕业生情况的追踪调查》，1992 年获校级优秀教学成果二等奖。

父亲在教学与科研的同时，一直坚持出诊，擅长治疗反流性食管炎、胃炎、胃十二指肠溃疡、慢性萎缩性胃炎、咽喉炎、口腔溃疡、过敏性鼻炎、心脑血管病、高血压病、糖尿病、肾病、前列腺肥大、带状疱疹、帕金森病等内科疾病，以及月经不调、乳腺增生、带下病、不孕症等中医妇科常见病。

父亲曾参加"七五"攻关项目"著名中医专家诊疗经验的研究"，任其分课题"中医古籍脾胃知识库"的副组长，1993 年获北京市科技进步三等奖；1999年"消渴冲剂药效学及其临床研究"项目获北京市中医管理局科技成果二等奖；2001 年"中医专家系统与中医知识库"项目获北京市中医管理局基础研究一等奖。

父亲在全国及省市级中医杂志上发表论文 14 篇，并参加了《诊法概要》《中国大百科全书·中国传统医学》《中医脾胃学说应用研究》《中医专家系统与中医知识库》等著作的编写。

父亲于 1993 年赴日本东京丰岛医院带教日本研修生进行临床医疗、学术指导和交流；1997～1998 年、2003～2006 年赴香港进行中医基础理论和临床教学、诊治疾病，获得好评。

耳濡目染薪火相传，辨证论治重视脾胃

父亲1943年1月出生在上海市的一个医学家庭，我的祖父、祖母、姑奶奶夫妇都是学医的。祖父母在上海市，姑奶奶在河北邯郸市，在当地都是著名的医学专家，耳濡目染，从小对父亲的影响就很大，于是立志学医，长大了好治病救人。祖父母教育父亲：行医一定要有精湛的医术，才能更好地治病救人。这就需要对医术的精益求精；更重要的是要有一个好的医德，全心全意为患者，一切为患者着想，才能更好地救死扶伤，更快地治好患者。谆谆教导，在学医行医的历程中，一直深深地影响、激励着父亲。在祖父母的教育、影响下，我的大姑、三姑、五姑也都学医。我们的大家庭，成为一个名副其实的医学之家。

我的祖父母虽然是学的西医，但也不排斥中医，提倡中西医结合，两条腿走路。这也一直影响着父亲。在父亲走上学中医之路，并从事中医学事业时，祖父母非常支持，给了他极大的信心和动力。我的母亲也是学医的，并影响了我也学中医，并从事中医学事业。

父亲于1966年7月毕业于上海中医学院（现上海中医药大学）医疗系六年制本科，为了进一步深入学习，1978年考上了北京中医学院（现北京中医药大学）首届研究生，1980年毕业，获硕士学位。在研究生就学期间，父亲跟随导师印会河教授学习。印教授主张从辨证论治、辨病论治到抓主症，认为中医学基础就是"辨证论治"，中医学的整体观念、辨证论治的原则是打不破的，是经得起实践检验的。西医学的辨病方法有很多可以用来作为中医学辨证论治的借鉴，借其明确诊断为中医学的辨证论治所用。学些西医学知识，思路就宽了，有利于摸索中医学的治疗规律。"抓主症"是抓主要症状（少数的），而不及其余，有时把西医学的辨病和中医学的抓主症一起抓，是抓此病特异性所见而其他病所不见的主要症状。因此，"抓主症"是从辨证论治发展而来的。这样一来，很多病比起从头到尾的辨证，比泛泛地辨证论治，疗效要高得多。印教授的这些思想，一直深深地影响着父亲，指导着他的临床工作。

研究生毕业以后，父亲在北京联合大学中医药学院（今首都医科大学中医药学院）从事医疗、教学、科研工作，曾任该院科研处处长。在数十年医、教、研工作中，父亲很重视对易水学派的研究。易水学派形成于金元时期，创立和

杨天荣 杨康

279

阐发了脾胃学说。尤其是李东垣传张元素之学，在其学术观点的启发下，别开蹊径，阐发《内经》"土者生万物"的理论，创立"脾胃论"。李东垣倡导脾胃之病多由于虚损，临床惯用补中、升阳、益气、益胃诸法，成为补土学派的鼻祖，对父亲的影响极深。父亲认识到，脾胃是后天之本，脾胃为气血生化之源，有胃气则生，无胃气则死。所以，父亲在临床治病时，无论是虚证、虚实夹杂证，都要补益脾胃之气，即便是实证，治病时也要保护脾胃之气。因此，脾胃学说、抓主症，是父亲学术思想贯穿的一条主线。

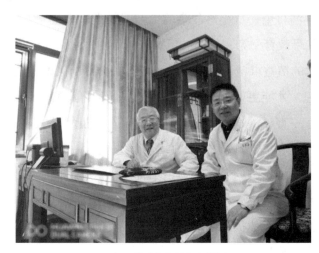

◎　杨天荣与杨康合影

谨守病机方从法出，内科诸证药到病除

一、脾胃病治验

案1　刘某，女，40岁。

胃脘胀痛，时轻时重，已十余年。近来因不慎饮食生冷又复作而前来就诊，纳差喜按，嗳气反酸，疲乏便溏，月经已净，胃镜诊断为慢性浅表性胃炎。舌淡红苔薄白，脉细弱。此乃脾胃气虚、纳运失职所致。

中医诊断：胃脘痛。

辨证：脾胃气虚证。

治法：调补脾胃，健运消食。

处方：香砂六君子汤加减。炙黄芪 30g，党参 15g，茯苓 12g，炒白术 15g，炙甘草 6g，香附 10g，陈皮 10g，砂仁（后下）6g，姜半夏 10g，姜厚朴 10g，焦麦芽 10g，焦山楂 10g，焦神曲 10g，7 剂，水煎服，日 2 次。

二诊：症状大轻，效不更方，原方再服 7 剂。

随访：临床痊愈。嘱按时饮食，细嚼慢咽，温食软食，不食辛辣之品，不饮酒，以防复发。

案 2 白某，女，28 岁。

患者胃脘胀痛已五六年，时好时犯。此次因生气而加重，胃脘胀痛连胁，嗳气频繁，心烦易怒，口苦，大便不畅，月经已净半个月，舌淡红苔白，脉弦滑。此乃郁怒伤肝，失于疏泄，横逆犯胃，胃失和降所致。

中医诊断：胃脘痛。

辨证：肝胃不和证。

治法：疏肝解郁，理气和中。

处方：柴胡疏肝散加味。柴胡 10g，枳壳 10g，白术 12g，白芍 10g，甘草 6g，川芎 6g，香附 10g，陈皮 10g，川楝子 10g，延胡索 10g，郁金 10g，瓜蒌 10g，旋覆花 10g（包煎）。7 剂，水煎服，日 2 次。

二诊：大便已畅，胃脘胀痛已减，嗳气稍作，原方去川楝子、旋覆花，加当归 10g，瓜蒌减为 6g，再服 7 剂。

随访：患者已无大碍，嘱心情舒畅，饮食合理规律。未再发作。

案 3 黄某，女，35 岁。

患者胃脘隐痛近 10 年，近来胃脘又隐隐作痛，饥不欲食，口干咽燥，大便干结，月经已净 5 天，舌红少苔，脉细数。此乃病久郁热伤阴，胃失濡养，阴虚津少液耗，上承下溉缺乏所致。

中医诊断：胃脘痛。

辨证：胃阴亏虚证。

治法：养阴益胃，佐以止痛。

处方：沙参麦冬汤加减。北沙参 15g，麦冬 15g，玉竹 12g，生山药 12g，白芍 15g，生甘草 6g，枳实 12g，白术 12g，太子参 15g，陈皮 10g，当归 10g，瓜蒌 10g，焦神曲 10g。7 剂，水煎服，日 2 次。

二诊：胃脘痛减，纳食已增，口咽润，大便不干，苔渐生，脉也不数。原方去瓜蒌，再服 7 剂。

三诊：症状大减，效不更方，原方再服 7 剂。

随访：临床痊愈。嘱按时饮食，不食辛辣之品，不饮酒，多食藕、梨、山药等汁水多的食品，以防复发。

案 4 王某，男，32 岁。

患者嗜酒，饮食不节。近几日出现胃脘痞满或疼痛，嗳腐吞酸，纳差，口干、口苦口臭，大便黏臭，四肢困倦，舌淡红，苔黄腻，脉弦滑。此因嗜酒，饮食膏粱厚味，脾不健运，胃失受纳，水湿内生，蕴久化热所致。

中医诊断：胃脘痛。

辨证：脾胃湿热证。

治法：清热化湿，理气和胃。

处方：黄连加味散加减。黄连 6g，枳实 10g，制苍术 10g，炒白术 15g，茯苓 15g，法半夏 10g，陈皮 10g，甘草 6g，竹茹 6g，连翘 10g，厚朴 10g，焦麦芽 12g，焦山楂 12g，焦神曲 12g。7 剂，水煎服，日 2 次。

二诊：胃脘痞痛减，嗳气减少，纳可，口已不苦、少臭，大便成形，苔黄腻变淡薄。原方再服 7 剂。

三诊：症状大减，原方去苍术，黄连改为 4g，再服 7 剂。

随访：临床痊愈。嘱少饮酒，不饮烈酒，不食辛辣之品，不大吃大喝，饮食规律，以防再发。

案 5 李某，男，62 岁。

患者胃脘疼痛反复发作已 20 余年，有嗜酒易怒、饮食失节史。其疼痛多位于剑突下，饭后痛，在下次进食前疼痛多已消失，胃痛喜温喜按，并伴有胃脘胀闷，嗳气反酸，大便色黑如柏油样。就诊前曾做胃镜检查，诊断为慢性胃炎、胃溃疡。舌暗淡，苔薄白，脉沉细。此乃饮食劳倦，损伤脾胃，以致脾胃虚弱，中焦虚寒，运化失职，又因肝气犯胃，使胃失和降而上逆，久病必瘀。

中医诊断：胃脘痛。

辨证：脾胃虚寒伴血瘀证。

治法：益气健脾温中，行气活血养血。

处方：黄芪建中汤加减。炙黄芪 30g，桂枝 6g，炒白术 15g，党参 15g，炒白芍 15g，炙甘草 10g，干地黄 12g，当归 10g，丹参 12g，三七粉 6g（分冲），香附 10g，陈皮 10g，姜半夏 10g，煅瓦楞子 20g（先煎），煅乌贼骨 20g（先煎），浙贝母 10g。7 剂，水煎，早晚饭前服。

二诊：胃脘胀痛、嗳气反酸均减轻，黑便减少，效不更方，原方再服 7 剂。

三诊：胃脘胀痛大减，嗳气反酸少有，大便基本正常，舌淡苔薄白，脉沉软。

处方：炙黄芪 30g，党参 15g，茯苓 12g，炒白术 15g，炒白芍 15g，炙甘草 6g，香附 10g，陈皮 10g，法半夏 10g，焦麦芽 10g，焦神曲 10g，当归 10g，丹参 12g，煅瓦楞子（先煎）20g，煅乌贼骨（先煎）20g，浙贝母 10g。14 剂，水煎，早晚饭前服。

四诊：症状大减，上方改为颗粒剂 28 剂，早晚饭前温开水冲服。

随访：临床痊愈。再做胃镜复查未见明显异常。嘱按时饮食，不大吃大喝，细嚼慢咽，温食软食，不食辛辣之品，不饮酒，以防复发。

案 6 张某，男，48 岁。

患者上腹胀痛，饭后为甚，伴嗳气恶心呕吐，反复发作已 20 余年，有情志不畅、饮食失节史，喜酸食少，形瘦。曾做胃镜检查，诊断为慢性萎缩性胃炎，伴轻度肠上皮细胞化生。舌淡苔薄白，脉沉细弱。此乃饮食劳倦，损伤脾胃，以致脾胃虚弱，运化失职，又因肝气郁结，使胃失和降而上逆，久病生瘀。

中医诊断：胃脘痛。

辨证：脾胃气虚证。

治法：补益脾胃，疏肝温中。

处方：六君子汤合逍遥散加减。炙黄芪 30g，党参 15g，茯苓 12g，炒白术 15g，炙甘草 6g，枳壳 10g，陈皮 10g，旋覆花 10g（包煎），柴胡 10g，当归 12g，白芍 10g，焦麦芽 10g，焦山楂 10g，焦神曲 10g。7 剂，水煎服，日 2 次。

二诊：胃脘胀痛、嗳气、恶心、呕吐均减轻，食欲增加，效不更方，原方再服 7 剂。

三诊：胃脘胀痛大减，嗳气、呕恶少有，舌苔如前，脉沉软。改柴胡为 6g，当归为 15g，白芍为 12g，加乌梅 10g，白花蛇舌草 15g。14 剂，水煎服，日 2 次。

四诊：症状大减，上方改为颗粒剂 28 剂，早晚饭前温开水冲服。

随访：临床痊愈。再做胃镜复查未见明显异常。嘱按时饮食，不大吃大喝，细嚼慢咽，温食软食，不食辛辣之品，不饮酒，以防复发。炒菜时可适当加些醋，每天用半个至 1 个猴头菇、一些干黄花菜、油菜，做汤食用，有助于本病的康复。

案 7 田某，女，49 岁。

患者胃脘隐隐胀痛，饭后为甚已近 20 年，近来伴嗳气恶心，口干咽燥，便结，喜酸食少，形瘦，已两个月不行月经。有情志不畅、饮食失节史。曾做胃镜检查，诊断为慢性萎缩性胃炎，伴轻度肠上皮细胞化生。舌淡红苔少，脉沉细。此乃饮食劳倦，损伤脾胃，以致脾胃气虚，运化失职，又肝郁伤胃，使胃失濡养，而和降失常。

中医诊断：胃脘痛。

辨证：脾胃气阴两虚证。

治法：补中益气，柔肝养胃。

处方：六君子汤合沙参麦冬汤加减。炙黄芪 30g，太子参 15g，炒白术 15g，炙甘草 6g，枳壳 10g，北沙参 15g，麦冬 15g，生山药 12g，旋覆花 10g（包煎），当归 12g，白芍 10g，焦麦芽 10g，焦山楂 10g，焦神曲 10g，瓜蒌 10g。7 剂，水煎服，日 2 次。

二诊：胃脘隐隐胀痛、嗳气恶心均减轻，食欲增加，大便不干，苔渐生。原方去瓜蒌，再服 7 剂。

三诊：胃脘胀痛大减，嗳气呕恶少有，舌苔如前，脉沉软。改当归 15g，白芍 12g，加乌梅 10g，白花蛇舌草 15g。14 剂，水煎服，日 2 次。

四诊：症状大减，上方改为颗粒剂 28 剂，早晚饭前温开水冲服。

随访：临床痊愈。再做胃镜复查未见明显异常。嘱按时饮食，细嚼慢咽，温食软食，不食辛辣之品，不饮酒，以防复发。炒菜时可适当加些醋，每天用半个至 1 个猴头菇、一些干黄花菜、小白菜，做汤服用，有助于康复。

二、心脑血管病

案 1　刘某，女，50 岁。

患者胸闷隐痛，时作时止，心悸气短，倦怠懒言，面色少华，头晕目眩，劳则加重，舌偏红稍有齿痕，苔薄，脉细弱而结代。就诊前曾找西医诊治，诊为冠心病。此乃病久气阴两虚，气虚则无以行血，阴虚则脉络不利，均可使血行不畅，气血瘀滞，心脉失养所致。

中医诊断：胸痹。

辨证：气阴两虚伴血瘀证。

治法：益气养血，活血通络。

处方：生脉饮合八珍汤加减。炙黄芪 30g，太子参 15g，麦冬 15g，五味子 10g，茯苓 10g，炒白术 15g，炙甘草 6g，当归 12g，赤芍 15g，丹参 18g，熟地 12g，陈皮 10g，瓜蒌 10g，薤白 10g，焦神曲 10g。7 剂，水煎服，日 2 次。

二诊：胸闷隐痛减轻，心悸气短减少，精神转佳，舌淡苔薄，齿痕已消，脉如前，再服 7 剂。

三诊：诸症继续好转，舌淡苔薄，脉细弱而结代。前方去瓜蒌，14 剂，水煎，日 2 服。

四诊：症状大减，上方改为颗粒剂 28 剂，早晚饭前温开水冲服。

随访：患者基本无不适。嘱按时温食，细嚼慢咽，不食辛辣之品，不饮酒，以防复发。

案 2　李某，男，58 岁。

患者胸闷气短，甚则胸痛彻背，心悸汗出，畏寒肢冷，腰酸乏力，面色苍白，唇甲淡紫，舌淡紫暗，脉沉微细。曾找西医诊治，诊断为冠心病。此乃病久阳气虚衰，胸阳不运，气机痹阻，血行瘀滞所致。

中医诊断：胸痹。

辨证：阳气虚衰，瘀血内阻证。

治法：益气温阳，活血通络。

处方：参附汤合右归饮加减。红参 3g（另煎），炮附子 6g（先煎），炙黄芪 30g，熟地 12g，山茱萸 12g，炒山药 12g，茯苓 10g，炒白术 15g，炙甘草 6g，川芎 6g，赤芍 15g，丹参 18g，陈皮 10g，薤白 10g，焦神曲 10g。7 剂，水煎服，日 2 次。

二诊：胸痛心悸汗出减轻，形体微寒，唇甲、舌脉如前。效不更方，再服 7 剂。

三诊：诸症继续好转，继服原方 14 剂，水煎服，日 2 次。

四诊：症状大减，上方改为颗粒剂 28 剂，早晚饭前温开水冲服。

随访：患者基本无不适。嘱按时饮食，细嚼慢咽，不食辛辣之品，注意防寒保暖，以防复发。

案 3　匡某，男，48 岁。

患者胸闷如窒而痛，痛引肩背，心悸气短喘促，倦怠懒言，肢重便黏，体胖痰多，舌淡紫苔厚腻，脉细弱而滑。就诊前曾找西医诊治，诊断为冠心病。此乃心气虚弱，脾虚生湿，胸阳失展，气机不畅，阻滞脉络所致。

中医诊断：胸痹。

辨证：气虚痰阻证。

治法：益气健脾，通阳豁痰。

处方：六君子汤合瓜蒌薤白半夏汤加减。炙黄芪 30g，党参 15g，茯苓 15g，炒白术 15g，炙甘草 6g，陈皮 10g，姜半夏 10g，姜厚朴 10g，炒薏苡仁

24g，丹参 18g，瓜蒌 10g，薤白 10g，焦麦芽 10g，焦神曲 10g。7 剂，水煎服，日 2 次。

二诊：胸闷窒痛减轻，心悸气短少见，痰减少，苔变薄腻，脉如前。再服 7 剂。

三诊：诸症继续好转，舌淡苔薄，脉细弱不滑。前方去瓜蒌，14 剂，水煎服，日 2 次。

四诊：症状大减，上方改为颗粒剂 28 剂，早晚饭前温开水冲服。

随访：患者基本无不适。嘱按时温食，细嚼慢咽，不大吃大喝，以防复发。

案 4 邝某，男，46 岁。

天气突然变冷，患者不慎受寒，出现胸痛彻背，寒则痛甚，胸闷气短心悸，甚至时有喘息、不能平卧、面色苍白、四肢厥冷。舌淡苔白，脉沉细。就诊前曾找西医诊治，诊为冠心病。此乃素体阳气虚弱，寒邪内侵，阴寒凝滞而胸阳不振，气机受阻所致。

中医诊断：胸痹。

辨证：阳虚寒凝证。

治法：益气温阳，通阳散寒。

处方：参附汤合瓜蒌薤白白酒汤加减。红参 3g（另煎），炮附子 6g（先煎），炙黄芪 30g，茯苓 15g，炒白术 15g，炙甘草 6g，枳壳 10g，陈皮 10g，丹参 18g，瓜蒌 10g，薤白 10g，焦麦芽 10g，焦神曲 10g。7 剂，水煎服，日 2 次。

二诊：胸痛减轻，胸闷心悸气短少发，四肢变温，舌脉如前。再服 7 剂。

三诊：诸症继续好转，舌淡苔薄，脉细弱。上方去瓜蒌，14 剂，水煎服，日 2 次。

四诊：症状大减，上方改为颗粒剂 28 剂，早晚饭前温开水冲服。

随访：患者基本无不适。嘱按时温食，细嚼慢咽，注意防寒保暖，以防复发。

案 5 成某，女，52 岁。

患者经常头晕目眩，动则加剧，劳累即发，面色苍白无华，唇甲淡白，发色不泽，心悸少寐，神疲懒言，饮食减少，舌质淡，脉细弱。就诊时血压 88/58mmHg。此乃气虚则清阳不展，血虚则脑失濡养所致。

中医诊断：眩晕。

辨证：气血亏虚证。

治法：补养气血，健运脾胃。

处方：归脾汤加减。炙黄芪30g，党参15g，茯神15g，炒白术15g，炙甘草6g，炒酸枣仁18g，熟地12g，炒当归12g，陈皮10g，制香附10g，砂仁6g（后下），焦麦芽10g，焦神曲10g。7剂，水煎服，日2次。

二诊：眩晕心悸减轻，睡眠好转，纳增，舌脉如前。原方再服7剂。

三诊：诸症继续好转，舌淡红苔薄白，脉细。血压96/66mmHg。原方14剂，水煎服，日2次。

四诊：症状大减，上方改为颗粒剂28剂，早晚饭前温开水冲服。

随访：基本无不适，血压110/70mmHg。嘱按时饮食，细嚼慢咽，不大吃大喝，注意营养，荤素搭配，以防复发。

案6 陈某，男，54岁。

患者常眩晕，且头重如蒙，多寐，胸闷恶心，食少便溏，苔白腻，脉濡滑。B超检查示双侧颈总动脉均有斑块，尚稳定，右侧5mm×3mm，左侧3mm×1mm。此乃脾气虚弱，健运失职，痰浊内生，蒙蔽清阳所致。

中医诊断：眩晕。

辨证：气虚痰阻证。

治法：燥湿化痰，健运脾胃。

处方：四君子汤合半夏白术天麻汤加减。炙黄芪30g，党参15g，茯苓15g，炒白术15g，炙甘草6g，陈皮10g，法半夏10g，天麻10g，荷叶5g，绞股蓝10g，葛根18g，砂仁6g（后下），焦麦芽10g，焦神曲10g。7剂，水煎服，日2次。

二诊：眩晕头重减轻，睡眠渐正常，纳增，苔薄腻，脉如前。原方再服7剂。

三诊：诸症继续好转，舌淡红，苔薄白，脉略滑。原方14剂，水煎服，日2次。

四诊：症状大减，上方改为颗粒剂28剂，早晚饭前温开水冲服。

随访：患者基本无不适。嘱B超复查双侧颈总动脉斑块变化，按时饮食，细嚼慢咽，不大吃大喝，荤素合理搭配，以防复发。

三、消渴

案1 黄某，女，30岁。

患者烦渴多饮、多食而瘦已一年半。化验检查空腹血糖8.2mmol/L，餐后血糖11.3mmol/L。就诊时口干舌燥，大便秘结，舌红苔黄燥，脉滑数有力。此乃长期过食肥甘醇酒厚味，损伤脾胃，脾胃运化失司，以致胃中内热，消谷耗液，津液不足，脏腑经络皆失濡，而发为消渴。

中医诊断：消渴。

辨证：胃热阴虚型。

治法：清热和胃，养阴生津。

处方：玉女煎加减。生石膏 30g（先煎），知母 12g，黄连 6g，生地 12g，麦冬 15g，天花粉 12g，玉竹 12g，北沙参 12g，枇杷叶 12g，葛根 15g，生山药 12g，生大黄 10g。7 剂，水煎服，日 2 次。

二诊：烦渴多饮已减轻，食量也减少，大便略干，舌脉如前。原方改生大黄为 5g，再服 7 剂。

三诊：渴饮基本正常，食量也正常，大便已通。原方去生大黄、枇杷叶，改生石膏 18g，黄连 4g，再服 7 剂，水煎，日 2 次。

四诊：症状大减，化验复查空腹血糖 6.8mmol/L，餐后血糖 8.3mmol/L。

处方：知母 12g，黄连 4g，生地 12g，麦冬 15g，天花粉 12g，玉竹 12g，北沙参 12g，葛根 15g，生山药 12g，川牛膝 10g。

上方改为颗粒剂 28 剂，早晚饭前温开水冲服。嘱按时饮食，控制一日主食量为六两，细嚼慢咽，不食辛辣之品，不饮酒，少食水果，若食藕、山药、土豆等含淀粉类的蔬菜，则按四两菜为一两主食的比例减去主食量，以防复发。

案2 冯某，男，42 岁。

患者口渴多饮、五心烦热已 7 年。化验检查空腹血糖 10.5mmol/L，餐后血糖 13.5mmol/L。就诊时小便频数，尿浊，神疲乏力气短，大便不成形，舌淡红少苔，脉沉细数。此乃长期饮食不节，脾胃运化失司，以致胃热消谷耗液，又劳倦过度，脾气虚弱所致。

中医诊断：消渴。

辨证：气阴两虚型。

治法：益气养阴，健脾补肾。

处方：六君子汤合沙参麦冬汤加减。炙黄芪 30g，太子参 15g，炒白术 15g，炙甘草 6g，北沙参 15g，麦冬 15g，生地 12g，山茱萸 12g，生山药 12g，天花粉 12g，玉竹 12g，知母 10g，地骨皮 12g，川牛膝 10g。7 剂，水煎服，日 2 次。

二诊：渴饮烦热已减轻，食量无变化，大便略成形，其他症状、舌脉如前。原方再服 7 剂。

三诊：渴饮基本正常，食可，大便基本如常，小便也好转。原方去北沙参、知母、地骨皮，再服7剂，水煎服，日2次。

四诊：症状大减，化验复查空腹血糖7.3mmol/L，餐后血糖9.5mmol/L。

处方：炙黄芪30g，太子参15g，炒白术15g，炙甘草6g，麦冬12g，生地12g，山茱萸10g，生山药12g，天花粉10g，玉竹10g，川牛膝10g。

上方改为颗粒剂28剂，早晚饭前温开水冲服。嘱按时饮食，控制一日主食量为六两，细嚼慢咽，不食辛辣之品，不饮酒，少食水果，若食藕、山药、土豆等含淀粉类的蔬菜，则按四两菜为一两主食的比例减去主食量。定时复查血糖，以防复发加重。

案3 李某，男，47岁。

患者患消渴已11年。化验检查空腹血糖11.3mmol/L，餐后血糖14.2mmol/L。近几个月来，又见胸闷隐痛，时作时止，心悸气短。就诊前曾找西医诊治，诊断为糖尿病伴冠心病。就诊时仍小便频数，尿浊，神疲乏力气短，大便尚可，舌淡紫少苔，脉沉细涩。此乃饮食不节，胃热伤阴，又劳倦过度，脾失健运而虚弱；消渴久，气阴两虚，气虚则无以行血，阴虚则脉络不利，均可使血行不畅，气血瘀滞，心脉失养所致。

中医诊断：消渴；胸痹。

辨证：气阴两虚伴血瘀证。

治法：益气养阴，健脾补肾，活血通络。

处方：六君子汤合沙参麦冬汤加减。炙黄芪30g，太子参15g，炒白术15g，炙甘草6g，北沙参15g，麦冬15g，生地12g，生山药12g，天花粉12g，玉竹12g，知母10g，赤芍15g，丹参18g，陈皮10g，瓜蒌10g，薤白10g。7剂，水煎服，日2次。

二诊：纳食、大便可，其他症状、舌脉如前。原方再服7剂。

三诊：胸闷隐痛、心悸气短减轻，纳食、大便基本如常，小便也好转。原方去北沙参，再服7剂，水煎服，日2次。

四诊：症状大减，化验复查空腹血糖8.1mmol/L，餐后血糖11.2mmol/L。

处方：炙黄芪30g，太子参15g，炒白术15g，炙甘草6g，麦冬12g，生地12g，山茱萸10g，生山药12g，天花粉10g，玉竹10g，知母10g，丹参18g，陈皮10g，薤白10g。

上方改为颗粒剂28剂，早晚饭前温开水冲服。嘱按时饮食，控制一日主食量为六两，细嚼慢咽，不食辛辣之品，少食水果，若食藕、山药、土豆等含淀粉类的蔬菜，则按四两菜为一两主食的比例减去主食量。定时复查血糖，以防复发加重。

案4 牛某，男，53岁。

患者患消渴16年。化验检查空腹血糖9.5mmol/L，餐后血糖12.6mmol/L。近几个月来，又见胸闷痛时作，心悸气短喘促，倦怠懒言，肢重便黏，形体变胖。就诊前曾找西医诊治，诊断为糖尿病伴冠心病。生化检查：总胆固醇6.5mmol/L，高密度脂蛋白胆固醇1.39mmol/L，低密度脂蛋白胆固醇4.58mmol/L。就诊时仍小便频数，尿浊，神疲乏力气短，大便尚可，舌淡紫苔厚腻，脉细弱而滑。此乃饮食不节，劳倦过度，消渴久，心气虚弱，脾虚生湿，胸阳失展，痰浊阻络所致。

中医诊断：消渴；胸痹。

辨证：气虚痰阻证。

治法：益气健脾，通阳豁痰。

处方：六君子汤合瓜蒌薤白半夏汤加减。炙黄芪30g，党参15g，茯苓15g，炒白术15g，炙甘草6g，陈皮10g，姜半夏10g，姜厚朴10g，绞股蓝15g，知母10g，黄连5g，丹参18g，瓜蒌10g，薤白10g。7剂，水煎服，日2次。

二诊：胸闷痛减轻，心悸气短少发，苔变薄腻，脉如前。原方再服7剂。

三诊：诸症继续好转，舌淡苔薄，脉细弱不滑。原方去瓜蒌，14剂，水煎服，日2次。

四诊：症状大减，化验复查空腹血糖7.9mmol/L，餐后血糖10.8mmol/L。上方改为颗粒剂28剂，早晚饭前温开水冲服。嘱按时饮食，控制一日主食量为六两，细嚼慢咽，不食辛辣之品，荤菜一日二两，不食水果，若食藕、山药、土豆等含淀粉类的蔬菜，则按四两菜为一两主食的比例减去主食量。定时复查血糖、血脂，以防复发加重。

案5 马某，男，42岁。

患者患消渴13年。生化检查空腹血糖11.3mmol/L，餐后血糖14.2mmol/L。近半年来，经常头晕目眩，动则加剧，面色苍白无华，唇甲淡白，发萎少寐。就诊时血压85/56mmHg，小便频数，尿浊，神疲乏力气短，大便不成形，舌淡少苔，脉沉细。此乃饮食不节，劳倦过度，脾胃运化失司，以致气虚则清阳不展，血虚则脑失濡养。

中医诊断：消渴；眩晕。

辨证：气血两虚证。

治法：益气养阴，健脾补血。

处方：归脾汤合沙参麦冬汤加减。炙黄芪 30g，太子参 15g，茯神 15g，炒白术 15g，北沙参 15g，麦冬 15g，炒酸枣仁 18g，生地 12g，生山药 12g，天花粉 12g，玉竹 12g，知母 10g，地骨皮 12g，炒当归 12g，陈皮 10g。7 剂，水煎服，日 2 次。

二诊：眩晕减轻，睡眠好转，食量无变化，大便略成形，其他症状、舌脉如前。原方再服 7 剂。

三诊：食可，大便基本如常，小便也好转，诸症继续好转，舌淡红苔薄白，脉细，血压 98/64mmHg。原方去北沙参、知母、地骨皮，再服 7 剂，水煎服，日 2 次。

四诊：症状大减，化验复查空腹血糖 7.9mmol/L，餐后血糖 10.3mmol/L。

处方：炙黄芪 30g，太子参 15g，炒白术 15g，麦冬 12g，生地 12g，山茱萸 10g，生山药 12g，天花粉 10g，玉竹 10g，茯神 15g，炒酸枣仁 18g，炒当归 12g，陈皮 10g。

上方改为颗粒剂 28 剂，早晚饭前温开水冲服。

随访：基本无不适，血压 114/72mmHg。嘱按时饮食，控制一日主食量为六两，细嚼慢咽，注意营养，荤素搭配，不食辛辣之品，不饮酒，少食水果，若食藕、山药、土豆等含淀粉类的蔬菜，则按四两菜为一两主食的比例减去主食量。定时复查血糖，以防复发加重。

案 6 朱某，女，58 岁。

患者患消渴近 30 年。化验检查空腹血糖 8.6mmol/L，餐后血糖 11.5mmol/L。近两年来，常眩晕头重多痰，胸闷恶心便溏，B 超检查示双侧颈总动脉均有斑块，尚稳定，右侧 4mm×2mm，左侧 6mm×3mm。就诊时，小便频而浊，神疲乏力气短，大便溏薄，舌淡苔白腻，脉沉细滑。此乃脾气虚弱，健运失职，痰浊内生，蒙蔽清阳所致。

中医诊断：消渴；眩晕。

辨证：气阴两虚兼痰阻证。

治法：益气养阴，健运脾胃，燥湿化痰。

处方：四君子汤、沙参麦冬汤合半夏白术天麻汤加减。炙黄芪 30g，党参 15g，茯苓 15g，炒白术 15g，北沙参 15g，麦冬 15g，生山药 12g，天花粉 12g，陈皮 10g，法半夏 10g，天麻 10g，荷叶 5g，绞股蓝 12g，葛根 18g，知母 10g。

7 剂，水煎服，日 2 次。

二诊：眩晕头重减轻，睡眠渐正常，食量无变化，大便略成形，苔薄腻，脉如前。原方再服 7 剂。

三诊：食可，大便基本如常，小便也好转，舌淡红苔薄白，脉略滑。原方去北沙参、麦冬、知母，14 剂，水煎服，日 2 次。

四诊：症状大减，化验复查空腹血糖 6.9mmol/L，餐后血糖 9.1mmol/L。上方改为颗粒剂 28 剂，早晚饭前温开水冲服。

随访：患者基本无不适。嘱 B 超复查双侧颈总动脉斑块变化；按时饮食，控制一日主食量为六两，细嚼慢咽，不食辛辣之品，不饮酒，少食水果，若食藕、山药、土豆等含淀粉类的蔬菜，则按四两菜为一两主食的比例减去主食量。定时复查血糖、血脂，以防复发加重。

四、水肿病

案 1 钱某，男，32 岁。

患者平素易感冒，自觉症状不显著，但发感冒，尿检随之异常，已二三年，西医诊为慢性肾炎。就诊时，患者水肿明显，倦怠乏力，食少便溏，舌淡红边有齿痕，苔薄白，脉细。化验检查尿蛋白（＋）。此因肺脾气虚，脾运失常，肺卫不固所致。

中医诊断：水肿病。

辨证：肺脾气虚证。

治法：健脾补肺，益气利水。

处方：防己黄芪汤合玉屏风散加减。炙黄芪 30g，党参 15g，炒白术 12g，防风 10g，带皮茯苓 15g，汉防己 12g，炒薏苡仁 24g，炒山药 12g，泽泻 10g，陈皮 10g，枳壳 10g，砂仁 6g（后下）。7 剂，水煎服，日 2 次。

二诊：精神好转，纳增，便仍溏，舌脉如前。原方 7 剂，水煎服，日 2 次。

三诊：精神尚佳，浮肿也减轻，纳可，大便尚不成形，舌脉如前。原方加芡实 18g，14 剂，水煎服，日 2 次。

四诊：诸症大减，上方改用颗粒剂 28 剂，早晚饭前温开水冲服。

随访：患者基本无不适。嘱劳逸结合，按时饮食，细嚼慢咽，少吃盐，应注意避免劳累受凉。对有炎症病灶者，应积极治疗直至痊愈，以防引发本病复作。

案 2 程某，女，36 岁。

患者腰脊酸痛、疲倦乏力、有时浮肿、纳少脘胀已五六年，西医诊为慢性肾炎。就诊时又见便溏，夜尿多，舌淡红边有齿痕，苔薄白，脉细。此为脾肾气虚，水气不运所致。

中医诊断：水肿病。

辨证：脾肾气虚证。

治法：健脾补肾，益气利水。

处方：参苓白术散合五苓散加减。炙黄芪 30g，党参 15g，炒白术 12g，茯苓 15g，炒薏苡仁 24g，山药 12g，熟地 12g，桑寄生 12g，泽泻 10g，陈皮 10g，枳壳 10g，砂仁 6g（后下）。7 剂，水煎服，日 2 次。

二诊：腰酸乏力减轻，精神好转，纳增，腹略胀，舌脉如前。原方 7 剂，水煎服，日 2 次。

三诊：腰酸乏力减轻较多，偶有浮肿但较轻，精神尚佳，纳可，腹略胀，大便尚不成形，舌脉如前。原方加芡实 18g，14 剂，水煎服，日 2 次。

四诊：诸症大减，上方改用颗粒剂 28 剂，早晚饭前温开水冲服。

随访：患者基本无不适。嘱劳逸结合，按时饮食，细嚼慢咽，少吃盐，应注意避免劳累受凉，可逐步增加活动。对有炎症病灶者，应积极治疗直至痊愈，以防引发本病复作。

案 3 谢某，男，48 岁。

患者腰脊酸痛、疲倦乏力、浮肿时作、纳少脘胀已 10 余年，西医诊为慢性肾炎。就诊时又见面色萎黄形衰，食欲不振，脘腹坠胀，泄泻。尿检除见蛋白外，伴红细胞。舌瘀紫边有齿痕，苔薄腻，脉细弱而涩。此乃脾肾气虚，水气不运，久则气虚运血无力，气滞血瘀，精微下流所致。

中医诊断：水肿病。

辨证：脾肾气虚血瘀证。

治法：健脾补肾，益气利水，活血化瘀。

处方：参苓白术散合五苓散加减。炙黄芪 30g，党参 15g，炒白术 12g，茯苓 15g，炒薏苡仁 24g，生地 10g，泽泻 10g，陈皮 10g，枳壳 10g，砂仁 6g（后下），当归 10g，川芎 6g，赤芍 10g，牛膝 10g，甘草 6g。7 剂，水煎服，日 2 次。

二诊：腰酸乏力减轻，精神好转，纳增，舌脉如前。原方 7 剂，水煎服，日 2 次。

三诊：腰酸乏力减轻较多，有浮肿但较轻，精神尚佳，纳可，腹略胀，大便尚不成形，舌脉如前。原方加芡实18g，14剂，水煎服，日2次。

四诊：面色萎黄好转，纳便可，浮肿偶有，舌脉也好转。检查尿蛋白（＋），红细胞已无。

处方：炙黄芪30g，党参15g，炒白术12g，茯苓15g，熟地10g，泽泻10g，陈皮10g，枳壳10g，砂仁6g（后下），当归10g，川芎6g，赤芍6g，芡实12g，甘草6g。

上方改用颗粒剂28剂，早晚饭前温开水冲服。

随访：患者基本无不适。嘱劳逸结合，按时饮食，细嚼慢咽，不食辛辣食品，严格控制食盐的摄入，注意蛋白的适度摄入，应注意避免劳累受凉，可逐步增加活动。对有炎症病灶者，应积极治疗直至痊愈，以防引发本病复作。

案4 项某，女，38岁。

患者全身浮肿，面色苍白无华，畏寒肢冷，腰脊冷痛，纳少便稀，西医诊为慢性肾炎，化验检查尿蛋白（＋＋＋）。就诊时又见精神萎靡，遗精早泄，舌嫩淡胖，边有齿痕，苔白，脉沉细无力。此乃脾肾阳虚，水气不能运化、蒸腾，水湿泛滥所致。

中医诊断：水肿病。

辨证：脾肾阳虚证。

治法：健脾益肾，温阳利水。

处方：附子理中汤合济生肾气丸加减。炮附子10g（先煎），生黄芪30g，党参15g，炒白术12g，干姜6g，桂枝5g，茯苓皮30g，熟地12g，山药12g，山茱萸12g，泽泻10g，车前子20g（包煎），陈皮10g，枳壳10g，砂仁6g（后下）。7剂，水煎服，日2次。

二诊：全身浮肿减轻，精神好转，纳增，舌脉如前。原方7剂，水煎服，日2次。

三诊：全身浮肿轻较多，精神尚佳，纳可，大便尚不成形，舌脉如前。原方加芡实18g，14剂，水煎服，日2次。

四诊：诸症大减，舌淡胖，边有齿痕但较轻，苔白，脉沉细。尿蛋白（＋）。将上方改用颗粒剂28剂，早晚饭前温开水冲服。

随访：患者基本无不适。嘱劳逸结合，按时饮食，细嚼慢咽，严格控制食盐的摄入，注意蛋白的适度摄入，应避免劳累受凉。对有炎症病灶者，应积极治疗直至痊愈，以防引发本病复作。

案5 刘某，男，47岁。

患者全身浮肿，面色苍白无华，畏寒肢冷，腰膝酸冷，纳呆，五更泄泻，西医诊为慢性肾炎。化验检查尿蛋白（+++）。就诊时又见精神萎靡，遗精阳痿，舌瘀紫，苔薄腻，脉沉细而涩。此乃脾肾阳虚，不能运化、蒸腾，水湿泛滥，阳虚寒凝血瘀所致。

中医诊断：水肿病。

辨证：脾肾阳虚血瘀证。

治法：健脾益肾，温阳利水，活血化瘀。

处方：附子理中汤合济生肾气丸加减。炮附子10g（先煎），生黄芪30g，党参15g，炒白术12g，干姜6g，桂枝6g，茯苓皮30g，熟地12g，泽泻10g，车前子20g（包煎），陈皮10g，补骨脂12g，红花10g，川芎6g，赤芍10g，砂仁6g（后下）。7剂，水煎服，日2次。

二诊：全身浮肿减轻，面色精神好转，纳增，舌脉如前。原方7剂，水煎服，日2次。

三诊：全身浮肿减轻较多，面色精神尚可，纳可，大便尚不成形，舌脉如前。原方加肉豆蔻15g，14剂，水煎服，日2次。

四诊：诸症大减，舌淡紫苔白，脉沉细不涩。检查尿蛋白（+）。上方改用颗粒剂28剂，早晚饭前温开水冲服。

随访：患者基本无不适。嘱劳逸结合，按时饮食，细嚼慢咽，严格控制食盐的摄入，注意蛋白的适度摄入，应避免劳累，防寒保暖。对有炎症病灶者，应积极治疗直至痊愈，以防引发本病复发。

五、癃闭病

案1 丁某，男，62岁。

患者小腹坠胀、尿量少而不畅已六七年。就诊时精神疲乏，食欲不振，气短语低。B超检查示前列腺中度增生。舌淡苔薄，脉细弱。此因劳倦伤脾，饮食不节，故脾气虚弱，运化无力，清气不升，浊阴不降所致。

中医诊断：癃闭病。

辨证：中气不足证。

治法：补中益气，升清降浊。

处方：补中益气汤合春泽汤加减。炙黄芪30g，党参15g，炒白术12g，炙甘草6g，陈皮10g，当归10g，枳壳10g，茯苓15g，猪苓15g，泽泻10g，砂仁6g（后下），焦神曲12g。7剂，水煎服，日2次。

二诊：小腹坠胀减轻，精神好转，纳增。原方 7 剂，水煎服，日 2 次。

三诊：小腹坠胀好转，精神尚佳，纳可，尿量稍增略畅，舌脉如前。原方 14 剂，水煎服，日 2 次。

四诊：诸症大减，上方改用颗粒剂 28 剂，早晚饭前温开水冲服。

随访：患者基本无不适。嘱保持心情愉快，劳逸结合，按时饮食，细嚼慢咽，饮食节制；每天在太阳出来又不太毒热时，走步 20 ～ 30 分钟，以增强体质；及时排尿，不要憋尿，预防本病加重。

案 2 薛某，男，70 岁。

患者小腹胀满疼痛、尿如细线、有时点滴而下，逐渐加重已二三年。就诊时精神疲乏，食欲不振，气短语微。B 超检查示前列腺重度增生。舌紫暗有瘀点，苔薄，脉细弱而涩。此因劳倦伤脾，饮食不节，故脾气虚弱，运化无力，清气不升，浊阴不降，气虚行血乏力，血瘀于下所致。

中医诊断：癃闭病。

辨证：中气不足伴血瘀证。

治法：补中益气，升清降浊，通瘀化结。

处方：补中益气汤合春泽汤加减。炙黄芪 30g，党参 15g，炒白术 12g，炙甘草 6g，陈皮 10g，枳壳 10g，茯苓 15g，猪苓 15g，当归尾 10g，炮山甲 4g（先煎），王不留行 6g，丹参 15g，川牛膝 10g，泽泻 10g，砂仁 6g（后下），焦神曲 12g。7 剂，水煎服，日 2 次。

二诊：小腹胀满疼痛减轻，精神好转，纳增。原方 7 剂，水煎服，日 2 次。

三诊：小腹胀满疼痛好转，精神尚佳，纳可，尿量稍增略畅，舌脉如前。原方 14 剂，水煎服，日 2 次。

四诊：舌淡紫，瘀点变淡，苔薄，脉细已不涩，其他症状大减。原方去炮山甲，改用颗粒剂 28 剂，早晚饭前温开水冲服。

随访：患者基本无不适。嘱保持心情愉快，劳逸结合，按时饮食，细嚼慢咽，饮食节制；每天在太阳出来又不太毒热时，步行 20 分钟，以增强体质；及时排尿，不要憋尿，预防本病加重。

案 3 温某，男，74 岁。

患者夜尿次数多、小腹胀满、点滴不爽、排出无力、半夜尤甚已四五年。就诊时面色㿠白，神气怯弱，畏寒，腰膝酸冷无力。B 超检查示前列腺中度增生。舌淡苔薄白，脉沉细而尺弱。此因久病年高，脾阳运化无力，脾病及肾，脾肾阳虚，命门火衰，气化不及州都所致。

中医诊断：癃闭病。

辨证：脾肾阳虚证。

治法：温补脾肾，温阳利尿。

处方：补中益气汤合济生肾气丸加减。炙黄芪30g，党参15g，炒白术12g，炙甘草6g，陈皮10g，当归10g，熟地12g，炮附子6g（先煎），桂枝6g，茯苓15g，车前子15g（包煎），泽泻10g，砂仁6g（后下），焦神曲12g，川牛膝10g。7剂，水煎服，日2次。

二诊：小腹胀满减轻，畏寒、腰膝酸冷也减轻，精神好转。原方7剂，水煎服，日2次。

三诊：夜尿次数减少，小腹胀满好转，精神尚佳，尿量稍增略畅，排尿改善，舌脉如前。原方14剂，水煎服，日2次。

四诊：夜尿次数减为每夜2次，尿量增，排尿较畅，面色好转，舌淡苔薄白，脉沉细。上方改用颗粒剂28剂，早晚饭前温开水冲服。

随访：患者诸症大减。嘱保持心情愉快，劳逸结合，按时饮食，细嚼慢咽，荤素搭配，营养合理；每天在太阳出来又不太毒热时，步行20分钟，以增强体质；及时排尿，不要憋尿，预防本病加重。

案4 茹某，男，80岁。

患者夜尿次数多，小腹胀满疼痛、小便点滴不爽、排出无力、半夜尤甚已10余年。就诊时面色㿠白，神气怯弱，畏寒，腰膝酸冷无力。B超检查示前列腺重度增生。舌紫暗有瘀点，苔白，脉沉细弱而涩。此因久病年高，脾阳运化无力，脾病及肾，脾肾阳虚，命门火衰，气化不及，阳虚寒凝，瘀血阻塞于膀胱尿道之间所致。

中医诊断：癃闭病。

辨证：脾肾阳虚血瘀证。

治法：温补脾肾，温阳利尿，行瘀散结。

处方：补中益气汤合济生肾气丸加减。炙黄芪30g，党参15g，炒白术12g，炙甘草6g，陈皮10g，熟地12g，炮附子6g（先煎），桂枝6g，茯苓15g，当归尾6g，炮山甲4g（先煎），王不留行4g，丹参15g，车前子15g（包煎），泽泻10g，砂仁6g（后下），川牛膝10g。7剂，水煎服，日2次。

二诊：小腹胀满疼痛减轻，畏寒、腰膝酸冷也减轻，精神好转。原方7剂，水煎服，日2次。

三诊：夜尿次数减少，小腹胀满好转，精神尚佳，尿量稍增略畅，排尿改善，舌脉如前。原方 14 剂，水煎服，日 2 次。

四诊：夜尿次数减为每夜 2 次，尿量增，排尿较畅，面色好转，舌淡紫瘀点变淡，苔薄，脉沉细已不涩，其他症状大减。原方去炮山甲，改用颗粒剂 28 剂，早晚饭前温开水冲服。

随访：患者诸症大减。嘱保持心情愉快，劳逸结合，按时饮食，细嚼慢咽，荤素搭配，营养合理；每天在太阳出来又不太毒热时，步行 15 分钟，以增强体质；及时排尿，不要憋尿，预防本病加重。

六、震颤麻痹

案 1 段某，女，64 岁。

患者年轻时月经量过多，生育子女又多，致月经早绝，素体阴血亏虚，血病及气，倦怠食少，头晕心悸，面色萎黄，自汗，神疲气短。几年来，有时手足蠕动，甚则抽搐，走路时起步较慢，字越写越小。西医诊断为帕金森综合征，用左旋多巴口服治疗。因疗效不显，故前来中医诊治，以求中西医结合治疗。就诊时，诸症如上所述，舌淡红苔白，脉细弦。此因素体阴血亏虚，又因血病及气，气血生化乏源，气血两虚，不能荣养筋脉所致。

中医诊断：震颤麻痹。

辨证：气血不足证。

治法：补益气血，养血止痉。

处方：八珍汤加减。炙黄芪 30g，党参 15g，炒白术 15g，茯苓 12g，枳壳 10g，熟地 12g，当归 12g，炒白芍 10g，川芎 6g，生龟板 20g（先煎），生牡蛎 20g（先煎），陈皮 10g，炙甘草 6g，砂仁 6g（后下），焦神曲 12g。7 剂，水煎服，日 2 次。

二诊：头晕心悸减轻，食增，舌脉如前。原方再服 7 剂，水煎服，日 2 次。

三诊：面色好转，其他症状也减轻。原方再服 14 剂，水煎服，日 2 次。

四诊：手足蠕动减轻，抽搐很少发作，走路时起步尚可，写字也逐渐变大。原方改为颗粒剂 28 剂，早晚饭前温开水冲服。

随访：患者诸症均有较大改善。嘱原方颗粒剂继续用温开水冲服，每日 1 次，再服 1 个月，以观疗效。嘱心情愉快，饮食规律，细嚼慢咽，荤素搭配，营养合理；可以在蚕豆成熟季节，炒嫩蚕豆，连皮一起吃，每日 20 多粒，作为辅助治疗；每天走路 15 分钟，以增强体质。

案 2 裴某，男，69 岁。

患者素体虚弱，饮食又以素食为主，只吃鸡蛋，很少吃鱼肉、家禽，遂致气血不足，食少倦怠，神疲气短，自汗便溏，头晕心悸，面色萎黄。近四五年来，有时出现手足蠕动。西医诊断为帕金森综合征，用左旋多巴口服治疗。近几个月以来，出现四肢抽搐，发作较甚，走路时起步较慢，字越写越小，故前来中医诊治，以求中西医结合治疗。就诊时，诸症如上所述，面色萎黄且灰暗，舌淡紫苔白，脉细弱而涩。此因饮食少，又以素食为主，气血生化乏源，气血两虚，加之年事已高，又气虚血瘀，更不能荣养筋脉所致。

中医诊断：震颤麻痹。

辨证：气血两虚伴血瘀证。

治法：补益气血，养血止痉，化瘀通络。

处方：八珍汤加减。炙黄芪30g，党参15g，炒白术15g，茯苓12g，枳壳10g，熟地12g，当归12g，炒白芍10g，川芎6g，红花10g，桃仁6g，生龟板20g（先煎），生牡蛎20g（先煎），陈皮10g，炙甘草6g，砂仁6g（后下），焦神曲12g。7剂，水煎服，日2次。

二诊：头晕、心悸减轻，纳增，舌脉如前。原方再服7剂，水煎服，日2次。

三诊：面色好转，其他症状也减轻。原方加芡实18g，再服14剂，水煎服，日2次。

四诊：精神好转，大便渐成形，面色好转且不灰暗，手足蠕动减轻，抽搐发作减少，走路时起步尚可，写字也逐渐变大。上方改为颗粒剂28剂，早晚饭前温开水冲服。

随访：患者诸症均有较大改善，舌淡苔白，脉细弱而不涩。嘱颗粒剂继续用温开水冲服，每日1次，再服1个月，以观疗效。嘱心情愉快，饮食规律，细嚼慢咽，荤素搭配，要吃些鱼肉、家禽，需营养均衡；可在蚕豆成熟季节，吃炒嫩蚕豆，连皮一起吃，每日20多粒，作为辅助治疗；每天走路15分钟，以增强体质。

同病异治异病同治，妇科杂病妙手施治

一、月经病

案1 周某，女，33 岁。

患者月经提前 1 周而行，经量增多，色淡质稀，神疲肢倦，纳少便溏，小腹空坠。就诊时，月经刚净两天。舌质淡，脉细弱。此乃饮食失节，又劳倦过度，损伤脾气，运化失常，因而中气虚弱，统摄无权，冲任不固，经血失统，以致月经先期来潮。

中医诊断：月经先期。

辨证：中气虚弱证。

治法：补中益气，摄血调经。

处方：补中益气汤加减。炙黄芪 30g，党参 15g，炒白术 12g，当归 12g，柴胡 5g，升麻 5g，枳壳 10g，陈皮 10g，茯苓 15g，芡实 18g，炙甘草 6g，焦麦芽 10g，焦神曲 10g。7 剂，水煎服，日 2 次。

二诊：精神好转，舌脉如前。原方再服 7 剂，水煎服，日 2 次。

三诊：纳增，大便基本成形，舌脉如前。为预防月经周期提前，原方改当归为当归身 12g，加牡丹皮 10g，生栀子 10g，再服 7 剂，水煎服，日 2 次。嘱若月经来潮，则停服上药，并在经行期间忌用寒凉性药物和食物，若经行正常，则待经净后再来就诊。

四诊：上药如期服完，月经仅提前 3 天而临，遂来就诊。经量基本正常，经色转淡红、质尚可，精神好转，纳增，大便基本成形，舌淡红，脉细滑。

处方：炙黄芪 30g，党参 15g，炒白术 12g，当归 12g，柴胡 5g，升麻 5g，枳壳 10g，陈皮 10g，茯苓 15g，芡实 12g，炙甘草 6g，焦麦芽 10g，焦神曲 10g。7 剂，水煎服，日 2 次。

随访：经行 5 天后净，无不适感。嘱心情愉快，注意冷暖，饮食合理，劳逸结合。上方去柴胡、升麻，于每月经净后，服用颗粒剂 10 剂，再服两个月即可。

案2 吴某，女，42 岁。

患者月经提前 6 天而行，经量少，色暗淡，质稀薄，食少倦怠，腰骶酸软，尿多便溏。就诊时，月经刚净，舌淡而嫩，脉沉细弱。此乃饮食不节，劳倦失当，因而中气虚弱，又久病及肾，致脾肾气虚，统摄无权，冲任不固而成。

中医诊断：月经先期。

辨证：脾肾气虚证。

治法：补益脾肾，摄血调经。

处方：补中益气汤加减。炙黄芪 30g，党参 15g，炒白术 12g，当归 12g，熟地 12g，山茱萸 12g，山药 12g，陈皮 10g，茯苓 15g，益智仁 12g，补骨脂 12g，炙甘草 6g，焦麦芽 10g，焦神曲 10g。7 剂，水煎服，日 2 次。

二诊：精神好转，舌脉如前。原方再服 7 剂，水煎服，日 2 次。

三诊：纳增，尿量减，大便基本成形，舌脉如前。为预防月经周期提前，原方改当归为当归身 12g，加牡丹皮 10g，生栀子 10g，再服 7 剂，水煎服，日 2 次。嘱若月经来潮，则停服上药，并在经行期间忌用寒凉性药物和食物，若经行正常，则待经净后再来就诊。

四诊：上药如期服完，月经周期仅提前 3 天而临，遂来就诊。经量基本正常，经色转淡红、质可，精神好转，腰骶酸软偶见，纳增，大便尚可，舌淡红，脉沉细。上方去牡丹皮、栀子，7 剂，水煎服，日 2 次。

随访：经行 6 天后净，无不适感。嘱心情愉快，注意冷暖，饮食合理，劳逸结合。原方改为颗粒剂，于每月经净后服用 10 剂，再服两个月即可。

案 3 郑某，女，45 岁。

患者经来先后无定期，经量少，色淡暗、质清稀，食少倦怠，腰骶酸痛，头晕耳鸣。就诊时，月经刚净，舌淡苔少，脉沉细尺弱。此因脾病及肾，致脾肾气虚，又近绝经年龄，肾气更弱，封藏失司，冲任不调，而血海蓄溢失常，以致月经错乱，先后不定。

中医诊断：月经先后不定期。

辨证：脾肾气虚证。

治法：补脾益肾，摄血调经。

处方：补中益气汤合六味地黄丸加减。炙黄芪 30g，党参 15g，炒白术 12g，当归 12g，熟地 12g，山茱萸 12g，山药 12g，陈皮 10g，茯苓 15g，菟丝子 12g，五味子 12g，炙甘草 6g，焦麦芽 10g，焦神曲 10g。7 剂，水煎服，日 2 次。

二诊：精神好转，舌脉如前。原方再服 7 剂，水煎服，日 2 次。

三诊：头晕耳鸣减轻，纳增，舌脉如前。为预防月经周期提前，原方改当归为当归身 12g，再服 7 剂，水煎服，日 2 次。嘱若月经来潮，则停服上药，并在经行期间忌用寒凉性药物和食物，若经行正常，则待经净后再来就诊。

四诊：上药如期服完，月经周期仅提前 3 天而临，遂来就诊。经量增，经色淡、已不暗，经质尚可，精神好转，腰骶酸痛偶见，纳增，大便尚可，舌淡红，脉沉细。上方 7 剂，水煎服，日 2 次。

随访：经行 5 天后净，无不适感。嘱心情愉快，注意冷暖，饮食合理，劳逸结合。原方改为颗粒剂，于每月经净后服用 10 剂，再服两个月即可。

案 4 林某，女，29 岁。

患者月经量明显增多，周期基本正常，色淡红、质清稀，面色㿠白，气短懒言，神疲肢倦，小腹空坠，心悸。就诊时，正值经期量多，舌质淡，脉细弱。此乃体质素弱，饮食劳倦，久病伤脾，使中气虚弱，经行之际，气随血泄，其虚益甚，不能摄血固冲所致。

中医诊断：月经过多。

辨证：中气虚弱证。

治法：补中益气，摄血固冲。

处方：补中益气汤加减。炙黄芪 30g，党参 24g，炒白术 12g，当归 12g，升麻 5g，阿胶粉 6g（另冲），焦艾叶 10g，炮姜炭 6g，茯神 18g，远志 10g，炙甘草 10g，焦麦芽 10g，焦神曲 10g。7 剂，水煎服，日 2 次。

二诊：月经 6 天净，行经时经量减少，经色淡红、质可，精神好转，小腹基本无不适感，舌脉如前。原方去焦艾叶、炮姜炭，再服 14 剂，水煎服，日 2 次。

三诊：面色、精神均好转，舌淡脉细。为预防此次月经量多，按一诊方再服 7 剂，水煎服，日 2 次。嘱若月经正常行经，则服完上药即可，待经净后再来就诊。

四诊：上药如期服完，月经基本正常，经净后遂来就诊。经量基本正常，经色转淡红、质尚可，精神好转，其他基本无不适，舌淡红，脉细。

处方：炙黄芪 30g，党参 24g，炒白术 12g，当归身 12g，升麻 5g，阿胶粉 6g（另冲），茯神 18g，远志 10g，炙甘草 10g，焦麦芽 10g，焦神曲 10g。7 剂水煎服，日 2 次。

随访：患者面色、精神尚佳，无不适感。嘱心情愉快，注意冷暖，饮食合理，劳逸结合；于每月经净后服用颗粒剂 10 剂，再服两个月即可。

案5 叶某，女，31岁。

患者月经量明显减少，有时点滴即净，色淡无块；周期基本正常，经期缩短不足两天，伴头晕眼花，食少倦怠，心悸，面色萎黄，小腹空坠。就诊时，刚经净1天，舌淡红，脉细。此乃素体血虚，又饮食劳倦，思虑伤脾，使脾气虚弱，化源不足，血海不充而致。

中医诊断：月经过少。

辨证：气血虚弱证。

治法：益气养血调经。

处方：八珍汤加减。炙黄芪30g，党参15g，炒白术15g，当归12g，川芎6g，炒白芍10g，熟地12g，茯神18g，炙甘草10g，砂仁6g（后下），陈皮10g，焦麦芽10g，焦神曲10g。7剂，水煎服，日2次。

二诊：食增，头晕、心悸减轻，精神好转，舌脉如前。原方再服14剂，水煎服，日2次。

三诊：面色、精神均好转，舌淡红，脉细。原方改白芍为赤芍10g，再服7剂，水煎服，日2次。

四诊：上药服完，月经4天净，经色转淡红、质尚可，精神好转，其他基本无不适，舌淡红，脉细。按一诊原方改用颗粒剂14剂，温开水冲服，日2次。

随访：患者面色、精神尚佳，无不适感。嘱心情愉快，注意冷暖，饮食合理，荤素搭配，劳逸结合；于每月经净后，按一诊原方用颗粒剂14剂，温开水冲服，日2次。再服两个月即可。

案6 金某，女，32岁。

患者经停后一二日，小腹隐隐作痛而喜揉按，平素经量少、色淡质薄，神疲乏力，面色不华，纳少便溏。就诊时，刚经净1天，则小腹即隐隐作痛且喜揉按，他症如上所述，舌淡，脉细弱。此乃脾胃素虚，化源不足，久病气血俱虚，冲任气血虚少；经后血海更加空虚，冲任、胞脉失于濡养，兼之气虚血滞，无力流通，因而发生痛经。

中医诊断：痛经。

辨证：气血虚弱证。

治法：益气补血，调经止痛。

处方：八珍汤加减。炙黄芪30g，党参18g，炒白术15g，当归12g，川芎6g，炒白芍10g，熟地12g，茯苓18g，香附10g，延胡索10g，炙甘草10g，砂仁 6g（后下），陈皮 10g，芡实 18g，焦麦芽 10g，焦神曲 10g。7 剂，水煎服，日 2 次。

二诊：食增，精神好转，腹痛也消，舌脉如前。原方再服 14 剂，水煎服，日 2 次。

三诊：面色、精神均好转，大便渐成形，舌淡红，脉细。原方改白芍为赤芍 10g，再服 7 剂，水煎服，日 2 次。

四诊：经净后数天，前来就诊时述经后腹痛未作，经色转淡红、质尚可，精神好转，其他基本无不适，舌淡红，脉细。按一诊原方改用颗粒剂 14 剂，温开水冲服，日 2 次。

随访：患者面色、精神尚佳，无不适感。嘱心情愉快，注意冷暖，饮食合理，荤素搭配，劳逸结合；于每月经净后，按一诊原方用颗粒剂 14 剂，温开水冲服，日 2 次。再服两个月即可。

案 7 韩某，女，32 岁。

患者素体虚弱，又因产后哺乳过久，饮食简单又劳累，月经来潮两次以后，经期逐渐后延，经量少，经色淡而质薄，继而停闭不行，伴头昏眼花、心悸气短，神疲肢倦，食欲不振，毛发不泽，易脱落，形瘦，面色萎黄。就诊时，舌淡苔薄，脉沉缓，其他症状如上所述。此乃脾胃素弱，饮食劳倦，忧思过度，损伤心脾，化源不足，又哺乳过久，营血不足，冲任失养，血海空虚，以致月经停闭。

中医诊断：闭经。

辨证：气血虚弱证。

治法：补气养血调经。

处方：人参养荣汤加减。炙黄芪 30g，党参 18g，炒白术 15g，当归 12g，川芎 6g，炒白芍 10g，熟地 12g，茯神 18g，陈皮 10g，远志 10g，五味子 10g，炙甘草 10g，砂仁 6g（后下），陈皮 10g，焦麦芽 10g，焦神曲 10g。7 剂，水煎服，日 2 次。

二诊：食增，精神好转，舌脉如前。原方再服 14 剂，水煎服，日 2 次。

三诊：面色、精神均好转，头昏、心悸也减轻，舌淡红，脉沉细。原方改白芍为赤芍 10g，再服 7 剂，水煎服，日 2 次。

四诊：药后经行，经色转淡红、质尚可，精神好转，其他基本无不适，舌淡红，脉细。按一诊原方改用颗粒剂 14 剂，温开水冲服，日 2 次。

随访：患者面色、精神均佳。嘱心情愉快，注意冷暖，饮食合理，荤素搭配，劳逸结合；于每月经净后，按一诊原方用颗粒剂 14 剂，温开水冲服，日 2 次。再服两个月，观察疗效尚可。

二、带下病

案 1 许某，女，33 岁。

患者带下色白或淡黄，质黏稠，无臭气，绵绵不断，阴痒，面色萎黄，精神疲倦，纳少便溏，两足跗肿，前来就诊。舌淡苔白腻，脉缓弱。此因饮食不节，劳倦过度，思虑过多，情怀抑郁，肝气乘脾，损伤脾气，运化失常，水谷精微不能上输以化血，反聚而成湿，流注下焦，伤及任、带脉而为带下。

中医诊断：带下病。

辨证：脾气虚弱证。

治法：健脾益气，升阳除湿。

处方：完带汤加减。炙黄芪 30g，党参 15g，炒白术 12g，制苍术 12g，茯苓 15g，山药 12g，炒白芍 10g，陈皮 10g，柴胡 10g，车前子 15g（包煎），炙甘草 6g，焦麦芽 10g，焦神曲 10g。7 剂，水煎服，日 2 次。

另用蛇床子、川椒、明矾、苦参、百部各 10g，煎汤趁热先熏后坐浴，每日 1 次，10 次为 1 个疗程。嘱患者若见阴痒破溃，则去川椒。

二诊：精神好转，带下色白量减，质稍黏稠，阴部微痒，舌脉如前。原方再服 7 剂，水煎服，日 2 次。外用药如上，续用 3 天。

三诊：纳增，大便基本成形，面色、精神好转，两足跗肿减轻，带下已正常，阴部也不痒，舌淡苔白，脉缓弱。原方去苍术、柴胡，再服 7 剂，水煎服，日 2 次。外用药停用。

四诊：带下正常，纳便可，两足跗肿消退，其他基本无不适，舌淡苔白，脉缓。嘱心情愉快，注意冷暖，注意下部卫生，饮食合理，劳逸结合。以上内服方改为颗粒剂，再服 10 剂即可。

案 2 赵某，女，47 岁。

患者带下色白，质稀无臭气，绵绵不断，但阴部不痒，面色㿠白，神疲纳少，便溏跗肿，四肢不温，腰膝酸痛，前来就诊。舌淡苔白，脉沉弱。此乃饮食劳倦，思虑过多，损伤脾气，水谷精微不能上输，聚湿下注，伤及任、带脉，又近绝经年龄，脾病及肾所致。

中医诊断：带下病。

辨证：脾肾气虚证。

治法：健脾益肾，升阳除湿。

处方：完带汤加减。炙黄芪 30g，党参 15g，炒白术 15g，茯苓 15g，山药 12g，杜仲 10g，菟丝子 10g，陈皮 10g，金樱子 10g，芡实 15g，车前子 15g（包煎），炙甘草 6g，焦麦芽 10g，焦神曲 10g。7 剂，水煎服，日 2 次。

二诊：精神好转，带下色白量减，四肢转温，舌脉如前。原方再服 7 剂，水煎服，日 2 次。

三诊：纳增，大便基本成形，面色、精神好转，跗肿、腰膝酸痛减轻，带下渐正常，舌淡苔白，脉弱略沉。原方不变，再服 7 剂，水煎服，日 2 次。

四诊：带下正常，纳便可，跗肿消退，其他基本无不适感，舌淡苔白，脉缓。嘱心情愉快，注意冷暖，注意下部卫生，饮食合理，劳逸结合。上方改为颗粒剂，再服 28 剂。

三、不孕症

毕某，女，28 岁。

患者婚后久不受孕，形体肥胖，经行延后，有时甚或闭经，带下色白量多，质黏稠，面色萎黄，头晕心悸，胸闷泛恶，前来中医就诊时，月经刚净，苔白腻，脉滑。此因饮食不节，脾运失常，内生痰湿，壅阻气机，气血不畅，胞脉闭塞，不能摄精成孕。

中医诊断：不孕症。

辨证：痰湿内蕴证。

治法：健脾燥湿化痰，理气行血调经。

处方：启宫丸加减。制苍术 12g，炒白术 12g，茯苓 15g，法半夏 10g，炙黄芪 12g，陈皮 10g，香附 10g，川芎 6g，石菖蒲 12g，远志 10g，焦麦芽 10g，焦神曲 10g。7 剂，水煎服，日 2 次。

嘱患者荤素搭配，饮食合理，尽量减至正常体重。

二诊：精神好转，饮食已适当控制，胸闷减，不恶心，带下色白量减，质稍黏稠，舌脉如前。原方再服 7 剂，水煎服，日 2 次。

三诊：面色、精神好转，头晕、胸闷、心悸偶犯，带下已正常，舌淡苔薄腻，脉稍滑。原方再服 7 剂，水煎服，日 2 次。

四诊：带下正常，纳便可，其他基本无不适感，舌淡红苔白，脉缓。

处方：炙黄芪 12g，炒白术 12g，茯苓 15g，法半夏 10g，陈皮 10g，香附 10g，当归 10g，川芎 10g，桃仁 10g，炮姜 3g，炙甘草 6g，焦麦芽 10g，焦神曲 10g。7 剂，水煎服，日 2 次。

随访：服药后，月经错后 5 天而行，经行 4 天即净，经量偏少，经色暗红、有小血块，小腹略有不适。嘱每次经净后，服一诊方 14 剂，水煎服，日 2 次。按正常行经时间，提前 1 周服四诊方，5 剂，水煎服，日 2 次。嘱心情愉快，注意冷暖，注意下部卫生，合理控制饮食，劳逸结合。

8 个月后，遇见其家属得知，按上述两方，服用上述两方 3 个月，月经周期逐渐正常，带下色、量渐正常，体重也减轻，其他感觉尚好，现已怀孕。

辨疑不惑治难不乱，法严方活疗效显著

一、鼻渊病

案 1 谢某，女，43 岁。

患者鼻塞时轻时重或交替性发作，流涕白黏或清稀，易感冒，已持续 15 年。每年春天开花季节或遇风冷，则发作加重，西医诊断为过敏性鼻炎。就诊时，咳嗽喷嚏，涕流白黏，嗅觉减退，伴头晕恶风。检查可见鼻腔黏膜淡红肿胀，鼻甲肥大。舌淡苔白，脉细。此乃肺脾气虚，肺失宣降，脾运失常，湿浊困鼻，又外感风邪所致。

中医诊断：鼻渊病。

辨证：肺脾气虚，外感风寒证。

治法：补益肺脾，散寒通窍。

处方：补中益气汤合苍耳子散加减。生黄芪 30g，党参 15g，炒白术 12g，当归 12g，柴胡 4g，升麻 4g，陈皮 10g，茯苓 15g，桂枝 10g，苍耳子 10g，辛夷 10g，白芷 15g，防风 10g，桔梗 10g，炙甘草 6g。7 剂，水煎服，日 2 次。

另用鹅不食草 50g，颗粒剂分装成 10 包，取少许用白开水化开，放入小瓶中，用时用棉签蘸鹅不食草药水，分别抹两个鼻腔取嚏；之后用棉签蘸淡盐水，清洗鼻腔直至干净；之后用红霉素或金霉素眼药膏涂抹鼻腔，以治疗鼻腔黏膜炎症，并防治鼻腔黏膜干燥，每日 3 次。随着鼻涕减少、鼻腔干燥减轻，直至消除，则外用药使用次数减少，直至停用。

二诊：鼻已通气，咳嗽减轻，喷嚏少，流涕色白、已不黏，舌脉如前。原方再服 7 剂。

三诊：已不恶风，其他症状均减轻。

处方：生黄芪 30g，党参 15g，炒白术 12g，当归 12g，陈皮 10g，茯苓 15g，桂枝 6g，苍耳子 10g，辛夷 10g，白芷 15g，防风 10g，炙甘草 6g。用颗粒剂 28 剂，早晚饭前温开水冲服。

随访：患者基本无不适。继用外用鹅不食草药水，每日 1 次。嘱花粉季节不去花草丛中游玩，外出戴口罩，防寒保暖，预防感冒。一旦感冒，及时治疗，以防复发。

案 2 颜某，女，41 岁。

患者鼻塞流涕时好时犯已持续 20 年，每年春天开花季节或遇风冷，则发作加重，西医诊为过敏性鼻炎。此次却在入秋以后，去有花的郊外游玩而发病。就诊时，咳嗽喷嚏，流涕色黄、有血丝，额颥部不适。检查可见鼻腔黏膜充血肿胀，鼻甲肥大，嗅觉减退。舌尖红，苔薄黄，脉细。此乃肺脾气虚，宣降健运失常，湿浊困鼻，又外感风寒化热所致。

中医诊断：鼻渊病。

辨证：肺脾气虚，风寒化热证。

治法：补益肺脾，散寒清热。

处方：四君子汤合苍耳子散加减。生黄芪 30g，党参 15g，茯苓 15g，炒白术 12g，陈皮 10g，炒苍耳子 10g，辛夷 10g，白芷 15g，防风 10g，桔梗 10g，鱼腥草 24g，金银花 15g，生甘草 6g。7 剂，水煎服，日 2 次。

另用鹅不食草 50g，颗粒剂分装成 10 包，取少许用白开水化开，放入小瓶中，用时用棉签蘸鹅不食草药水，分别抹两个鼻腔取嚏；之后用棉签蘸淡盐水，清洗鼻腔直至干净；之后用红霉素或金霉素眼药膏涂抹鼻腔，以治疗鼻腔黏膜炎症，并防治鼻腔黏膜干燥，每日 3 次。随着鼻涕减少、鼻腔干燥减轻，直至消除，则外用药使用次数减少，直至停用。

二诊：鼻已通气，咳嗽、喷嚏减轻，涕色变白不黏，额颥清爽，舌淡红苔薄白，脉细。原方再服 7 剂。

三诊：诸症均减。

处方：生黄芪 30g，党参 12g，茯苓 15g，炒白术 12g，陈皮 10g，炒苍耳子 10g，辛夷 10g，白芷 15g，防风 10g，生甘草 6g。用颗粒剂 28 剂，早晚饭前温开水冲服。

随访：患者基本无不适。嘱不抠鼻孔，花粉季节不去花草丛中游玩，外出戴口罩，防寒保暖，预防感冒。一旦感冒，及时治疗，以防复发。

案3　严某，男，34岁。

患者鼻塞流涕时作时止已10余年，每年春天开花季节或遇风冷发作加重，有抠鼻孔的不良习惯，西医诊为过敏性鼻炎。就诊时，咳嗽痰多，鼻塞涕黄浊稠，鼻出血痂，语言不畅。检查可见鼻黏膜肿胀硬实，暗红色，鼻甲肥大，嗅觉减退。舌暗红有瘀点，苔薄黄，脉弦细涩。此乃肺脾气虚，湿浊困鼻，又外感风寒化热，气血阻滞所致。

中医诊断：鼻渊病。

辨证：肺脾气虚，风寒化热伴血瘀证。

治法：补益肺脾，散寒清热，活血散结排脓。

处方：四君子汤合自拟辛夷川红汤加减。生黄芪24g，党参12g，茯苓15g，炒白术12g，陈皮10g，炒苍耳子10g，辛夷10g，白芷15g，防风10g，桔梗10g，鱼腥草24g，金银花15g，川芎6g，红花10g，生甘草6g。7剂，水煎服，日2次。

另用鹅不食草50g，颗粒剂分装成10包，取少许用白开水化开，放入小瓶中，用时用棉签蘸鹅不食草药水，分别抹两个鼻腔取嚏；之后用棉签蘸淡盐水，清洗鼻腔直至干净；之后用红霉素或金霉素眼药膏涂抹鼻腔，以治疗鼻腔黏膜炎症，并防治鼻腔黏膜干燥，每日3次。随着鼻涕减少、鼻腔干燥减轻，直至消除，则外用药使用次数减少，直至停用。

二诊：鼻已通气，咳嗽痰少，涕色淡黄微黏，鼻已无血痂，语言尚清，舌淡红，苔薄黄，脉细微涩。原方再服7剂。

三诊：诸症均减。

处方：生黄芪24g，党参12g，茯苓15g，炒白术12g，陈皮10g，炒苍耳子10g，辛夷10g，白芷15g，防风10g，鱼腥草18g，川芎6g，生甘草6g。用颗粒剂28剂，早晚饭前温开水冲服。

随访：患者基本无不适。嘱不抠鼻孔，花粉季节不去花草丛中游玩，外出戴口罩，防寒保暖，预防感冒。一旦感冒，及时治疗，不饮酒，不食辛辣之品，以防复发。

二、喉痹病

案1　彭某，女，46岁。

患者从事教师工作已20年，五六年来，咽喉部常有异物感，吐之不出、咽之不下，饮食吞咽顺利，但胃脘痞闷，夜间咽喉干燥，舌淡红，苔薄白，脉弦。此乃肝气犯胃，气逆夹痰上结于咽喉所致。

中医诊断：喉痹病。

辨证：肝胃气逆，痰凝气滞证。

治法：疏肝和胃，清咽化痰。

处方：柴胡疏肝散合二陈汤加减。柴胡 10g，枳壳 10g，炒白芍 12g，炒白术 12g，陈皮 12g，法半夏 10g，茯苓 15g，生甘草 6g，香附 12g，川芎 6g，牛蒡子 15g，桔梗 10g，玄参 10g。7 剂，水煎服，日 2 次。

二诊：脘痞减轻，夜间咽干减轻。原方 7 剂，水煎服，日 2 次。

三诊：诸症均减。原方去牛蒡子、玄参，改半夏为 6g。改用颗粒剂 14 剂，早晚饭前温开水冲服。

随访：患者基本无不适。嘱保持心情愉快，不吃辛辣食品，多食藕、梨、荸荠等汁水多的食物，用餐时细嚼慢咽，锻炼身体以预防上呼吸道感染，防止慢性咽炎急性发作。

案 2 闫某，男，56 岁。

患者从事歌唱事业已 30 年，近 4 年来出现咽部微干、微痛、微痒，时欲温饮而量不多，咽部有痰或异物黏着感，每因劳累而诸症加重，且易感冒。就诊时面色萎黄，气短懒言，纳呆腹胀，便溏。检查见咽黏膜淡红微肿。舌淡边有齿痕，苔薄白，脉缓弱。此因思虑过度，劳伤脾胃，饮食不节，久病则脾胃虚弱，水谷精微生化不足，津不上承，咽喉失养；水湿不运，痰阻咽部所致。

中医诊断：喉痹病。

辨证：脾气虚弱证。

治法：补中益气，升清利咽。

处方：补中益气汤加减。炙黄芪 30g，党参 15g，炒白术 12g，炙甘草 6g，陈皮 10g，当归 10g，川贝母粉 3g（分冲），厚朴 10g，枳壳 10g，玄参 10g，沙参 10g，砂仁 6g（后下）。7 剂，水煎服，日 2 次。

二诊：咽干减轻，咽部痰少，精神好转，纳增，腹略胀。原方 7 剂，水煎服，日 2 次。

三诊：咽已不干，咽部偶有痰，精神尚佳，纳可，腹略胀，大便尚不成形，舌脉如前。原方去玄参、沙参，加芡实 18g。14 剂，水煎服，日 2 次。

四诊：诸症大减，上方改用颗粒剂 28 剂，早晚饭前温开水冲服。

随访：患者基本无不适。嘱保持心情愉快，劳逸结合，按时饮食，细嚼慢咽，不吃辛辣食品，锻炼身体以预防上呼吸道感染，防止慢性咽炎急性发作。

案3 项某，男，52岁。

患者从事歌唱事业已近30年，近5年出现咽部微干，有轻刺感，时欲温饮而量不多，咽部有痰或异物黏着感，每因劳累而诸症加重，且易感冒。就诊时面色萎黄，气短懒言，纳呆腹胀，便溏，胸胁胀痛。检查见咽黏膜暗红微肿。舌淡紫，边尖瘀斑，苔薄白，脉缓弱而涩。此因思虑过度，劳伤脾胃，饮食不节，久病则脾胃虚弱，水谷精微生化不足，津不上承，咽喉失养；水湿不运，气不行血，痰凝血瘀，结聚咽喉所致。

中医诊断：喉痹病。

辨证：脾气虚弱，痰凝血瘀证。

治法：补中益气利咽，行气化痰活血。

处方：补中益气汤加减。炙黄芪30g，党参15g，炒白术12g，炙甘草6g，陈皮10g，川贝母粉3g（分冲），厚朴10g，法半夏10g，枳壳10g，当归10g，川芎6g，红花10g，赤芍10g，郁金10g，玄参10g，砂仁6g（后下）。7剂，水煎服，日2次。

二诊：咽干、轻刺感减轻，咽部痰少，精神好转，纳增，胸胁腹部胀痛减轻。原方7剂，水煎服，日2次。

三诊：咽已不干，刺感也基本消除，咽部偶有痰，精神尚佳，纳便可，胸胁腹部有胀痛，舌脉如前。原方去玄参、砂仁，14剂，水煎服，日2次。

四诊：舌暗红，边尖瘀斑变小，苔薄白，脉缓弱而微涩，其他诸症大减。上方改用颗粒剂28剂，早晚饭前温开水冲服。

随访：患者基本无不适。嘱咽有不适感应及时就医诊治，保持心情愉快，劳逸适度，按时饮食，细嚼慢咽，不吃辛辣食品，锻炼身体以预防上呼吸道感染，防止慢性咽炎急性发作。

案4 段某，女，62岁。

患者从事教师工作已35年，近3年来出现咽部异物感，痰涎稀白，面色苍白，形寒肢冷，腰膝冷痛，腹胀纳呆，下利清谷，舌淡嫩而胖，苔白，脉沉细弱。检查见咽部黏膜淡红，咽后壁有清稀痰涎。此因久病则脾胃虚弱，脾病及肾，脾肾阳虚，运化、蒸腾皆失常，咽失温煦所致。

中医诊断：喉痹病。

辨证：脾肾阳虚证。

治法：补益脾肾，温阳利咽。

处方：附子理中丸加减。炙黄芪 30g，党参 15g，炒白术 12g，干姜 6g，炮附子 6g（先煎），炙甘草 6g，熟地 12g，山茱萸 12g，制首乌 12g，法半夏 10g，陈皮 10g，香附 10g，茯苓 12g，车前子 10g（包煎），砂仁 6g（后下）。7 剂，水煎服，日 2 次。

二诊：咽部异物感减轻，咽部痰涎减少，精神好转，纳增，腹略胀，舌脉如前。原方加芡实 18g，7 剂，水煎服，日 2 次。

三诊：咽部异物感已无，偶有痰，精神尚佳，纳可，腹略胀，大便尚不成形，肢体腰膝变温，舌脉好转。原方 14 剂，水煎服，日 2 次。

四诊：诸症大减，上方改用颗粒剂 28 剂，早晚饭前温开水冲服。

随访：患者基本无不适。嘱保持劳逸适度，按时饮食，细嚼慢咽，荤素搭配，注意营养，锻炼身体以预防上呼吸道感染，防止慢性咽炎急性发作。

三、缠腰火丹

案 1 林某，男，35 岁。

患者平素嗜酒，饮食不节。1 周前，出现轻度发热，疲倦不适，食欲不振，几日后，左侧腰肋部皮肤出现成簇水疱，疼痛尚轻，之后皮疹湿烂流水，前来就诊。患者胃脘痞满嗳腐，纳差倦怠，大便黏腻不畅，舌淡红苔腻，脉滑稍弦。此为嗜酒、饮食膏粱厚味，使脾不健运，胃失受纳，水湿内生，郁久化热，湿热蕴蒸所致。

中医诊断：缠腰火丹。

辨证：脾胃湿热证。

治法：清热燥湿，理气和中。

处方：胃苓汤加减。制苍术 10g，厚朴 10g，炒白术 15g，枳壳 10g，茯苓 15g，法半夏 10g，陈皮 10g，生甘草 6g，竹茹 6g，瓜蒌 15g，焦麦芽 12g，焦山楂 12g，焦神曲 12g。7 剂，水煎服，日 2 次。

二诊：胃脘痞满减轻，嗳腐少，纳可，大便略黏、稍成形，皮疹湿烂减轻，苔腻变淡薄，脉滑。原方再服 7 剂，水煎服，日 2 次。

三诊：症状大减，原方去竹茹，瓜蒌改为 8g，再服 7 剂，水煎服，日 2 次。

随访：临床痊愈。嘱少饮酒，不饮烈酒，不食辛辣之品，不大吃大喝，饮食规律。

案 2 汪某，男，38 岁。

患者平素饮食不节，1 周前出现疲倦不适，食欲不振，几日后，右侧腰肋部出现成簇水疱，疼痛甚作，之后皮疹湿烂。西医诊断为带状疱疹。就诊时，胃脘胀满嗳腐，纳少倦怠，大便黏滞不畅，舌暗红苔腻，脉滑稍涩。此因饮食膏粱厚味，脾不健运，胃失受纳，水湿内生，郁久化热，湿热蕴蒸，脉络瘀阻所致。

中医诊断：缠腰火丹。

辨证：脾胃湿热伴血瘀证。

治法：清热燥湿，理气和中，化瘀通络。

处方：胃苓汤加减。制苍术10g，厚朴10g，炒白术15g，枳壳10g，茯苓15g，法半夏10g，陈皮10g，生甘草6g，竹茹6g，瓜蒌15g，红花12g，炙乳香5g，炙没药5g，焦麦芽12g，焦山楂12g，焦神曲12g。7剂，水煎服，日2次。

二诊：胃脘痞满减轻，嗳腐少，纳可，大便略黏、稍成形，疱疹疼痛减轻，湿烂也减少，苔腻变淡薄，脉如前。原方再服7剂，水煎服，日2次。

三诊：疱疹已不痛，湿烂也好转，脉略滑不涩，其他症状大减。原方去竹茹、炙没药，瓜蒌改为10g。再服7剂，水煎服，日2次。

随访：临床痊愈。嘱少饮酒，不食辛辣之品，不大吃大喝，饮食规律，心情愉快。

案3 杨某，男，68岁。

患者不经意间发现左侧腰肋部出现成簇水疱，疼痛较甚，伴倦怠食少，头晕心悸，面色㿠白，唇甲不华，发色不泽。西医诊断为带状疱疹。就诊时，疱疹疼痛仍较甚，舌淡苔白，脉细弱。此因年事已高，脾失健运，气血生化乏源，气血不足，肌肤失养，外受毒邪而发。

中医诊断：缠腰火丹。

辨证：气血不足证。

治法：益气健脾，补养气血。

处方：八珍汤加减。炙黄芪30g，党参15g，炒白术15g，茯苓12g，枳壳10g，熟地12g，当归12g，炒白芍10g，陈皮10g，炙甘草6g，瓜蒌10g，焦麦芽12g，焦神曲12g。7剂，水煎服，日2次。

二诊：疱疹疼痛减轻，头晕、心悸减轻，纳增，舌脉如前。原方再服7剂，水煎服，日2次。

三诊：疱疹已不痛，面色好转，舌淡苔白，脉细，其他症状亦减。原方再服7剂，水煎服，日2次。

随访：临床痊愈。嘱心情愉快，饮食规律，细嚼慢咽，荤素搭配，营养合理，每天走路 15 分钟，增强体质。

案 4 张某，男，70 岁。

患者发现右侧腰肋部出现成簇水疱，伴心悸少寐，面色苍白无华，倦怠食少。西医诊断为带状疱疹。就诊时，疱疹疼痛甚作，舌淡紫有瘀点，苔白，脉细弱。此因年事已高，脾失健运，气血生化乏源，气血两虚，肌肤失养，毒邪郁结所致。

中医诊断：缠腰火丹。

辨证：气血两虚伴血瘀证。

治法：益气健脾，补养气血，化瘀通络。

处方：八珍汤加减。炙黄芪 30g，党参 15g，炒白术 15g，枳壳 10g，熟地 12g，当归 12g，珍珠母 20g（先煎），煅牡蛎 20g（先煎），炙乳香 5g，炙没药 5g，红花 10g，炙甘草 6g，瓜蒌 10g，焦麦芽 12g，焦神曲 12g。7 剂，水煎服，日 2 次。

二诊：疱疹疼痛减轻，心悸减少，寐转佳，纳增，舌脉如前。原方再服 7 剂，水煎服，日 2 次。

三诊：疱疹已不痛，面色好转，舌淡不紫，瘀点色淡变小，苔白，脉细，其他症状亦减。原方再服 7 剂，水煎服，日 2 次。

随访：临床痊愈。嘱心情愉快，饮食规律，细嚼慢咽，荤素搭配，营养合理，每天走路 15 分钟，以增强体质。

家学渊源子承父业，援蒙援疆大爱无疆

我是杨天荣之子杨康，北京市鼓楼中医医院骨伤科主任医师、工会主席、中国中医药研究促进会骨伤科分会骨坏死专业委员会委员、小针刀专业委员会委员，北京中西医结合学会第一届宫廷正骨学术研究专业委员会委员，北京中医药学会第一届外治专业委员会委员；北京中医药薪火传承"3+3"工程建设单位"马在山名家研究室"及"马素英基层老中医传承工作室"成员。

我 1974 年 12 月出生于河北省邯郸市，小学三年级时从上海转入北京学习，后来受家庭影响走上中医道路。中医学本科毕业、公共管理学硕士，毕业后分配到北京市鼓楼中医医院，从事中医骨伤工作，在骨科常见病的预防、诊断、治疗方面积累了丰富的临床经验，能独立解决复杂疑难病例的诊治及技术难题，擅长治疗股骨头坏死、骨关节病、颈肩腰腿痛。1997年，我拜骨科国家级名老中医马在山主任医师为师，门诊跟师5年。

我曾主持"骨科四号洗药治疗膝骨性关节炎的临床研究"等两项北京市东城区科委立项资助课题，作为主要完成人参与两项东城区科委立项资助课题、1项北京市中医管理局立项资助课题、1项首都医学发展基金立项课题、1项国家中医药管理局立项资助课题；先后在全国及省市级中医杂志上发表论文9篇。

1998～2002年，我受医院派遣间断对口支援内蒙古自治区赤峰市元宝山区中医院骨科工作，帮助其系统治疗股骨头坏死等骨科疾病。2003年非典期间，我受医院派遣在东城区急救站工作，负责转运发热患者。2007年、2009年我前往北京安贞医院和丰盛骨科医院进修骨科常规手术操作及骨科急诊骨折整复。2008年奥运会期间，我受医院派遣前往羽毛球馆赛场担任物理治疗师，治疗运动员的运动损伤。2014～2015年，我受医院派遣到新疆和田地区墨玉县人民医院中医科开展援疆工作。在此工作期间我发现，由于当地处于昆仑山脉与塔克拉玛干沙漠交接之处，其独特的地理环境和西域民族的饮食生活习惯，导致风寒外邪引起的头痛、颈肩腰腿痛患者较多，我采用中草药内治、外敷的方法以达到祛风散寒、活血止痛，同时保护脾胃之气的目的，再结合马氏中医手法、针灸、拔罐、足浴等传统中医疗法，获得较好疗效，受到当地医生及患者的肯定。

抓住主症关注老年，内外同调发挥优势

父亲退休后在北京市鼓楼中医医院名医馆出诊，我在平时跟诊中或在家中，时常跟着父亲学习其学术思想和中医药治疗方法，深受父亲的影响。如今人口老龄化，中医骨伤疾病患者就诊时，往往同时兼杂老年科疾病，中医的整体观念、辨证论治注重的是个体的全身调理，所以，父亲的"抓主症"和益脾胃的学术思想对我有很深的影响，在我的临床诊疗工作中传承下来。

一、膝痹合并脾胃病

孙某，女，63岁。

双膝关节疼痛、重着，关节肿胀变形，肢体困倦，形体偏胖，咯痰，胃脘胀痛，时轻时重，纳差喜按，嗳气反酸，疲乏便溏。苔腻，脉滑。

检查：双膝轻度内翻。双髌周压痛（＋），浮髌试验（±），研髌试验（＋），屈膝左100°、右100°，伸膝左20°、右20°。X线检查示双髌骨上下缘骨赘、髁间嵴变尖，双膝内侧关节间隙狭窄。胃镜检查示慢性浅表性胃炎。此乃脾胃气虚，纳运失职所致。

中医诊断：膝痹；胃脘痛。

辨证：脾胃气虚，痰浊凝滞。

治法：调补脾胃，化痰通络。

处方：香砂六君子汤加减。炙黄芪30g，党参15g，茯苓12g，炒白术15g，炙甘草6g，香附10g，陈皮10g，砂仁6g（后下），姜半夏10g，姜厚朴10g，焦麦芽10g，焦山楂10g，焦神曲10g，陈皮12g，制南星6g。7剂，水煎服，日2次。

铍针治疗：多点式松解4～5针，每周1次，连做3次。

二诊：膝关节疼痛缓解，胃脘痛缓解。效不更方，原方再服7剂。嘱保暖、按时饮食、细嚼慢咽、温食软食、不食辛辣之品、不饮酒，以防复发。

三诊：膝关节疼痛减轻明显，胃脘痛消失，停用汤药，继续铍针治疗1次。

随访：膝关节疼痛较轻，无胃脘痛。

二、腰痛合并脾胃病

王某，男，65岁。患者近期腰部有外伤史，腰腿痛剧烈，痛有定处，刺痛，腰部板硬，俯仰活动艰难，痛处拒按；胃脘疼痛反复发作已10余年，疼痛多位于剑突下，饭后痛，胃痛喜温喜按，并伴有胃脘胀闷，嗳气反酸。曾做胃镜检查，诊断为慢性胃炎。舌暗，苔薄白，脉沉涩。有嗜酒、易怒、饮食失节史。

检查：腰椎右侧弯。双膝腱反射及跟腱反射减弱。踇屈背伸肌力左侧Ⅴ级、右侧Ⅳ级，双侧Babinski征（－）。腰4～5及腰5～骶1椎间压痛（＋），椎旁两侧2～3cm压痛（＋）。直腿抬高试验左60°、右40°，加强试验左（＋）、右（＋），仰卧挺腹试验（＋），屈颈试验（＋），股神经牵拉试验（＋）。腰椎活动度前屈50°、后伸10°、左侧屈10°、右侧屈10°、左旋10°、右旋10°。CT检查示腰 4～5 椎间盘突出，椎管狭窄。MRI 检查示腰椎曲度变直，腰 4～5 椎间盘向左后外侧突出，腰 5～骶 1 椎间盘轻度突出，相应椎间孔变窄。

此乃跌仆外伤，瘀血阻滞，又兼饮食劳倦，损伤脾胃，以致脾胃虚弱，中焦虚寒，运化失职，又肝气犯胃，使胃失和降而上逆，久病亦致瘀。

中医诊断：腰痛；胃脘痛。

辨证：血瘀痹阻伴脾胃虚寒。

治法：益气健脾温中，行气活血养血。

处方：黄芪建中汤加减。炙黄芪 30g，桂枝 6g，炒白术 15g，党参 15g，炒白芍 15g，炙甘草 10g，干地黄 12g，当归 10g，丹参 12g，三七粉 6g（分冲），香附 10g，陈皮 10g，姜半夏 10g，煅瓦楞 20g（先煎），煅乌贼骨 20g（先煎），浙贝母 10g，制没药 6g，制乳香 6g，桃仁 10g，红花 10g。7 剂，水煎，早晚饭前服。

推拿治疗：隔天 1 次，每次 20 分钟。治疗 3 周。

针灸治疗：隔天 1 次，留针 15 分钟。治疗 3 周。

二诊：腰痛缓解，胃脘胀痛、嗳气反酸均减。效不更方，原方再服 7 剂。

三诊：腰痛减轻，胃脘胀痛大减，嗳气反酸少有，舌淡苔薄白，脉沉细。

处方：炙黄芪 30g，党参 15g，茯苓 12g，炒白术 15g，炒白芍 15g，炙甘草 6g，香附 10g，陈皮 10g，法半夏 10g，焦麦芽 10g，焦神曲 10g，当归 10g，丹参 12g，煅瓦楞 20g（先煎），煅乌贼骨 20g（先煎），浙贝母 10g，制没药 6g，桃仁 10g，红花 10g。7 剂，水煎，早晚饭前服。

随访：腰痛、胃脘痛症状大减，上方继续 7 剂后，临床痊愈。嘱保暖，按时饮食，不大吃大喝，细嚼慢咽，温食软食，不食辛辣之品，不饮酒，以防复发。